Neurocirurgia

Revisão, Atualização e Preparação para Provas

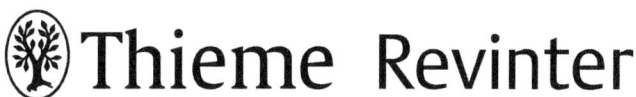

Neurocirurgia

Revisão, Atualização e Preparação para Provas

Ross C. Puffer, MD
Neurosurgical Resident
Department of Neurosurgery
Mayo Clinic
Rochester, Minnesota, USA

217 Ilustrações

Thieme
Rio de Janeiro • Stuttgart • New York • Delhi

Dados Internacionais de Catalogação na Publicação (CIP) de acordo com ISBD

P976

Puffer, Ross C.
  Neurocirurgia: revisão, atualização e preparação para provas/Ross C. Puffer; tradução de Edianez Chimello et al. – Rio de Janeiro: Thieme Revinter Publicações Ltda, 2022.
  170 p., il.; 18,5 x 27 cm
  Título Original: *Neurosurgery Primary Board Review*
  Inclui Leitura Complementar.
  ISBN 978-65-5572-147-8
  eISBN 978-65-5572-148-5

  1. Neurologia. 2. Neurocirurgia. 3. Preparatório. I. Título.

CDD: 616.8
CDU: 616.8

Elaborada por Bibliotecária Janaina Ramos – CRB-8/9166

Tradução:
EDIANEZ CHIMELLO (Caps. 1 a 7)
Tradutora Especializada na Área da Saúde, SP

VILMA RIBEIRO DE SOUZA VARGA (Caps. 8 a 14)
Médica e Tradutora Especializada na Área da Saúde, SP

Revisão Técnica:
CARLOS ZICARELLI
Membro Titular da Sociedade Brasileira de Neurocirurgia
Membro Titular da Academia Brasileira de Neurocirurgia
Membro Titular da International Neuromodulation Society
Supervisor do Internato Médico de Neurocirurgia da PUC-PR
Mestre em Tecnologia da Saúde pela Pontifícia Universidade Católica do Paraná (PUC-PR)
Supervisor do Programa de Residência Médica em Neurocirurgia do Hospital Evangélico de Londrina, PR

Título original:
Neurosurgery Primary Board Review
Copyright © 2018 by Thieme
ISBN 978-1-62623-927-2

© 2022 Thieme. All rights reserved.

Thieme Revinter Publicações Ltda.
Rua do Matoso, 170
Rio de Janeiro, RJ
CEP 20270-135, Brasil
http://www.ThiemeRevinter.com.br

Thieme USA
http://www.thieme.com

Design de Capa: © Thieme
Créditos Imagem da Capa: imagem da capa combinada pela Thieme usando as imagens a seguir: 3d rendered medically accurate illustration of the human brain © SciePro/shutterstock.com

Impresso no Brasil por Forma Certa Gráfica Digital Ltda.

5 4 3 2 1
ISBN 978-65-5572-147-8

Também disponível como eBook:
eISBN 978-65-5572-148-5

Nota: O conhecimento médico está em constante evolução. À medida que a pesquisa e a experiência clínica ampliam o nosso saber, pode ser necessário alterar os métodos de tratamento e medicação. Os autores e editores deste material consultaram fontes tidas como confiáveis, a fim de fornecer informações completas e de acordo com os padrões aceitos no momento da publicação. No entanto, em vista da possibilidade de erro humano por parte dos autores, dos editores ou da casa editorial que traz à luz este trabalho, ou ainda de alterações no conhecimento médico, nem os autores, nem os editores, nem a casa editorial, nem qualquer outra parte que se tenha envolvido na elaboração deste material garantem que as informações aqui contidas sejam totalmente precisas ou completas; tampouco se responsabilizam por quaisquer erros ou omissões ou pelos resultados obtidos em consequência do uso de tais informações. É aconselhável que os leitores confirmem em outras fontes as informações aqui contidas. Sugere-se, por exemplo, que verifiquem a bula de cada medicamento que pretendam administrar, a fim de certificar-se de que as informações contidas nesta publicação são precisas e de que não houve mudanças na dose recomendada ou nas contraindicações. Esta recomendação é especialmente importante no caso de medicamentos novos ou pouco utilizados. Alguns dos nomes de produtos, patentes e design a que nos referimos neste livro são, na verdade, marcas registradas ou nomes protegidos pela legislação referente à propriedade intelectual, ainda que nem sempre o texto faça menção específica a esse fato. Portanto, a ocorrência de um nome sem a designação de sua propriedade não deve ser interpretada como uma indicação, por parte da editora, de que ele se encontra em domínio público.

Todos os direitos reservados. Nenhuma parte desta publicação poderá ser reproduzida ou transmitida por nenhum meio, impresso, eletrônico ou mecânico, incluindo fotocópia, gravação ou qualquer outro tipo de sistema de armazenamento e transmissão de informação, sem prévia autorização por escrito.

Este livro é dedicado à minha esposa, Emily, por seu apoio inabalável durante todos os anos do meu treinamento. Aos meus companheiros residentes em neurocirurgia: lembrem-se de que eles sempre podem dificultar um pouco, mas não podem parar o relógio.

Sumário

Prefácio ix

Introdução xi

Seção I. Questões

1 Neurocirurgia 3
2 Neurologia 27
3 Neuroanatomia 35
4 Neurobiologia 44
5 Neuropatologia 50
6 Neuroimagem 62
7 Habilidades Fundamentais 74

Seção II. Respostas

8 Neurocirurgia 91
9 Neurologia 112
10 Neuroanatomia 117
11 Neurobiologia 130
12 Neuropatologia 136
13 Neuroimagem 142
14 Habilidades Fundamentais 148

Prefácio

Para mim é uma honra batizar este livro elaborado pelo Dr. Ross Puffer para o exame escrito (primário) do American Board of Neurological Surgery (ABNS). Por quase duas décadas tenho sido um professor entusiasmado pelos múltiplos cursos escritos e orais de preparação para o exame do Conselho de Neurocirurgia. Este texto é o produto de um comentário casual que fiz a Ross, há cerca de 1 ano – de que havia um vácuo para um livro de revisão neurocirúrgica contemporânea que tratasse das sete secções do exame (neuroanatomia, neurociência, neuropatologia, neuroimagem, neurologia clínica, neurocirurgia, cuidados críticos/habilidades clínicas fundamentais) e competências essenciais. Tanto a natureza abrangente quanto o rápido tempo de resposta deste livro são testemunho dos talentos inatos do Dr. Puffer.

Conheci e admirei Ross durante 10 anos: primeiro como estudante da escola de medicina e, mais recentemente, como residente em neurocirurgia na Mayo Clinic, uma instituição onde seus pais faziam parte da assessoria – seu pai, um médico de família, e sua mãe, uma radiologista. Ross foi um estudante e residente exemplar que demonstrou sua habilidade de absorver, processar e aplicar uma grande quantidade de informações com facilidade. Ele se classificou coerentemente no percentil 99 em exames padronizados (incluindo o exame primário alvo do ABNS). Seu desempenho clínico demonstra sua abordagem baseada em evidência aos pacientes e aos cuidados benevolentes. Seu conhecimento da literatura, combinado com suas habilidades de organização, ajudaram-no a se tornar um pesquisador prolífico, respondendo a perguntas clinicamente relevantes durante seu "tempo livre" abundante. Igualmente impressionante tem sido sua habilidade como educador e mentor, servindo como modelo de papel. Ele sabe como simplificar conceitos complexos em pedaços menores que podem ser digeridos.

Em resumo, este livro de revisão de P & R e banco de perguntas será um excelente recurso não só para residentes que se preparam para esse exame primário importante, mas também para aprendizes em todos os níveis durante todas as suas carreiras como neurocirurgiões praticantes.

Robert J. Spinner, MD

Introdução

Aqueles que treinam em medicina hoje em dia compreendem que para completar o treinamento (faculdade de medicina, residência e bolsas), é preciso que se tornem candidatos a testes profissionais. Em todos os níveis, há um ou mais testes padronizados que atuam como portais para programas de residência, treinamento e certificação do Conselho. Às vezes os *trainees* brincam dizendo que se pacientes pudessem se apresentar como uma pergunta de múltipla escolha, a prática da medicina seria muito mais fácil. Minha experiência pessoal, ao navegar por esses testes, envolveu completar perguntas de prática antes de cada exame, às vezes centenas de perguntas sobre prática. Essas perguntas permitem ao estudante simular de perto a experiência do exame e servem, com frequência, como identificador poderoso de áreas que precisam de estudo complementar.

Este livro foi elaborado a partir de um conjunto de perguntas que escrevi enquanto estudava para o exame escrito primário do American Board of Neurological Surgery (ABNS) em 2017. Algumas perguntas estão atualmente disponíveis aos estudantes, mas os residentes podem beneficiar-se de um banco maior de perguntas de prática para estudarem. O campo está progredindo rapidamente e o material e o formato do exame primário do ABNS estão em constante mudança. O material de preparação do exame deverá evoluir junto com o teste e o campo da neurocirurgia em geral. Muitas referências e textos estão agora acessíveis *on-line* e em movimento.

Enquanto este livro de perguntas está sendo impresso, a totalidade do banco de perguntas também estará disponível *on-line* com *software* de testes simulados para permitir ao aprendiz imitar de perto a experiência do teste, assim como tirar vantagem dos *links* de referência direta e de imagens de alta qualidade. O banco de perguntas consiste em 1.575 perguntas, 1.200 das quais estão desenhadas para estudos gerais, assim como um exame de prática de 375 perguntas, independente, com 120 imagens obtidas da biblioteca de imagens da Thieme. O exame de prática contém o número exato de perguntas que o exame atual e elas são classificadas nos mesmos assuntos, conforme listado no *website* de exame primário do ABNS. O banco principal de perguntas contém 1.200 perguntas, 264 imagens da biblioteca de imagens da Thieme e está dividido pelos mesmos assuntos abordados pelo próprio exame primário.

Espero, ao tornar disponíveis essas perguntas aos residentes, que estudam para o exame primário do ABNS, que estas ajudem a aperfeiçoar o número de perguntas de prática disponíveis, assim como forneçam um conjunto de perguntas relevantes ao exame atual. A versão *on-line* dessas perguntas deverá ser bem-vinda pelos estudantes que costumam preparar exames padronizados via banco de perguntas *on-line*, pois ela é padrão para esses testes na faculdade de medicina. Agradeço à Thieme por sua ajuda na produção deste texto, assim como a produção de um sistema de *software* de realização de testes *on-line* que permitirá aos estudantes simularem o ambiente do exame melhor do que pude fazer com os recursos atualmente disponíveis.

Ross C. Puffer, MD

I Questões

1 Neurocirurgia

1.
Você está avaliando um paciente de 82 anos que consome 325 mg de aspirina diariamente para doença coronariana, e que chegou ao pronto-socorro com cefaleia e sonolência. A TC é mostrada a seguir. Qual é o diagnóstico mais provável?

Usar a imagem a seguir para responder às perguntas 1 a 5:

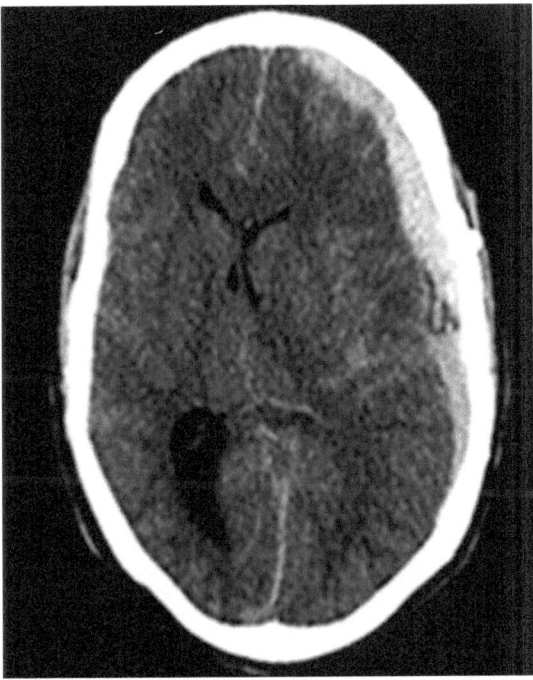

A. Hematoma epidural
B. Hematoma subdural
C. Hematoma intraparenquimatoso
D. Hemorragia subaracnóidea traumática

2.
Você está avaliando um paciente de 82 anos que consome 325 mg de aspirina diariamente para doença coronariana, e que chegou ao pronto-socorro com cefaleia e sonolência. Consulte a TC mostrada na Pergunta 1. Há quanto tempo esse sangramento provavelmente está presente?

A. 1 a 3 dias
B. 4 dias a 2 semanas
C. 2 semanas a 3 meses
D. > 3 meses

3.
Você está avaliando um paciente de 82 anos com história de válvula aórtica mecânica que chegou ao pronto-socorro com cefaleia e sonolência, com Escala de Coma de Glasgow – GCS 13 (E3, V4, M6). Consulte a TC mostrada na Pergunta 1. Qual é o próximo melhor passo?

A. Intubação
B. Evacuação pelo orifício de trepanação
C. Iniciar levetiracetam
D. Verificar INR

4.
Você está avaliando um paciente de 82 anos com história de válvula aórtica mecânica que chegou ao pronto-socorro com cefaleia e sonolência, com GCS 13 (E3, V4, M6). Consulte a TC mostrada na Pergunta 1. Você decide interferir. Qual procedimento você recomendaria?

A. Inserção de dreno ventricular externo (DVE)
B. Evacuação pelo orifício de trepanação
C. Hemicraniotomia/ectomia de descompressão
D. Descompressão da fossa posterior

5.
Você está avaliando um paciente de 82 anos com história de válvula aórtica mecânica que chegou ao pronto-socorro com cefaleia, mas, por outro lado, neurologicamente sem problemas, com GCS 15. O que você recomendaria?

A. Inserção de DVE
B. Admissão/observação
C. Hemicraniotomia/ectomia de descompressão
D. Alta do PS para casa com TC do crânio para acompanhamento em 1 mês

6.

Você examina um paciente de 40 anos que estava fora de casa, bebendo com amigos e foi envolvido em um acidente automobilístico como passageiro sem cinto de segurança. Ele se mostra sonolento no local do trauma e a TC do crânio é mostrada a seguir. Qual é o diagnóstico mais provável?

Usar a imagem a seguir para responder às perguntas 6 a 8 e 10:

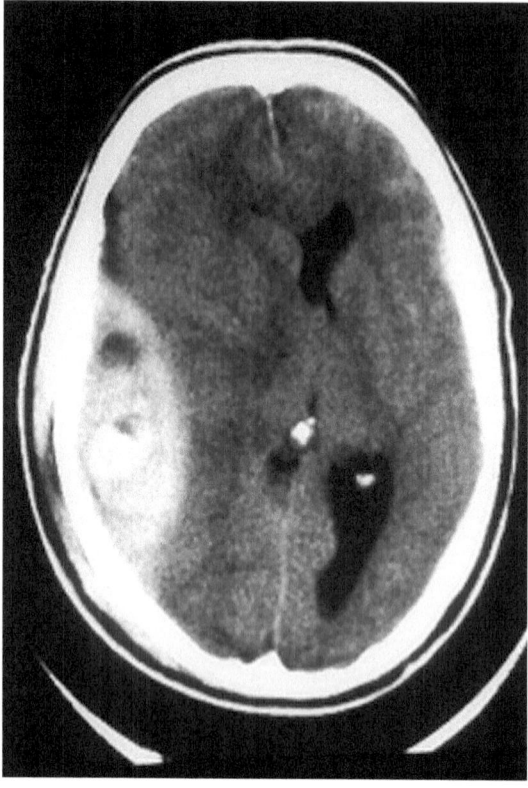

A. Hematoma subdural crônico
B. Hematoma subdural agudo
C. Hematoma epidural
D. Hemorragia subaracnóidea traumática

7.

Você examina um paciente de 40 anos que estava fora de casa, bebendo com amigos, e foi envolvido em um acidente automobilístico como passageiro sem cinto de segurança. Ele se mostra sonolento no local do trauma e a TC do crânio é mostrada na Pergunta 6. Por qual forame o vaso lesionado neste quadro penetra no crânio?

A. Forame oval
B. Forame maxilar superior (redondo)
C. Forame espinhoso
D. Forame lacerado

8.

Você examina um paciente de 40 anos que estava fora de casa, bebendo com amigos, e foi envolvido em um acidente automobilístico como passageiro sem cinto de segurança. Ele se mostra sonolento no local do trauma e a TC do crânio é mostrada na Pergunta 6. Qual é o próximo melhor passo?

A. Colocação de DVE
B. Observação
C. Evacuação operatória
D. Drenagem pelo orifício de trepanação no leito

9.

Você examina um paciente de 40 anos que foi envolvido em um acidente automobilístico como passageiro sem cinto de segurança. Ele se mostra alerta e respondedor no Centro de Trauma (GCS 15) e a TC do crânio é mostrada a seguir. Qual é o próximo melhor passo?

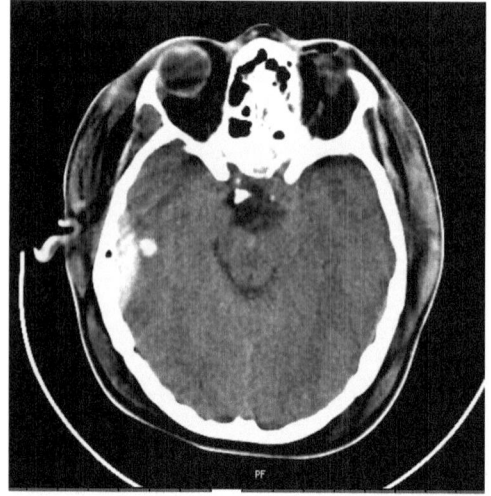

A. Colocação de DVE
B. Observação/novo exame de imagem
C. Evacuação operatória
D. Drenagem pelo orifício de trepanação no leito

10.

Você examina um paciente de 40 anos que foi envolvido em um acidente automobilístico como passageiro sem cinto de segurança. Inicialmente, ele perdeu a consciência, mas os Técnicos em Emergências Médicas (EMTs) informaram que ele acordou e conversou com eles durante o transporte. Quando você o examina no local do trauma, ele não está mais respondendo verbalmente e abre os olhos somente mediante estimulação central profunda. A TC do crânio é mostrada na Pergunta 6. Qual é o próximo melhor passo?

A. Colocação de DVE
B. Observação/novo exame de imagem
C. Evacuação operatória
D. Intubação

1 Neurocirurgia

11.
Você tem uma paciente de 55 anos que foi envolvida em um acidente automobilístico no qual bateu a cabeça e acredita que perdeu a consciência. A TC mostra pequenas hiperdensidades em ambos os lobos frontais, relativas a pequenas hemorragias intraparenquimatosas. Ela tem GCS 15. O que você recomendaria em sua nota de consulta?

A. Alta hospitalar para casa
B. Novo exame de imagem em 6 horas
C. Novo exame de imagem imediatamente
D. Iniciar levetiracetam

12.
Você tem um paciente de 82 anos que consome 325 mg de aspirina diariamente, para doença coronariana. Ele chegou ao pronto-socorro com cefaleia e sonolência. A RM é mostrada a seguir. Há quanto tempo esse sangramento, provavelmente, está presente?

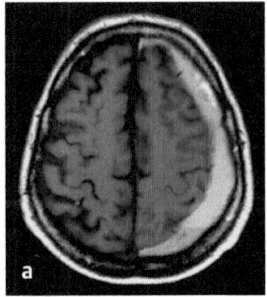
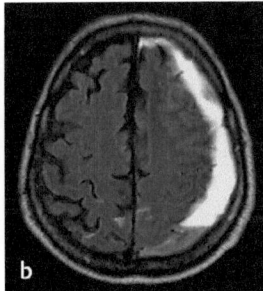

A. 1 dia
B. 3 dias
C. 1 semana
D. > 3 semanas

13.
Você tem um paciente de 82 anos que consome 325 mg de aspirina diariamente, para doença coronariana. Ele chegou ao pronto-socorro com cefaleia e sonolência. A TC é mostrada a seguir. Qual procedimento você recomendaria?

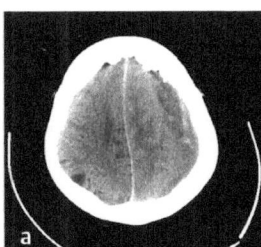
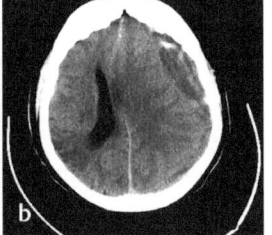

A. Colocação de DVE
B. Evacuação pelo orifício de trepanação
C. Hemicraniotomia/ectomia de descompressão
D. Descompressão da fossa posterior

14.
Você está examinando em seu consultório um paciente de 78 anos que foi submetido a um procedimento de drenagem de um hematoma subdural crônico grande, do lado direito, cerca de 40 dias atrás. Ele mostra evidência de uma coleção de fluido subdural residual. Aproximadamente, quantos pacientes ainda terão coleção de fluido após 40 dias de drenagem subdural?

A. 3%
B. 15%
C. 35%
D. 60%
E. 90%

15.
Ao avaliar pacientes com ferimentos por arma de fogo na cabeça, a trajetória da bala é importante para o prognóstico. Qual trajetória foi considerada uniformemente fatal na população civil?

A. Trajetória bifrontal
B. Trajetória holo-hemisférica
C. Trajetória biventricular
D. Trajetória cerebelar transversa

16.
Você é solicitado a avaliar uma paciente de 65 anos que recebeu alta do hospital há uma semana após submeter-se à descompressão de um hematoma subdural do lado direito. Ela percebeu uma drenagem clara a partir da incisão e passou a sentir cefaleia intensa e persistente o dia todo. A TC do crânio é mostrada a seguir. Qual é o diagnóstico?

Use a imagem a seguir para responder às perguntas 16 e 17:

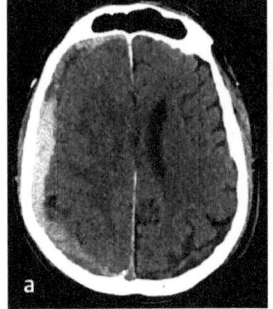
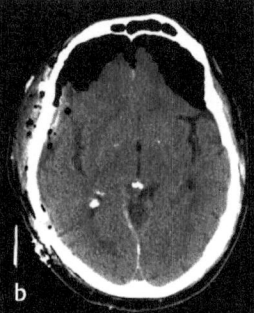

A. Hematoma subdural
B. Hematoma epidural
C. Pneumocefalia de tensão
D. Empiema subdural

17.
Você é solicitado a avaliar uma paciente de 65 anos que recebeu alta do hospital há uma semana após submeter-se à descompressão de um hematoma subdural do lado direito. Ela percebeu uma drenagem clara a partir da incisão e passou a sentir cefaleia intensa e persistente o dia todo. Ela prefere manter os olhos fechados e responde com respostas de uma só palavra. A TC está demonstrada na Pergunta 16. Qual é o próximo melhor passo?

A. Descompressão
B. Dreno lombar
C. Dar alta para casa
D. FiO2 a 100% via sem respirador

18.
Você foi solicitado para atuar como médico de linha lateral de um jogo de futebol americano de uma escola local. Um dos jogadores recebe uma pancada significativa e parece, de início, caminhar para a linha lateral errada. Quando você avalia o jovem, ele diz que não se lembra do jogo anterior. Ele deve voltar ao jogo?

A. Sim
B. Não

19.
Qual é a faixa normal da pressão intracraniana em adultos (mm Hg)?

A. 1 a 4
B. 5 a 9
C. 10 a 15
D. 16 a 20

20.
Como é calculada a pressão de perfusão cerebral?

A. PPC = $CMRO_2$ + PIC
B. PPC = PAS − PIC
C. PPC = PAM − PIC
D. PPC = CBF − PIC

21.
Homem de 33 anos está tentando executar truques de BMX em uma bicicleta sem usar um capacete. Ele se desloca sobre o guidão e bate a cabeça contra uma superfície de concreto, perdendo a consciência no local, mas recuperando-a no local do trauma, com GCS 15. A TC é mostrada a seguir. Qual é o próximo melhor passo?

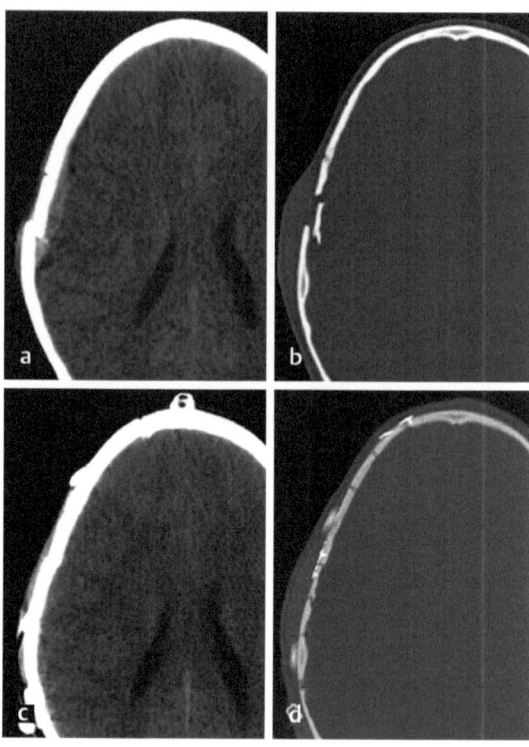

A. Observação
B. Antimicrobianos IV
C. Elevação/desbridamento operatórios
D. Alta para casa

22.
Qual é o tipo mais comum de fratura do osso temporal?

A. Longitudinal
B. Transverso
C. Anterior
D. Lateral

23.
Qual tipo de fratura de osso temporal está associado à lesão do VII nervo?

A. Longitudinal
B. Transverso
C. Anterior
D. Lateral

24.
Você está examinando um paciente no local do trauma, envolvido em acidente automobilístico que causou fratura na base do crânio, parecendo ser uma fratura transversa do osso temporal. Existe sangue proveniente do conduto auditivo externo (CAE) e hematoma significativo ao redor da ponta da orelha/mastoide. Ao exame o paciente tem GCS 15, mas tem função nervo facial esquerda em grau VI de House-Brackmann. Qual é o próximo melhor passo?

A. Descompressão cirúrgica imediata
B. Antomicrobianos IV
C. Iniciar esteroides
D. Repetir TC do crânio

25.
Você está examinando um paciente no local do trauma, envolvido em acidente automobilístico que causou fratura na base do crânio, que parece ser uma fratura transversa do clivo. Todos os passos a seguir devem ser executados, exceto:

A. Painel de hemograma/eletrólitos
B. Inserção de tubo nasogástrico
C. Angiograma por TC de cabeça e pescoço
D. TC da coluna cervical

26.
Qual tipo de fratura facial de Lefort tem alta incidência de lesão cerebral associada?

A. Tipo I
B. Tipo II
C. Tipo III
D. Tipo IV

27.
Você é solicitado a examinar um bebê de 6 meses que sofreu uma fratura no crânio depois que seu irmão mais velho, por acidente, puxou a TV de tela plana que aterrissou na cabeça da criança. A TC é demonstrada em seguida. O bebê está neurologicamente intacto, sem déficits localizados. Como você trataria essa fratura?

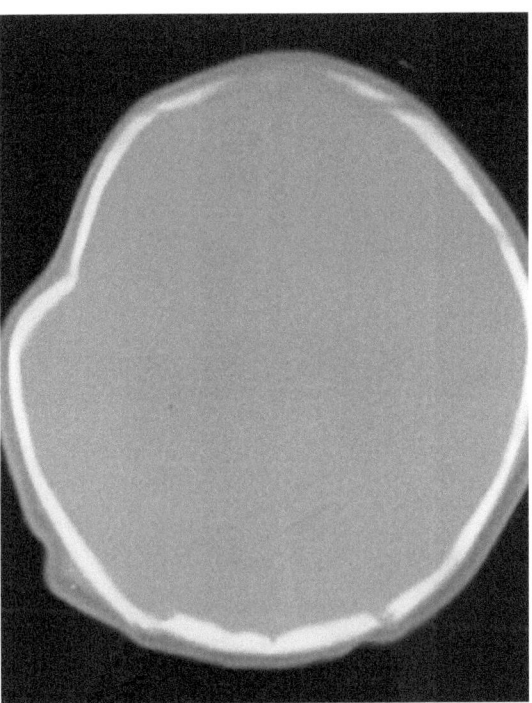

A. Com cirurgia
B. Observação

28.
Você é solicitado a examinar um bebê de 6 meses que sofreu uma fratura no crânio depois que seu irmão mais velho, por acidente, puxou a TV de tela plana que aterrissou na cabeça da criança. A TC de acompanhamento é demonstrada a seguir. Qual é o diagnóstico?

Use a imagem a seguir para responder às perguntas 28 e 29:

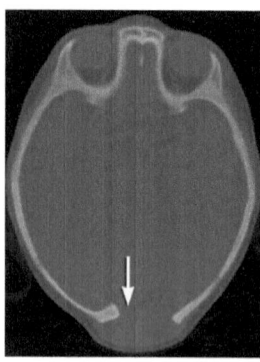
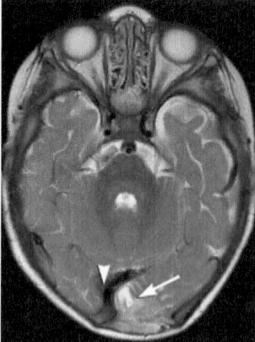

A. Fratura de crânio em crescimento
B. Cisto aracnóideo
C. Hemorragia intraparenquimatosa
D. Cicatrização normal do osso

29.
Você é solicitado a examinar um bebê de 6 meses que sofreu uma fratura crânio depois que seu irmão mais velho, por acidente, puxou a TV de tela plana que aterrissou na cabeça da criança. A TC de seguimento é demonstrada na Pergunta 28. Qual é o próximo melhor passo?

A. Observação
B. Drenagem percutânea
C. Cranioplastia
D. Craniotomia circunferencial e reparo da dura

30.
Você é solicitado a examinar um bebê de 6 meses que está sendo submetido a um exame completo para suspeita de trauma não acidental. Qual é a manifestação intracraniana mais comum de um trauma não acidental?

A. Lesão axonal difusa
B. Hematomas subdurais bilaterais
C. Hemorragia intraparenquimatosa
D. Hematoma epidural

31.
Qual é a razão mais comum para hemorragias da retina na fundoscopia em um bebê?

A. Trauma não acidental
B. Efusão subdural benigna em lactentes
C. Doença aguda de alta altitude
D. Aumento agudo da pressão intracraniana (PIC)

32.
Você está examinando um paciente de 25 anos envolvido em um acidente automobilístico onde ele bateu a cabeça no para-brisa e perdeu a consciência. Qual marcador mostrou estar associado à lesão cerebral traumática aguda?

A. PTEN
B. GFAP
C. Proteína precursora de amiloide
D. Proteína Tau

33.
Você está acompanhando um paciente de 55 anos com lesão cerebral traumática grave e GCS deprimido nas últimas 48 horas. Um *bolt* foi colocado e nas últimas 6 horas a PIC permaneceu elevada para 30, apesar do tratamento médico agressivo. De acordo com o estudo clínico DECRA, qual é o próximo melhor passo?

A. Tratamento clínico continuado
B. Retirada dos cuidados
C. Hemicraniectomia de descompressão
D. Descompressão da fossa posterior

34.
Você está executando uma hemicraniectomia descompressiva em um paciente com evidência de herniação iminente. Qual é o aspecto mais importante da craniectomia para reduzir o risco de herniação uncal?

A. Diâmetro AP superior a 12 cm
B. Perfurar até a borda do seio sagital
C. Perfurar até o assoalho da fossa média
D. Colocação de DVE intraoperatória

35.
Qual das opções a seguir não faz parte da tríade de Cushing (sinais de hipertensão intracraniana aguda)?

A. Hipotensão
B. Hipertensão
C. Bradicardia
D. Respirações irregulares

36.
Você está examinando um paciente no local do trauma com evidência de PIC aguda aumentada que foi intubado posteriormente. Você leva o paciente para a Sala de Cirurgia para descompressão. Para temporizar a situação, você acomoda a cabeceira da cama do paciente e diz ao anestesiologista para hiperventilar visando a reduzir a pressão intracraniana. Por quanto tempo essa técnica será eficaz?

A. ~1 minuto
B. ~30 minutos
C. ~12 horas
D. ~24 horas
E. ~48 horas

37.
Você está examinando um paciente no local do trauma com evidência de PIC aguda aumentada que foi intubado posteriormente. Leva-o paciente para a sala de cirurgia para descompressão. Para temporizar a situação, você acomoda a cabeceira da cama do paciente e diz ao anestesiologista para hiperventilar visando reduzir a pressão intracraniana. Qual é a PaCO$_2$ alvo que você pretende atingir?

A. 16 a 20 mm Hg
B. 21 a 25 mm Hg
C. 26 a 30 mm Hg
D. 31 a 35 mm Hg
E. 36 a 40 mm Hg

38.
Você está tratando um paciente, clinicamente, com pressão intracraniana aumentada de modo persistente usando manitol programado, 0,5 g/kg Q6H, e está verificando apropriadamente a osmolalidade do soro durante esse tratamento. Qual medida dessa osmolalidade fará você suspender esse medicamento?

A. 306
B. 312
C. 318
D. 324

39.
Você foi consultado em caráter emergencial para neurologia em um paciente com hemorragia subaracnóidea com evidência de hidrocefalia aguda e você percebe que um DVE se justifica. Qual é uma boa aproximação de onde você deveria realizar seu orifício de trepanação no leito?

A. 8 cm atrás do násio, linha mediopupilar
B. 11 cm atrás do násio, linha mediopupilar
C. 14 cm atrás do násio, linha mediopupilar
D. 3 cm para cima a partir do pavilhão da orelha, 3 cm posteriores

40.
Você está tratando clinicamente um paciente com pressão intracraniana aumentada, de modo persistente, apesar da administração de manitol, e decide usar soro fisiológico hipertônico, mas o paciente só tem uma veia periférica agora. Qual é a concentração mais alta desse soro que você pode administrar com segurança através dessa veia periférica?

A. 1,5%
B. 3%
C. 7%
D. 23,4%

41.
Qual é o volume aproximado de líquido cefalorraquidiano (LCR) no sistema ventricular a qualquer momento?

A. 100 mL
B. 150 mL
C. 200 mL
D. 250 mL

42.
No local do trauma você examina um paciente que abre os olhos mediante estimulação dolorosa, localiza essa estimulação dolorosa e murmura palavras incompreensivas. Qual é a GCS?

A. 8
B. 10
C. 12
D. 14
E. 15

43.
No local do trauma você examina um paciente que foi intubado durante o transporte em virtude de preocupações com as vias aéreas, que não abre os olhos mediante estimulação dolorosa e gira/estende externamente os braços durante essa estimulação. Qual é a GCS?

A. 4 t
B. 6 t
C. 8 t
D. 3 t
E. 14 t

44.
Você está administrando cuidados a um paciente com PIC elevada, hidrocefalia e com DVE instalada. Sua equipe deseja que você mova o DVE para 10 mm Hg, mas o cateter do DVE só tem marcações para cm H$_2$O. Qual altura do DVE você deve definir?

A. 8,7 cm H$_2$O
B. 17,4 cm H$_2$O
C. 13,6 cm H$_2$O
D. 21,4 cm H$_2$O

45.
Que tipo de ondas PIC está associado a elevações de PIC superiores a 50 mm Hg durante 5 a 20 minutos, acompanhadas por elevações em pressão arterial média?

A. Ondas A de Lundberg
B. Ondas B de Lundberg
C. Ondas C de Lundberg
D. Ondas D de Lundberg
E. Ondas E de Lundberg

46.
Qual pico do formato de onda da PIC lhe dá informações sobre conformidade do sistema ventricular?

A. P1
B. P2
C. P3
D. P4
E. P5

47.
Em pacientes com PIC elevada, qual deverá ser a meta da pressão de perfusão cerebral?

A. > 20
B. > 50
C. > 100
D. > 150
E. > 200

48.
Em um paciente com PIC elevada (25 mm Hg), num quadro de lesão cerebral traumática grave, qual deverá ser a meta para a pressão arterial média?

A. 45
B. 85
C. 115
D. 145
E. 165

49.
Você é solicitado para avaliar um paciente no local do trauma que se mostra não responsivo. Ele está intubado, não abre os olhos e não demonstra movimentos das extremidades superiores ou inferiores, mesmo mediante estimulação dolorosa do leito ungueal da unha. Qual é a GCS?

A. 0
B. 3
C. 6
D. 9
E. 12

50.
Qual terapia clínica é considerada como fornecedora da queda máxima em $CMRO_2$ e em CBF em pacientes com PIC gravemente aumentada no quadro de trauma?

A. Manitol
B. Soro fisiológico hipertônico
C. Propofol
D. Pentobarbital
E. Cetamina

51.
Você está avaliando um paciente de 33 anos que sofreu sua primeira convulsão; a RM subsequente foi realizada e está demonstrada a seguir. Se você decidir operar esse paciente, qual adjunto operatório seria útil neste caso?

Usar a imagem a seguir para responder às perguntas 51 e 52:

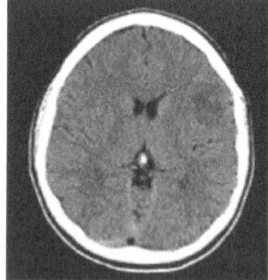
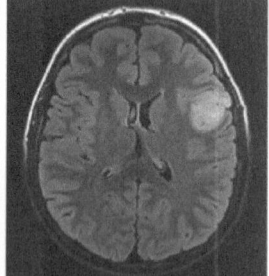
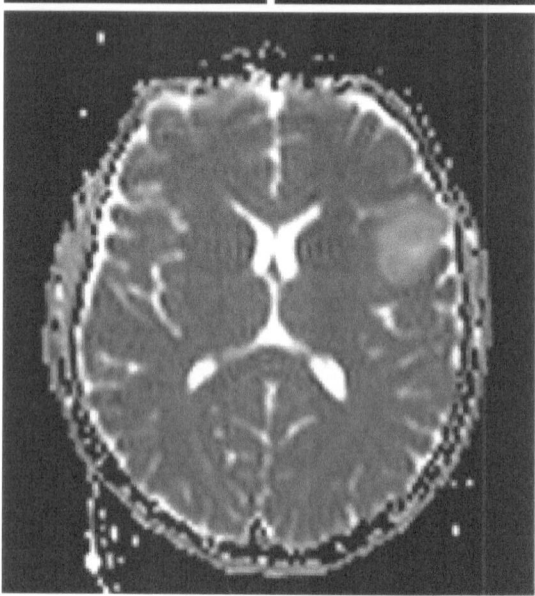

A. Mapeamento motor
B. Investigação por imagens por tensor de difusão
C. Mapeamento de linguagem com paciente desperto
D. Potenciais evocados somatossensoriais
E. EMG

52.
Você está avaliando um paciente de 33 anos que sofreu sua primeira convulsão; a RM subsequente foi realizada e está demonstrada na Pergunta 51. Qual estudo adicional por imagens poderá ser útil neste caso?

A. PET-*scan*
B. Investigação por imagens por tensor de difusão
C. RM funcional
D. RM de perfusão
E. Perfusão C

53.
Você está avaliando um homem de 45 anos que sofreu sua primeira convulsão; a RM subsequente foi realizada e é demonstrada a seguir. O que seria útil durante a ressecção cirúrgica dessa massa?

Usar a imagem a seguir para responder à Pergunta 53:

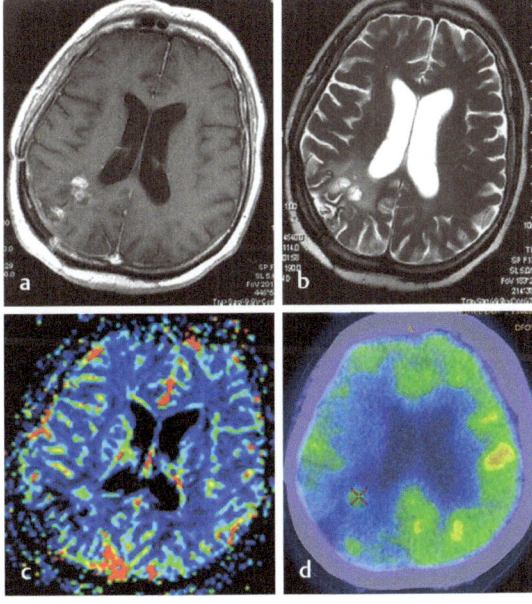

A. Mapeamento motor
B. Mapeamento de linguagem com paciente desperto
C. Potenciais evocados somatossensoriais
D. EMG

54.
Você está operando um paciente de 55 anos com astrocitoma de baixo grau do lobo frontal posterior e está usando mapeamento motor para identificar as estruturas motoras. Qual achado de monitoramento alerta você quanto à localização da faixa motora?

A. Duplicação de amplitude de sinal
B. Atenuação de sinal
C. Reverso de fase
D. Duplicação de fase

55.
Você está operando um paciente de 55 anos com astrocitoma de baixo grau do lobo frontal posterior e está usando mapeamento motor para identificar as estruturas motoras. Os registros intraoperatórios são demonstrados a seguir. Qual eletrodo está localizado na faixa motora nessa imagem?

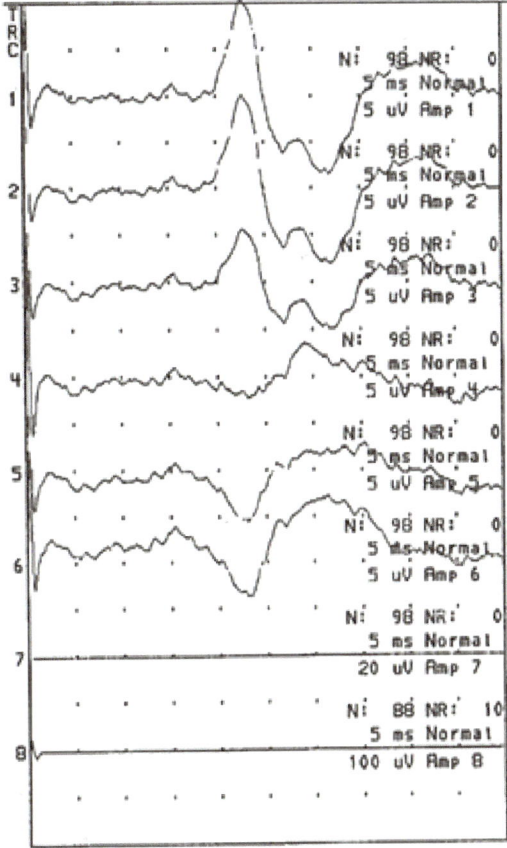

A. 2
B. 3
C. 4
D. 5
E. 6

Questões

56.
Qual é o tumor mais comum no sistema nervoso central?

A. Meningioma
B. Metástases
C. Glioblastoma
D. Linfoma
E. Glioma de baixo grau

57.
Qual é o tumor metastático mais comum no cérebro?

A. Linfoma
B. Pulmão
C. Colorretal
D. Melanoma
E. Renal

58.
Qual é o tumor metastático no cérebro mais comum em mulheres?

A. Melanoma
B. Pulmão
C. Colorretal
D. Mama
E. Renal

59.
Uma paciente de 66 anos se apresenta em seu consultório com convulsão pela primeira vez. A RM foi realizada e está demonstrada a seguir. Qual é o próximo melhor passo?

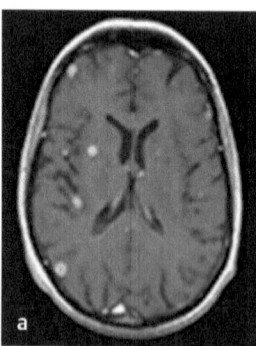 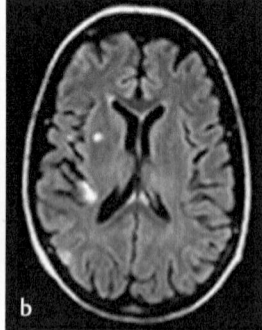

A. RM da coluna total
B. TC do tórax, abdome e pelve
C. Equipamento *gamma-knife*
D. Radiação total do cérebro

60.
Qual desses tipos de tumor metastático tem risco mais alto de se apresentar com hemorragia?

A. Linfoma
B. Carcinoma de células renais
C. Carcinoma de células escamosas do pulmão
D. Carcinoma ductal *in situ*
E. Adenocarcinoma do cólon

61.
Qual dessas lesões metastáticas é considerada radiossensível?

A. Mieloma múltiplo
B. Tireoide
C. Melanoma maligno
D. Carcinoma de células renais

62.
Qual dessas lesões metastáticas é considerada altamente resistente à radiação?

A. Mieloma múltiplo
B. Câncer de mama
C. Câncer de pequenas células do pulmão
D. Carcinoma de células renais

63.
Em qual escore de situação de desempenho de Karnofsky um paciente é considerado capaz de cuidar de si mesmo sem assistência?

A. 70
B. 80
C. 90
D. 100
E. 110

64.
Você está avaliando um paciente com metástase cerebral frontal única do lado direito, com primária não conhecida e com KPS = 100. O que você pode oferecer ao paciente?

A. Ressecção cirúrgica
B. *Gamma-knife*
C. Observação
D. Biópsia

65.
Onde se localizam os melanócitos que originam o melanoma primário do SNC?

A. Paquimeninges
B. Leptomeninges
C. Espaços de Virchow-Robin
D. Pia-máter

66.
Qual porcentagem de meningiomas descobertos por acaso não exibirá crescimento em 3 anos de acompanhamento?

A. 10%
B. 33%
C. 66%
D. 90%
E. 100%

67.
De onde surgem os meningiomas?

A. Oligodendrócitos
B. Células do capuz da aracnoide
C. Paquimeninges
D. Pia-máter

68.
Qual é a incidência geral de meningiomas?

A. ~1 a 3%
B. ~8 a 10%
C. ~13 a 15%
D. ~18 a 20%
E. ~21 a 23%

69.
Qual é a localização mais comum de um meningioma?

A. Asa do esfenoide
B. Parassagital
C. Convexidade
D. Plano esfenoidal
E. Ápice petroso

70.
Por qual tumor a síndrome de Foster-Kennedy foi classicamente causada?

A. Meduloblastoma
B. Glioblastoma frontal
C. Meningioma do sulco olfatório
D. Cordoma do clivo

71.
Qual é o tipo mais comum do astrocitoma em grau II da OMS?

A. Anaplásico
B. Gemistocítico
C. Protoplásmico
D. Fibrilar

72.
O que é considerado como principal tratamento para gliomas de baixo grau?

A. Observação
B. Somente radioterapia (XRT)
C. Quimioterapia + radioterapia (XRT)
D. Ressecção cirúrgica

73.
Em pacientes com gliomas de baixo grau não totalmente ressecados, a quais resultados a radioterapia precoce (54 Gy) foi associada?

A. Sem diferença na sobrevida sem progressão do tumor
B. Aumento em 2 anos na sobrevida sem progressão do tumor
C. Aumento de 5 anos na sobrevida sem progressão do tumor
D. Aumento de 8 anos na sobrevida sem progressão do tumor

74.
Em pacientes com ressecção quase total de um glioma de baixo grau, com quais resultados a radioterapia precoce (54 Gy) foi associada?

A. Sem diferença na sobrevida sem progressão do tumor
B. Aumento em 2 anos na sobrevida sem progressão do tumor
C. Aumento de 5 anos na sobrevida sem progressão do tumor
D. Aumento de 8 anos na sobrevida sem progressão do tumor

75.
Em pacientes com glioblastoma, qual porcentagem de ressecção foi associada à sobrevida geral aumentada?

A. > 50%
B. > 70%
C. > 85%
D. > 95%
E. > 97%

76.
Em que consiste o clássico regime de Stupp de quimiorradiação após ressecção de um glioblastoma?

A. 60 Gy XRT + quimioterapia PVC
B. 25 Gy XRT + quimioterapia com temozolomida
C. 25 Gy XRT + quimioterapia PVC
D. 60 Gy XRT + quimioterapia com temozolomida

Questões

77.
A administração de 60 Gy XRT e quimioterapia com temozolomida (Stupp) após ressecção de um glioma está associada à sobrevida geral média de mais quantos meses?

A. 11,5 meses
B. 14,6 meses
C. 12,1 meses
D. 18,3 meses
E. 20,7 meses

78.
A qual benefício de sobrevida média a metilação do promotor MGMT no glioblastoma está associada, comparada com tumores não metilados após utilização do regime de quimiorradiação de Stupp?

A. 6,3 meses
B. 10,8 meses
C. 23,4 meses
D. 35,5 meses
E. 40,2 meses

79.
Qual é o principal efeito colateral da quimioterapia com temozolomida?

A. Neuropatia periférica
B. Mielossupressão
C. Cardiomiopatia
D. Leucocitose
E. Convulsões

80.
Você está em acompanhamento de uma paciente de 55 anos, 3 meses após ressecção quase total de um glioblastoma do lobo frontal direito. Ela recebeu 60 Gy XRT e quimioterapia com TMZ. O tumor demonstrou metilação do promotor MGMT. Na RM existe evidência de um nódulo realçado por contraste na cavidade de ressecção. Qual é a causa provável desse achado?

A. Produtos do sangue pós-operatório
B. Recorrência do tumor
C. Pseudoprogressão
D. Derrame isquêmico

81.
Você está examinando um paciente com glioblastoma recorrente que está, no momento, recebendo tratamento com bevacizumabe (Avastin). Todas as opções a seguir são efeitos colaterais desse medicamento, exceto:

A. Hipertensão
B. Tromboembolismo arterial
C. Hemorragia
D. Mielossupressão

82.
Em qual grupo etário cerca de 75% dos astrocitomas pilocíticos se manifestam?

A. 1 a 20 anos
B. 21 a 40 anos
C. 41 a 60 anos
D. 61 a 80 anos
E. 81 a 100 anos

83.
Qual é o regime de tratamento pós-operatório preferido para astrocitomas pilocíticos não ressecados completamente na população pediátrica?

A. Observação
B. XRT precoce
C. Quimioterapia com temozolomida
D. *Gamma-knife*

84.
Se não houver recorrência, em quanto tempo a lei de Collins sugere que um paciente pediátrico com astrocitoma pilocítico pode ser considerado curado?

A. 5 anos
B. 10 anos
C. Idade do paciente no diagnóstico + 5 anos
D. Idade do paciente no diagnóstico + 9 meses

85.
Um adolescente de 16 anos com história conhecida de NF-1 se apresenta com proptose indolor. Qual é o diagnóstico mais provável?

A. Meningioma da asa do esfenoide
B. Glioma óptico
C. Tirotoxicose
D. Neurofibroma orbitário

86.
Uma adolescente de 12 anos se apresenta com cefaleia, náusea/vômito e diplopia. A RM está demonstrada a seguir. Qual tratamento você recomendaria aos pais?

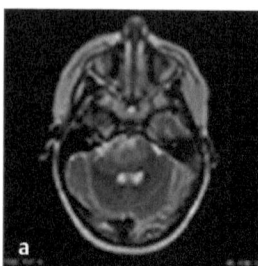 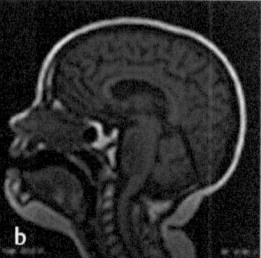

A. Ressecção cirúrgica
B. Biópsia
C. Quimioterapia
D. Observação
E. Radiação

87.
Onde os xantoastrocitomas pleomórficos se apresentam com frequência?

A. Lobo frontal
B. Lobo temporal
C. Tronco cerebral
D. Cerebelo
E. Lobo occipital

88.
Você executa uma ressecção incompleta de um tumor confirmado como oligodendroglioma com base na patologia final. Qual é o tratamento pós-operatório recomendado?

A. 60 Gy XRT + quimioterapia com temozolomida
B. 60 Gy XRT + quimioterapia com PVC
C. Só quimioterapia com PVC
D. Só quimioterapia com temozolomida

89.
Você está avaliando uma paciente de 33 anos com o que parece ser um ependimoma na RM. Se ela tivesse manifestado um déficit de nervo craniano, qual déficit você esperaria visualizar?

A. Perda da visão
B. Paralisia do reto medial
C. Fraqueza facial
D. Fraqueza da língua

90.
Você está avaliando uma paciente de 33 anos com o que parece ser um ependimoma na RM do cérebro. Quais outras investigações por imagem deveriam ser conduzidas?

A. PET-TC de corpo inteiro
B. TC do tórax/abdome/pelve
C. RM do eixo espinal
D. Escaneamento ósseo com Tecnécio

91.
Você resseca um ependimoma do quarto ventrículo em uma paciente de 33 anos. A RM do eixo espinal não demonstra evidência de metástases de gota. Qual tratamento pós-operatório você recomendaria?

A. XRT + quimioterapia com temozolomida
B. XRT + quimioterapia com PVC
C. Somente XRT
D. Somente temozolomida

92.
Qual tipo de tumor é frequentemente encontrado anexo ao septo pelúcido?

A. Glioblastoma
B. Neurocitoma central
C. Meningioma intraventricular
D. Linfoma intraventricular
E. Xantoastrocitoma pleomórfico

93.
Onde fica localizada a massa com a qual são visualizadas as convulsões gelásticas?

A. Lobo frontal
B. Lobo temporal mesial
C. Terceiro ventrículo
D. Polo temporal anterior
E. Quarto ventrículo

94.
Você concluiu a ressecção de um tumor neuroepitelial disembrioplástico do polo temporal anterior em um jovem de 22 anos com epilepsia não tratável. A investigação pós-operatória por imagens sugere ressecção total bruta. O que você recomenda para tratamento pós-operatório?

A. XRT + quimioterapia com temozolomida
B. Somente XRT
C. Somente quimioterapia com temozolomida
D. Observação

95.
Durante cirurgia para um paraganglioma, a que complicação intraoperatória a manipulação do tumor pode levar?

A. Arritmia cardíaca
B. Hemorragia potencialmente fatal
C. Convulsão
D. Derrame

96.
Qual das opções a seguir é o tipo mais comum de paraganglioma?

A. *Glomus* timpânico
B. *Glomus* jugular
C. *Glomus* intravagal
D. Tumor do corpo da carótida

97.
De qual elemento do sistema nervoso surgem os neuroblastomas?

A. Gânglio simpático
B. Nervo periférico
C. Gânglio da raiz dorsal
D. Terminações nervosas livres

98.
Você está examinando um paciente com tumor na região pineal. Os marcadores de LCR estão ordenados e demonstrados a seguir. Qual é o diagnóstico mais provável?

B-HCG(+), AFP(-), PLAP(-)

A. Germinoma
B. Coriocarcinoma
C. Carcinoma embrionário
D. Teratoma maduro

99.
Você está examinando um paciente com tumor na região pineal. Os marcadores de LCR estão ordenados e demonstrados a seguir. Qual é o diagnóstico mais provável?

B-HCG(+), AFP(-), PLAP(+)

A. Germinoma
B. Coriocarcinoma
C. Carcinoma embrionário
D. Teratoma maduro

100.
Você está examinando um paciente com tumor na região pineal. Os marcadores de LCR estão ordenados e demonstrados a seguir. Qual é o diagnóstico mais provável?

B-HCG(-), AFP(-), PLAP(-)

A. Germinoma
B. Coriocarcinoma
C. Carcinoma embrionário
D. Teratoma maduro

101.
Você está examinando um paciente com tumor na região pineal. Os marcadores de LCR estão ordenados e demonstrados a seguir. Qual é o diagnóstico mais provável?

B-HCG(+), AFP(+), PLAP(-)

A. Germinoma
B. Coriocarcinoma
C. Carcinoma embrionário
D. Teratoma maduro

102.
Com quais dos sintomas a seguir os pacientes com schwannomas vestibulares têm mais probabilidade de se apresentar?

A. Fraqueza facial
B. Dormência facial
C. Alterações do paladar
D. Otalgia

103.
Qual é a apresentação mais comum de um schwannoma vestibular?

A. Fraqueza facial
B. Dormência facial
C. Alterações do paladar
D. Perda da audição

104.
Você está examinando uma paciente de 34 anos com schwannoma vestibular de 1,3 cm, descoberto sem sintomas. Os testes de audição da paciente demonstram audição intacta. Qual é o próximo melhor passo?

A. Ressecção cirúrgica
B. Radiocirurgia estereotática
C. Observação
D. Quimioterapia

105.
Em qual direção o nervo facial é mais frequentemente deslocado por um schwannoma vestibular?

A. Anterior
B. Posterior
C. Superior
D. Inferior
E. Lateral

106.
Qual é a porcentagem de ocorrência de hemangioblastomas como parte da doença de von Hippel-Lindau?

A. 20%
B. 40%
C. 60%
D. 80%
E. 100%

107.
Todos os tipos de tumor a seguir estão associados à doença de von Hippel-Lindau, exceto:

A. Hemangioblastoma
B. Feocromocitoma
C. Paraganglioma
D. Carcinoma de células renais

108.
Você está examinando um paciente com linfoma primário do SNC, não associado à AIDS e comprovado por biópsia. Qual é o melhor tratamento?

A. Ressecção cirúrgica seguida por XRT e quimioterapia com metotrexato
B. XRT + quimioterapia com metotrexato
C. XRT + quimioterapia com temozolomida
D. Ressecção cirúrgica seguida por XRT e quimioterapia com temozolomida

109.
Qual é a sobrevida aproximada de 5 anos de pacientes com linfoma primário do SNC comprovado por biópsia?

A. 3 a 4%
B. 15 a 16%
C. 30 a 31%
D. 48 a 49%
E. 55 a 56%

110.
Qual é o limiar de tamanho que um tumor hipofisário precisa ultrapassar para ser considerado um macroadenoma?

A. > 5 mm
B. > 1 cm
C. > 2 cm
D. > 3 cm
E. > 3,5 cm

111.
Qual a porcentagem aproximada de adenomas hipofisários funcionantes?

A. 15%
B. 35%
C. 50%
D. 65%
E. 80%

112.
Que tipo de déficit de campo visual poderia ser causado por um grande macroadenoma hipofisário?

A. Hemianopia homônima direita
B. Hemianopia do quadrante superior esquerdo
C. Escotoma central
D. Hemianopia bitemporal

113.
Qual marcador sérico pode ajudar você a elaborar um diagnóstico de germinoma suprasselar?

A. B-HCG
B. AFP
C. Sódio
D. Hematócrito

114.
Você tem um paciente com suspeita de apoplexia pituitária. Qual achado levaria você a realizar descompressão de emergência da sela?

A. Hipotensão
B. Corte do campo visual
C. Hipernatremia
D. Débito de urina elevado

115.
Você examina um paciente com evidência de hipercortisolismo. Parece haver um adenoma hipofisário funcionante. Qual é o diagnóstico?

A. Doença de Cushing
B. Síndrome de Cushing
C. Síndrome de Nelson
D. Apoplexia pituitária

116.
Você está avaliando uma paciente que teve as duas glândulas suprarrenais removidas como tratamento para sua doença primária. Ela notou piora da visão periférica e declara que sua pele parece mais escura que o usual. Qual é o diagnóstico?

A. Doença de Cushing
B. Síndrome de Cushing
C. Síndrome de Nelson
D. Apoplexia pituitária

117.
De qual outro tipo de câncer os pacientes com adenomas hipofisários que produzem o hormônio de crescimento têm risco elevado?

A. Câncer de pulmão
B. Câncer de cólon
C. Câncer pancreático
D. Carcinoma hepatocelular

118.
Você examina um paciente com grande tumor hipofisário e hemianopia bitemporal. O nível de prolactina é 356 e você decide tentar um tratamento clínico. O principal medicamento usado neste caso atua sobre qual receptor?

A. Receptor de dopamina D1
B. Receptor de dopamina D2
C. Receptor GABA
D. Receptor de glutamato

119.
Você examina um paciente com grande tumor hipofisário e hemianopia bitemporal. O nível de prolactina é 356 e você decide tentar um tratamento clínico usando cabergolina. Qual é o efeito colateral preocupante do uso desse medicamento?

A. Convulsões
B. Diarreia
C. Regurgitação mitral
D. Diabetes insípido

120.
Você tem um paciente com acromegalia e um tumor hipofisário produzindo hormônio do crescimento e decide iniciar o tratamento com medicamento octreotídeo. Como esse medicamento atua?

A. Antagonista do receptor de GH
B. Agonista da dopamina
C. Análogo da somatostatina
D. Inibidor da síntese de esteroides suprarrenais

121.
Você tem um paciente com acromegalia e tumor hipofisário produzindo hormônio do crescimento, e decide iniciar o tratamento usando pegvisomanto. Como esse medicamento atua?

A. Antagonista do receptor de GH
B. Agonista da dopamina
C. Análogo da somatostatina
D. Inibidor da síntese de esteroides suprarrenais

122.
Um paciente se apresenta com polipose colônica conhecida e evidência de múltiplos osteomas cranianos na radiografia do crânio. Qual é o diagnóstico?

A. Síndrome de Turcot
B. Síndrome de Garnder
C. Síndrome de McCune-Albright
D. Doença de Paget

123.
Você examina um paciente com protrusão anormal isolada do crânio na região parietal direita. A radiografia demonstra osso trabeculado. Fica decidido que a protrusão deve ser removida e durante a cirurgia você observa massa azulada embaixo do pericrânio. Qual é o diagnóstico mais provável?

A. Osteoma osteoide
B. Hemangioma
C. Metástase
D. Mieloma múltiplo

124.
A tríade de Hand-Schüller-Christian é composta de exoftalmia (de tumor intraorbitário), lesões líticas dos ossos (do crânio) e o que mais?

A. Diabetes insípido
B. Convulsões
C. Papiledema
D. Fraqueza facial

125.
A qual síndrome a displasia fibrosa está associada?

A. Síndrome de Turcot
B. Síndrome de Garnder
C. Síndrome de McCune-Albright
D. Doença de Paget

126.
Você está operando um hemangioblastoma cerebelar com grande componente cístico associado. Você abre a dura e o cerebelo começa a herniar através do defeito dural. Qual será o meio mais efetivo de reduzir a pressão da fossa posterior?

A. Hiperventilação
B. Manitol
C. Dexametasona
D. Aspiração de conteúdo cístico com agulha

127.
Você faz a ressecção de um hemangioblastoma cerebelar patologicamente confirmado e com grande componente cístico, removendo o nódulo mural. Você deve tentar excisar toda a parede do cisto?

A. Sim
B. Não

128.
Você faz a ressecção de um astrocitoma pilocítico cerebelar comprovado por patologia com grande componente cístico e removeu o nódulo mural. Você deve tentar excisar toda a parede do cisto?

A. Sim
B. Não

129.
Durante uma terceiroventriculostomia endoscópica, a manipulação agressiva do endoscópio no terceiro ventrículo deverá ser evitada para prevenir uma lesão a que estrutura?

A. Corpos mamilares
B. Cabeça caudada
C. Fórnix
D. Tálamo

130.
Qual extensão aproximada do lobo temporal pode ser ressecada com segurança durante uma lobectomia temporal no lado dominante?

A. 1 a 2,5 cm
B. 3 a 4,5 cm
C. 5 a 5,5 cm
D. 6 a 6,5 cm

131.
Você está examinando uma paciente no pronto-socorro que manifestou ter tido a pior cefaleia da sua vida. Ela abre os olhos à voz, não sabe a data ou onde está, mas consegue seguir comandos com confiança, com força satisfatória x 4. Um quadro de hemorragia subaracnóidea é confirmado no exame por imagens. Qual é o grau do World Federation of Neurosurgical Societies (WFNS) dessa paciente?

A. 1
B. 2
C. 3
D. 4
E. 5

132.
Você está examinando uma paciente no pronto-socorro que manifestou ter tido a pior cefaleia da sua vida. Na investigação por imagens ela apresenta evidência de SAH (hemorragia subaracnóidea) nas cisternas basais que têm mais de 3 mm de diâmetro, mas sem evidência de hemorragia intraventricular. Com base na escala modificada de Fisher para SAH, qual é o risco de a paciente contrair vasospasmo?

A. 0%
B. 24%
C. 33%
D. 40%
E. 50%

133.
Após um aneurisma intracraniano rompido, qual é o risco aproximado de nova hemorragia enquanto o aneurisma permanecer sem proteção?

A. 1,5%
B. 5%
C. 25%
D. 33%

134.
Você está cuidando de uma paciente que sofreu ruptura de aneurisma em bifurcação da carótida. Houve outro sangramento 5 dias depois e ela está sentindo fraqueza no braço esquerdo. Qual é o mecanismo subjacente mais provável?

A. Convulsões subclínicas
B. Hiponatremia
C. Vasospasmo
D. Hemorragia intracerebral

135.
Qual é a localização única mais comum para um aneurisma intracraniano?

A. Artéria comunicante anterior
B. Artéria comunicante posterior
C. Bifurcação da carótida
D. Artéria cerebelar inferior posterior

136.
Você está avaliando uma paciente de 55 anos com história de hipertensão e tabagismo e que mostra evidência de paralisia do terceiro nervo. Onde está o aneurisma?

A. Artéria comunicante anterior.
B. Artéria comunicante posterior
C. Bifurcação da carótida
D. Artéria cerebelar inferior posterior

137.
Qual é o passo mais importante em uma cirurgia de aneurisma antes da colocação do grampo?

A. Dissecar e deixar a abóbada livre
B. Liberar o líquido cefalorraquidiano (LCR)
C. Controle proximal
D. Administração de indocianina verde (ICG)

138.
Você está examinando um paciente com aneurisma de segmento oftálmico do lado direito que está crescendo e causando compressão do nervo óptico a partir do próprio aneurisma. Quais sintomas você espera que ele informe?

A. Quadrantanopsia nasal inferior direita
B. Quadrantanopsia nasal superior direita
C. Quadrantanopsia temporal superior direita
D. Quadrantanopsia temporal inferior direita

139.
Você está examinando um paciente com aneurisma de segmento oftálmico do lado direito que está crescendo e causando compressão do nervo óptico. Esse quadro, inicialmente, levou a uma quadrantanopsia nasal superior ipsilateral. Agora ele informa estar desenvolvendo quadrantanopsia nasal inferior. Qual estrutura está causando mais compressão do nervo óptico?

A. Ligamento falciforme
B. Tubérculo da sela
C. Processo clinoide anterior
D. Processo clinoide médio

140.
Você está examinando um paciente com aneurisma de segmento oftálmico do lado direito que está crescendo e causando compressão do nervo óptico. Para ter acesso ao colo do aneurisma, você decide realizar uma clinoidectomia anterior. Qual modalidade de investigação por imagens poderia ajudá-lo a garantir que esse procedimento é seguro no caso deste paciente?

A. Angiograma cerebral convencional
B. RM do cérebro
C. TC do crânio
D. Ultrassom da carótida

141.
Você está avaliando um angiograma em paciente com malformação arteriovenosa (MAV). As características são: tamanho = 3,6 cm; drenagem = veia cerebral interna; localização = frontal direita. Qual é o grau de Spetzer-Martin para essa MAV?

A. 2
B. 3
C. 4
D. 5
E. 6

142.
Você está avaliando um angiograma em um paciente com malformação arteriovenosa (MAV). As características são: tamanho = 3,6 cm; drenagem = veia cerebral interna; localização = frontal direita. Com base na graduação de Spetzer-Martin, qual é o índice de resultado cirúrgico satisfatório (sem déficit pós-operatório)?

A. 95%
B. 84%
C. 73%
D. 69%
E. 53%

143.
Qual é o risco anual aproximado de hemorragia em MAVs em grau 1 a 3 na escala de Spetzer-Martin?

A. 0%
B. 3,5%
C. 10%
D. 17,5%
E. 25%

144.
Você está operando um paciente de 35 anos com malformação cavernosa do tronco cerebral que já desenvolveu duas hemorragias. A ressecção do cavernoma é bem-sucedida, mas parece tratar-se de uma malformação venosa profunda na cavidade de ressecção. Você deverá coagular e cortar essa malformação venosa.

A. Verdadeiro
B. Falso

145.
Você está operando um paciente de 35 anos com malformação cavernosa temporal esquerda considerada causadora do quadro de epilepsia clinicamente intratável. Ao abordar essa malformação, você observa a descoloração amarela do parênquima cerebral ao redor. Você deverá ressecar esse tecido ao redor.

A. Verdadeiro
B. Falso

146.
Qual é a apresentação mais comum de uma fístula arteriovenosa dural?

A. Acidente vascular hemorrágico
B. Convulsão
C. Derrame isquêmico
D. Zumbido pulsátil

147.
Qual drenagem venosa característica tem uma fístula arteriovenosa dural em grau II a+b de Cognard?

A. Drenagem venosa cortical direta sem ectasia
B. Drenagem venosa cortical direta com ectasia
C. Seio retrógrado e drenagem venosa cortical retrógrada
D. Seio anterógrado e drenagem venosa cortical retrógrada

148.
Qual classificação de Cognard tem o mais alto risco de hemorragia na classificação de uma fístula dural?

A. Tipo II a+b
B. Tipo III
C. Tipo II b
D. Tipo II a

149.
Qual é o sintoma mais comum que se apresenta em uma veia da malformação de Galeno?

A. Hemorragia
B. Convulsão
C. Insuficiência cardíaca
D. Derrame isquêmico

150.
Você está avaliando uma paciente de 44 anos no pronto-socorro que se envolveu em um acidente com veículo automotor em que ela estava sem proteção e bateu o rosto no painel de controle. Desde o acidente ela informou visão turva somente do olho direito. Você percebe que ela parece ter paralisia do VI nervo no lado direito, quemose e um pouco de proptose. Qual é o diagnóstico?

A. Contusão intraparenquimatosa
B. Fratura do assoalho orbitário
C. Dissecção de artéria oftálmica
D. Fístula cavernosa da carótida

151.
Uma célula hipóxica é mais sensível à radiação que uma célula oxigenada, verdadeiro ou falso?

A. Verdadeiro
B. Falso

152.
De modo geral, qual idade uma criança deveria ter antes de poder receber radioterapia craniana?

A. > 1 ano
B. > 3 anos
C. > 5 anos
D. > 7 anos
E. > 10 anos

153.
A radiocirurgia com *Gamma-knife* é usada para tumores de qual diâmetro?

A. 1 cm ou menos
B. 3 cm ou menos
C. 5 cm ou menos
D. 7 cm ou menos
E. 10 cm ou menos

154.
Qual é a dose segura máxima de radiação a ser aplicada ao aparelho óptico?

A. 6 Gy
B. 10 Gy
C. 14 Gy
D. 18 Gy
E. 20 Gy

155.
O que é uma dose de radiocirurgia estereotáctica padrão que fornece bom controle do tumor para schwannomas vestibulares, mas que preserva a função do nervo facial?

A. 10 Gy ou menos
B. 13 Gy ou menos
C. 16 Gy ou menos
D. 19 Gy ou menos
E. 22 Gy ou menos

156.
Qual é a dose máxima segura de radiação aplicada ao cristalino do olho?

A. 6 Gy ou menos
B. 8 Gy ou menos
C. 10 Gy ou menos
D. 12 Gy ou menos
E. 15 Gy ou menos

157.
Após 10 anos de tratamento, que porcentagem de pacientes que receberam radiação selar padronizada para tumor hipofisário residual sofrerá efeitos colaterais incluindo hipopituitarismo?

A. 10 a 20%
B. 20 a 30%
C. 30 a 40%
D. 40 a 50%
E. 50 a 60%

158.
O que é considerado como dose média de radiação segura à cóclea?

A. < 2 Gy
B. 4 a 6 Gy
C. 7 a 9 Gy
D. 10 a 12 Gy
E. 13 a 15 Gy

159.
Você está examinando um paciente de 56 anos com metástase única no cérebro, confirmada como tumor radiossensível com base na histologia. Você decide realizar uma radiocirurgia estereotática para essa massa que mede aproximadamente 1,8 cm em seu diâmetro máximo. Qual dose de radiação você deverá planejar para aplicação no tumor?

A. 10 Gy
B. 18 Gy
C. 24 Gy
D. 30 Gy
E. 40 Gy

160.
Você está examinando um paciente de 56 anos com metástase única no cérebro, confirmada como tumor radiossensível com base na histologia. Você decide realizar uma radiocirurgia estereotática para essa massa que mede aproximadamente 2,8 cm em seu diâmetro máximo. Qual dose de radiação você deverá planejar para aplicação no tumor?

A. 10 Gy
B. 18 Gy
C. 24 Gy
D. 30 Gy
E. 40 Gy

161.
Você terminou a ressecção de uma metástase de um câncer de pulmão único e conhecido do lobo frontal direito de um paciente de 62 anos. A patologia confirma a metástase de câncer de pulmão. Qual é o próximo passo para o tratamento?

A. Radiação com feixe de prótons
B. Radiocirurgia estereotática
C. Radiação de cérebro total
D. Observação

162.
A literatura atual apoia a radiocirurgia estereotáctica para tratar quantas metástases cerebrais concorrentes?

A. 5 ou menos
B. 10 ou menos
C. 15 ou menos
D. 20 ou menos

163.
Você está tratando uma paciente de 34 anos com MAV grau II de Spetzer-Martin (ninho de 2,8 cm fazendo fronteira com o córtex eloquente) e ela prefere a radiocirurgia estereotáctica como tentativa inicial de tratar sua MAV atualmente assintomática. Ela pergunta quanto tempo levará para a radiação fechar a MAV. Você responde:

A. < 1 semana
B. < 1 mês
C. < 1 ano
D. < 3 anos
E. > 5 anos

164.
Você está tratando uma paciente de 34 anos com MAV grau II de Spetzer-Martin (ninho de 2,8 cm fazendo fronteira com o córtex eloquente) e ela prefere a radiocirurgia estereostáxica como tentativa inicial de tratar sua MAV atualmente assintomática. Qual dose de radiação você deverá administrar para essa MAV?

A. 14 a 16 Gy
B. 18 a 20 Gy
C. 23 a 25 Gy
D. 29 a 31 Gy

165.
Qual é o índice de obliteração total de uma MAV quando tratada por radiocirurgia estereostáxica?

A. 10 a 20%
B. 30 a 40%
C. 50 a 60%
D. 70 a 80%
E. 90 a 100%

166.
Qual é o índice aproximado de controle "indolor" da neuralgia do trigêmeo quando tratada por radiocirurgia estereostáxica?

A. 25%
B. 45%
C. 65%
D. 85%

167.
Qual é o efeito colateral primário deletério da radiação de cérebro total?

A. Hemorragia intracerebral
B. Convulsões
C. Cefaleias
D. Demência

168.
Você está avaliando um paciente no pronto-socorro com mieloma múltiplo conhecido, que se apresenta com sinais e sintomas de compressão da medula espinal. A investigação por imagens confirma massa epidural surgindo do corpo vertebral. Você pede ajuda a uma colega em oncologia com radiação e ela diz que pode administrar radiação de emergência para encolher o tumor. Qual dose aproximada ela aplicará nessa situação?

A. 8 Gy
B. 15 Gy
C. 22 Gy
D. 30 Gy

169.
Qual é a dose de radiação padrão administrada à medula para doença metastática?

A. 10 Gy em 10 frações
B. 20 Gy em 10 frações
C. 30 Gy em 10 frações
D. 40 Gy em 10 frações

170.
Você está cuidando de uma paciente de 55 anos com neuralgia do trigêmeo intensa do lado direito, atualmente com carbamazepina que está atualmente controlada. Qual é a porcentagem de pacientes tratados com medicamentos que, por fim, demandará um procedimento?

A. 5%
B. 50%
C. 75%
D. 100%

171.
Durante um processo de descompressão microvascular você não vê um vaso de compressão e decide espremer o nervo. Qual é o risco significativo de se executar esse procedimento?

A. Anestesia dolorosa
B. Piora da dor facial
C. Acidente vascular isquêmico do tronco cerebral
D. Convulsão

172.
Você está cuidando de uma paciente de 55 anos que informa dor na mandíbula e nos dentes inferiores do lado direito. A dor parece lancinante e aparece ao escovar os dentes. Ela perdeu peso, pois não consegue se alimentar. Qual deverá ser seu próximo passo?

A. Iniciar carbamazepina
B. RM do cérebro com sequências FIESTA
C. Descompressão microvascular do lado direito
D. Observação

173.
Você está cuidando de uma paciente de 55 anos que informa dor na mandíbula e nos dentes inferiores do lado direito. A dor parece lancinante e aparece ao escovar os dentes. Ela perdeu peso, pois não consegue se alimentar. Qual deverá ser seu próximo passo?

A. Iniciar carbamazepina
B. Iniciar oxicodona
C. Descompressão microvascular do lado direito
D. Rizotomia percutânea do trigêmeo do lado direito

174.
Qual é o índice de sucesso da descompressão microvascular em 10 anos?

A. 30%
B. 50%
C. 70%
D. 90%

175.
Como você determina a diferença entre a síndrome não apropriada de hormônio antidiurético (SIADH) e a síndrome cerebral perdedora de sal?

A. Osmolalidade da urina
B. Sódio no soro
C. *Status* de fluido
D. Débito urinário

176.
Qual é o passo inicial para tratar a SIADH e a hiponatremia em um paciente que esteja consciente e capaz de obedecer a comandos?

A. Soro fisiológico hipertônico
B. Restrição de fluidos
C. DDAVP (desmopressina)
D. Demectociclina

177.
Você tem um paciente com SIADH refratária à restrição de fluidos e decide usar o tratamento clínico. Com qual medicamento você deve começar?

A. Furosemida
B. Hidrocortisona
C. DDAVP
D. Demeclociclina

178.
Você tem um paciente com síndrome perdedora de sal refratária à reanimação com fluidos e decide usar o tratamento clínico. Com qual medicamento você deve começar?

A. Furosemida
B. Fludrocortisona
C. DDAVP
D. Demeclociclina

179.
Qual é o passo inicial para tratamento de síndrome perdedora de sal e hiponatremia em paciente com hemorragia subaracnóidea?

A. Infusão normal de soro fisiológico
B. Restrição de fluidos
C. DDAVP
D. Demeclociclina

180.
Qual condição clínica é causada pelo diabetes insípido não tratado?

A. Hiponatremia
B. Desidratação intensa
C. Coma
D. Status epilepticus

181.
Quanto da capacidade de secreção para ADH deve ser perdida antes da ocorrência do diabetes insípido central?

A. 25%
B. 55%
C. 85%
D. 100%

182.
Você está cuidando de um paciente ambulatorial consciente, portador de diabetes insípido leve. Como você deverá tratar o teor de sódio do paciente?

A. Beber quando tiver sede.
B. Administração de DDAVP.
C. Tabletes de sal.
D. Infusão de soro fisiológico hipertônico.

183.
Em que dose o uso de infusão de dopamina se transforma em um vasoconstritor em vez de em um inotrópico positivo?

A. > 2 µg/kg/min
B. > 5 µg/kg/min
C. > 10 µg/kg/min
D. > 15 µg/kg/min

184.
Você decide usar dobutamina para aumentar o débito cardíaco de um de seus pacientes pós-operatórios. Por quanto tempo esse medicamento será eficaz?

A. 12 horas
B. 24 horas
C. 48 horas
D. 72 horas

185.
Por quanto tempo um paciente de ambulatório pode receber esteroides antes de você considerar iniciar uma profilaxia do GI (úlcera)?

A. < 2 dias
B. < 1 semana
C. < 3 semanas
D. < 6 meses
E. 1 ano

186.
Em aproximadamente quanto se espera que uma unidade de plaquetas (de um "pacote de seis") aumente a contagem plaquetária?

A. 1 a 5 K
B. 5 a 10 K
C. 10 a 15 K
D. 15 a 20 K

187.
Qual contagem de plaquetas levará você a fazer uma transfusão, mesmo no cenário de ausência de sangramento?

A. 10 K
B. 30 K
C. 50 K
D. 75 K

188.
Qual é a dose para reversão de heparina não fracionada usando sulfato de protamina?

A. 1 mg de protamina/10 µ de heparina
B. 1 mg de protamina/100 µ de heparina
C. 1 mg de protamina/1.000 µ de heparina
D. 1 mg de protamina/10.000 µ de heparina

189.
Você examina um paciente portador de hematoma subdural sendo tratado com Dabigratana (Pradaxa). Para reverter a anticoagulação, você decide administrar Idarucizumabe (Praxbind). Quanto tempo você deverá esperar antes de prosseguir para a sala de cirurgia?

A. Imediatamente
B. 4 horas
C. 12 horas
D. 24 horas

190.
Você está avaliando um paciente na Unidade de Recuperação Pós-Anestesia, após cirurgia de craniotomia. A equipe de anestesia usou succinilcolina durante a intubação. O paciente parece estar taquipneico, com taquicardia, rigidez intensa e febre. Qual é o diagnóstico provável?

A. Hipercalemia
B. Convulsão
C. Hipertermia maligna
D. Insuficiência respiratória

191.
Você está avaliando um paciente na Unidade de Recuperação Pós-Anestesia, após cirurgia de craniotomia. A equipe de anestesia usou succinilcolina durante a intubação. O paciente parece estar taquipneico, com taquicardia, rigidez intensa e febre. Qual medicamento deve ser administrado?

A. Benzodiazepinas
B. Propofol
C. Dantrolene
D. Desmopressina

192.
Você está avaliando um paciente na Unidade de Recuperação Pós-Anestesia, após cirurgia de craniotomia. A equipe de anestesia usou succinilcolina durante a intubação. O paciente parece estar taquipneico, com taquicardia, rigidez intensa e febre alta. Acredita-se que esse quadro tenha origem em defeitos genéticos em qual receptor?

A. Nicotínico
B. Rianodina
C. N-metil D-aspartato (NMDA)
D. Ácido gama-aminobutírico (GABA)

193.
Com base no estudo NASCET, qual é a redução no risco de derrame após endarterectomia da carótida em pacientes sintomáticos com estenose de alto grau em 18 meses após o procedimento, comparado com o melhor tratamento clínico?

A. 6%
B. 11%
C. 17%
D. 23%
E. 28%

194.
Com base na literatura atual, qual deverá ser o risco total de complicações pós-operatórias que justifique uma endarterectomia carótida para um paciente com estenose sintomática de alto grau?

A. 1% ou menos
B. 3% ou menos
C. 5% ou menos
D. 7% ou menos
E. 10% ou menos

195.
Você está avaliando uma paciente na Unidade de Recuperação Pós-Anestesia na qual você realizou endarterectomia de carótida do lado esquerdo. Ela informa que passou por dois episódios desde a cirurgia de seu ataque isquêmico transitório (AIT) por amaurose fugaz, mas seu pescoço não está dilatado. Qual é o próximo melhor passo?

A. EEG
B. Angiograma por TC
C. RM
D. Descompressão no leito

196.
Você está avaliando uma paciente na Unidade de Terapia Intensiva em que você realizou uma endarterectomia de carótida do lado esquerdo há 12 horas. Ela informa que sofreu cefaleia muito intensa do lado esquerdo e seu olho esquerdo está doendo. Qual próximo passo terá mais probabilidade de melhorar esses sintomas?

A. Administração de analgésicos
B. Angiotomografia
C. Controle da pressão arterial
D. Exploração operatória

197.
Qual é a neuropatia craniana mais comum que ocorre após uma endarterectomia de carótida?

A. Paralisia do hipoglosso
B. Paralisia acessória espinal
C. Paralisia do vago
D. Paralisia glossofaríngea

198.
Você é chamado com urgência à Unidade de Recuperação Pós-Anestesia para avaliar uma paciente em pós-operatório de endarterectomia de carótida que está demonstrando dificuldade para respirar. Ela mostra estridor evidente, a saturação está caindo e parece haver massa protuberante no sítio de operação. O que você deve fazer?

A. Angiotomografia
B. Descompressão no leito
C. Intubação
D. Administração de oxigênio

199.
Você está avaliando um paciente que acabou de sofrer um acidente vascular encefálico com pequeno déficit fixo e evidência de estenose de alto grau da artéria carótida esquerda. Você decide oferecer endarterectomia de carótida. Dentro de quanto tempo, a partir do início do derrame, esse procedimento deverá ser conduzido para melhorar o resultado?

A. 1 semana
B. 2 semanas
C. 3 semanas
D. 1 mês

200.
O que a endarterectomia de revascularização da carótida *versus* o estudo com *stents* demonstrou quando se compara os resultados da angioplastia da carótida e a colocação de *stents* à endarterectomia da carótida?

A. Superioridade
B. Não superioridade
C. Inferioridade
D. Não inferioridade
E. Resultados piorados

2 Neurologia

1.
Você está avaliando uma paciente de 56 anos que manifestou início de dor nas costas, na região mediotorácica, que progrediu para quadriparesia nos últimos dias. Ela também notou início de dor ocular bilateral intensa e está perdendo a visão do olho esquerdo, com base em seu exame de acuidade visual. A investigação por imagens é demonstrada a seguir. Acredita-se que a fisiopatologia subjacente desse quadro seja consequência de autoanticorpos contra qual das opções?

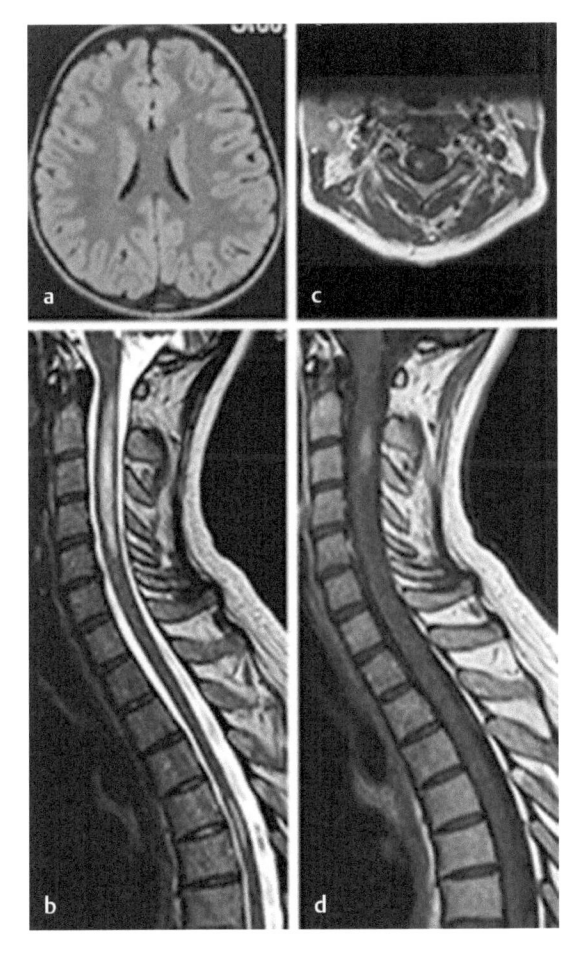

A. Linfócitos T
B. Canal de aquaporina
C. Mielina
D. Canal de cálcio pré-sináptico
E. Canal de acetilcolina pós-sináptica

2.
Você está avaliando uma paciente de 33 anos, portadora de AIDS e que apresentou a investigação por imagens a seguir. Ela tem cefaleias, perda de visão leve e ataxia. Qual é a causa subjacente do quadro dessa paciente?

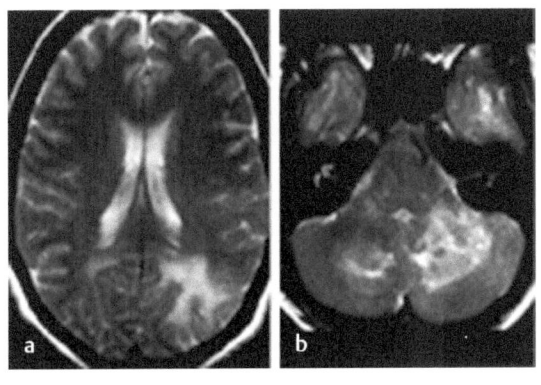

A. Infecção pelo vírus BK
B. Infecção por ameba
C. Infecção pelo vírus HIV
D. Infecção pelo vírus JC
E. Toxoplasmose

3.
Em qual dos quadros a seguir se observa a paralisia ciliar?

A. Miastenia grave
B. Botulismo
C. Polirradiculoneuropatia inflamatória desmielinizante aguda (AIDP)
D. Polirradiculoneuropatia inflamatória desmielinizante crônica (CIDP)
E. Leucoencefalopatia multifocal progressiva (PML)

4.
No pronto-socorro você avalia um paciente que apresenta, ao exame, um achado neurológico interessante. Quando ele é solicitado a olhar para cima, seus olhos convergem e se retraem de maneira brusca e bilateral. Onde a lesão está mais provavelmente localizada?

A. Mesencéfalo ventral
B. Ponte dorsal
C. Mesencéfalo dorsal
D. Ponte ventral
E. Hipotálamo

5.
Qual achado de um exame você esperaria em um paciente com hemorragia hipertensiva da ponte?

A. Midríase
B. Paralisia bilateral do terceiro nervo
C. Afasia produtiva
D. Miose
E. Afasia expressiva

6.
Qual neurônio deve estar obrigatoriamente intacto para anfetamina (Paredrina) afetar o tamanho pupilar?

A. Neurônio de primeira ordem
B. Neurônio de segunda ordem
C. Neurônio de terceira ordem
D. Neurônio de quarta ordem
E. Neurônio de quinta ordem

7.
Em qual modelo a ataxia de Friedrich é herdada?

A. Recessivo autossômico
B. Dominante autossômico
C. Recessivo ligado ao X
D. Esporádico
E. Dominante autossômico com penetrância incompleta

8.
Em qual situação herdada o achado de RM a seguir é demonstrado com frequência?

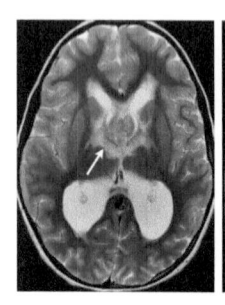

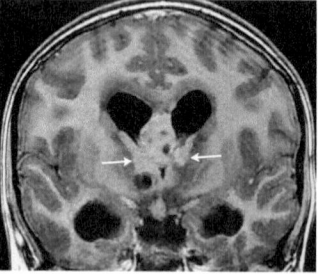

A. Neurofibromatose tipo I
B. Neurofibromatose tipo 2
C. Doença de Sturge-Weber
D. Esclerose tuberosa
E. Doença de von Hippel-Lindau

9.
Em muitos pacientes com HIV que acabam desenvolvendo linfoma intracraniano primário, qual se acredita ser o mecanismo causador subjetivo e o tipo de linfoma?

A. Vírus de Epstein-Barr/tipo de célula T
B. Vírus de Epstein-Barr/tipo de célula B
C. Vírus JC/tipo de célula T
D. Vírus JC/tipo de célula B
E. Vírus BK/tipo de célula B

10.
Qual proteína é encontrada em emaranhados neurofibrilares associados ao Alzheimer?

A. Amiloide
B. Ubiquitina
C. Proteína Tau
D. Sinucleína alfa
E. APOE e4

11.
Em pacientes com demência de Alzheimer avançada, em qual região os emaranhados neurofibrilares e as placas vistas estão associados à demência do mais alto grau?

A. Substância negra
B. Hipocampo CA1
C. Medula ventral
D. Córtex occipital
E. Corpo caloso

12.
Você está avaliando um garoto de 5 anos que manifesta dificuldade de andar desde os 3 anos. Ele apresenta marcha gingada e tem dificuldade de ficar em pé por causa da fraqueza muscular proximal. A biópsia do músculo é mostrada a seguir. Qual gene está afetado?

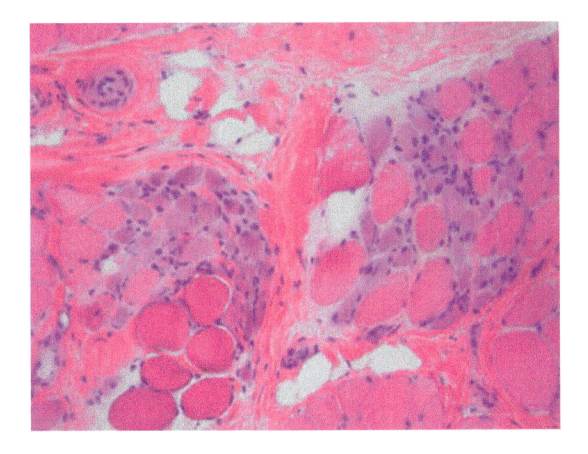

A. Emerin/ausência completa
B. Emerin/disfunção parcial
C. Distrofina/ausência total
D. Distrofina/disfunção parcial
E. Miotonina/ausência total

13.
Qual autoanticorpo é encontrado em pacientes com encefalite límbica?

A. Anti-Hu
B. Anti-Yo
C. Anti-Ri
D. Ácido antiglutâmico descarboxilase
E. Anti-Ma

14.
Você é solicitado para avaliar um jogador de futebol do segundo grau na linha lateral do jogo de futebol americano em que ele foi duramente atingido no capacete e parece estar confuso. De qual processo a disfunção do cérebro observada durante a síndrome aguda pós-concussão parece se originar?

A. Ruptura de axônio
B. Convulsões subclínicas
C. Insuficiência da bomba de ATP
D. Depleção de neurotransmissor
E. Toxicidade excitatória

15.
Qual é o melhor tratamento inicial da síndrome pós-concussão?

A. Retorno imediato ao jogo
B. Repouso cognitivo
C. Profilaxia com medicamentos antiepilépticos
D. Medicamentos analgésicos opioides
E. Manejo intensivo da pressão arterial

16.
Você está avaliando um paciente pediátrico que se acredita ter encefalite de Rasmussen, resultante de um quadro de encefalite crônica com inflamação cortical em disseminação. Isso resulta em epilepsia parcial contínua. Qual é a técnica de tratamento comum nesses pacientes?

A. Estimulação cerebral profunda (DBS) do núcleo ventral anterior (VA)
B. Hemisferectomia funcional
C. Tratamento clínico
D. Estimulador do nervo vago
E. Estimulador do córtex motor

17.
Você está caminhando no Departamento de EEG e nota um paciente com o EEG a seguir. Qual é a melhor medicação para esse paciente?

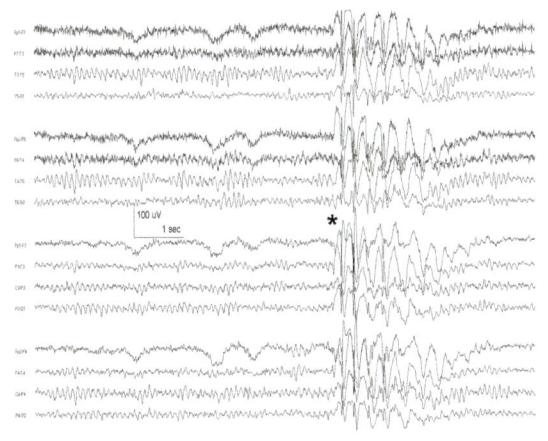

A. Ácido valproico
B. Carbamazepina
C. Etosuxamida
D. Levetiracetam
E. Zonisamida

18.
Qual porcentagem de pacientes com uma convulsão febril simples e não complicada desenvolverá epilepsia adulta?

A. < 5%
B. 15%
C. 25%
D. 35%
E. 50%

Questões

19.
Com qual síndrome a RM a seguir demonstra achados associados?

A. Hemimegalencefalia
B. Displasia cortical focal
C. Síndrome de Joubert
D. Síndrome de Lhermitte-Duclos
E. Rombencefalossinapse

20.
Como se apresentam os pacientes com neurite braquial pós-operatória (síndrome de Parsonage-Turner)?

A. Dor antes da fraqueza
B. Fraqueza antes da dor
C. Somente fraqueza
D. Somente dor
E. Somente hiper-reflexia

21.
De qual síndrome você suspeitaria em pacientes com o achado a seguir?

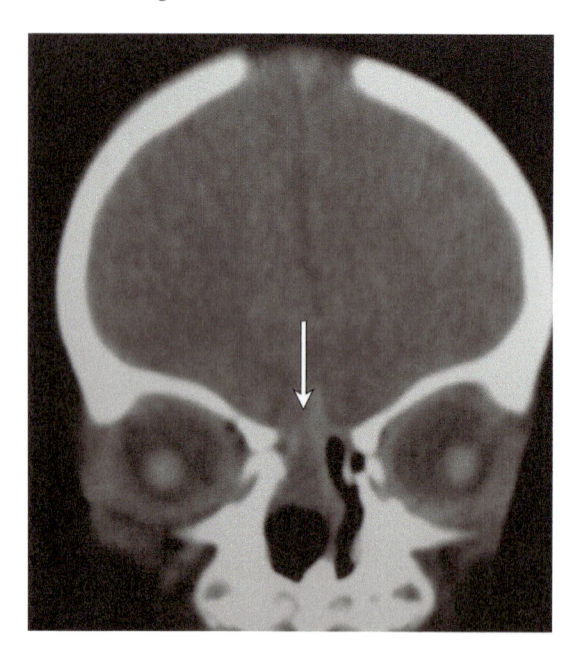

A. Síndrome de Sturge-Weber
B. Neurofibromatose tipo I
C. Síndrome do nevo em bolha de borracha azul
D. Ataxia-telangiectasia
E. Ataxia de Friedrich

22.
Nas rondas, você examina uma paciente que parece ter linhas brancas transversas nas unhas dos dedos, também conhecidas como linhas de Mees. A qual exposição tóxica esses sinais estão associados?

A. Chumbo
B. Arsênico
C. Mercúrio
D. Estricnina
E. Toxina botulínica

23.
Qual processo subjacente pode ser encontrado em um paciente com mutação PTEN?

A. Gangliocitoma disembrioplástico do cerebelo
B. Glioma óptico
C. Malformação cavernosa do tronco cerebral
D. Glioma de borboleta
E. Meningiomas múltiplos

24.
Qual estágio de sono imediatamente após adormecer é demonstrado por pacientes com narcolepsia?

A. Sono em Estágio II
B. Sono em Estágio IV
C. Sono REM
D. Sono em Estágio I
E. Sono em Estágio III

25.
Na leitura de um EEG, qual eletrodo corresponde à região frontal direita?

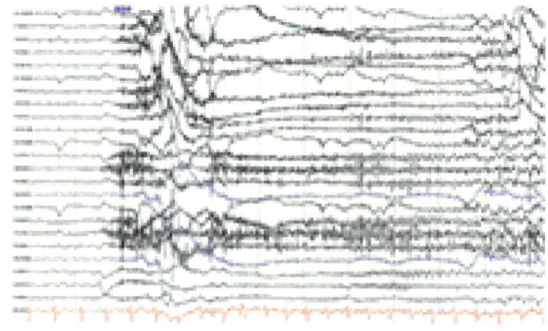

A. F1
B. F2
C. C3
D. C4
E. O2

26.
Acredita-se que as respirações de Cheyne-Stokes surjam da destruição de qual região do cérebro?

A. Destruição medular
B. Destruição pontinha
C. Destruição bifrontal
D. Destruição bitalâmica
E. Destruição pontomedular

27.
Qual processo após uma adrenalectomia bilateral é descrito pela síndrome de Nelson?

A. Alargamento de adenoma hipofisário.
B. Pan-hipopituitarismo.
C. Apoplexia pituitária.
D. Vazamento espontâneo de LCR.
E. Compressão de quiasma óptico em adenomas hipofisários inativos.

28.
Quais achados em uma avaliação laboratorial seriam exibidos pelo paciente com os achados mostrados nesta imagem?

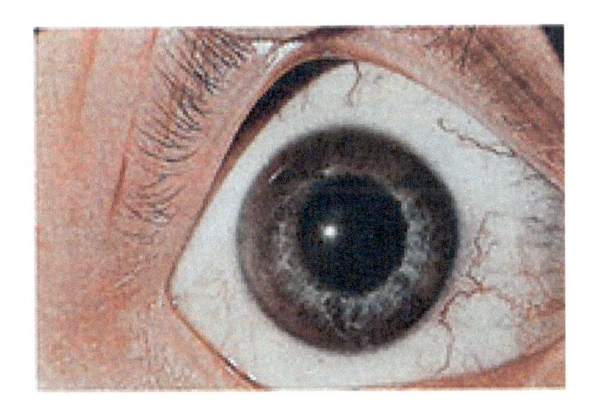

A. Ceruloplasmina sérica baixa, alto índice de cobre na urina
B. Ceruloplasmina sérica baixa, alto índice de cobre na urina
C. Ceruloplasmina sérica baixa, baixo índice de cobre na urina
D. Ceruloplasmina sérica alta, baixo índice de cobre na urina

29.
Você está se preparando para realizar uma discectomia cervical anterior com fusão C6-7 em paciente com faceta traumática saltada de nível único. Você decide usar monitoramento MEP (potencial evocado motor) e SSEP (potenciais evocados somatossensoriais) para este caso. Antes de tomar sua decisão, o técnico em monitoramento informa haver latência prolongada dos SSEPs ulnares no ponto de Erb à direita. Qual é a causa mais provável dessa alteração?

A. Compressão da medula espinal
B. Compressão do plexo braquial relacionada com o posicionamento
C. Hemorragia intracraniana, córtex parietal
D. Comprometimento vascular da medula espinal
E. Hemorragia intracraniana, tálamo

30.
A paralisia diabética do terceiro nervo é sempre:

A. Dolorida e permanente
B. Dolorida e temporária
C. Indolor e permanente
D. Indolor e temporária

31.
Você está avaliando uma paciente de 32 anos que informa dificuldades contínuas com um quadro de dor intensa e ardente da extremidade superior direita. Ela não tem história de trauma na extremidade. O braço parece avermelhado e quente e ela não permitirá que você toque a extremidade por causa de alodinia significativa. A administração de medicamentos não trouxe benefícios significativos. Qual seria outro tratamento em potencial para a dor dessa paciente?

A. Amputação do membro
B. Neurectomia sensorial
C. Cordotomia percutânea
D. Bloqueio simpático
E. Laminectomia cervical

32.
Você está avaliando um paciente de 44 anos que manifestou cefaleia súbita e dificuldade de fala. Seu exame de imagem está demonstrado a seguir. Que quadro esse paciente poderia ter?

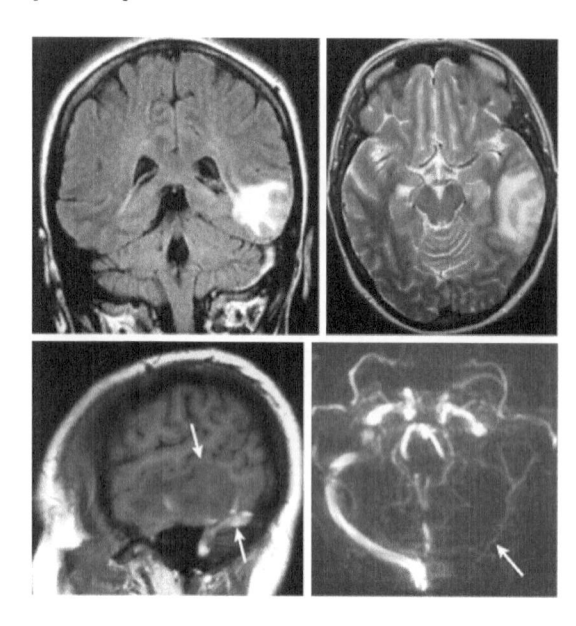

A. Neurofibromatose
B. AIDS
C. Homocistinúria
D. Fenilcetonúria
E. Síndrome do nevo em bolha de borracha azul

33.
Você tem um paciente em supressão de explosão sendo tratado com pentobarbital para PIC elevada e decide suprimir o medicamento agora para obter um exame neurológico. Quanto tempo, aproximadamente, você terá de esperar para o retorno da função neurológica?

A. 5 horas
B. 24 horas
C. 48 horas
D. 72 horas
E. 100 horas ou mais

34.
Você está avaliando o EMG de um paciente no qual existe uma onda F intacta, mas o reflexo H está ausente. Onde está, mais provavelmente, localizada a lesão?

A. Placa terminal motora.
B. Nervo motor distal.
C. Gânglio da raiz dorsal.
D. Espinha cervical superior.
E. Células do corno anterior.

35.
Qual dos achados a seguir o ajudaria a determinar se um paciente tem zóster ótico ou paralisia de Bell?

A. Fraqueza facial superior
B. Fraqueza facial inferior
C. Vesículas da orelha
D. Dor facial
E. Abrasão da córnea

36.
Você é solicitado a examinar uma paciente de 86 anos que informa vertigens. Ela informa que, na verdade, não sentiu esse sintoma antes de 2 dias e parece que surgiu de repente. Ela tem tido dificuldade de ficar em pé e de andar por causa da tontura. Ao exame, ela tem nistagmo espontâneo mudando de direção e desvio de inclinação. Ela informa náusea mínima e ausência de vômito desde o início do problema. Qual é o próximo melhor passo no tratamento?

A. Adesivo de escopolamina
B. Reposicionamento de otólito
C. Antimicrobianos
D. RM do cérebro
E. Dexametasona

37.
Qual estrutura do sistema auditivo é mais sensível a volume alto?

A. Membrana timpânica
B. Células pilosas internas
C. Células pilosas externas
D. Canais semicirculares
E. Gânglio espiral

38.
Qual trato do tronco cerebral é afetado por oftalmoplegia internuclear?

A. Fascículo longitudinal medial.
B. Formação reticular pontinha paramediana.
C. Trato corticospinal.
D. Trato rubrospinal.
E. Trato óptico.

39.
A síndrome bilateral do túnel do carpo seria classificada como:

A. Polirradiculopatia
B. Mononeuropatia
C. Mononeuropatia multiplex
D. Polineuropatia
E. Neuropatia periférica

40.
O que você esperaria encontrar em um EMG de um paciente com a síndrome de Lambert-Eaton?

A. Resposta decrescente
B. Resposta incremental
C. Resposta uniforme
D. Nenhuma resposta

41.
A RM a seguir demonstra lesões descobertas em um paciente de 29 anos com quadro conhecido de AIDS. Qual é o diagnóstico?

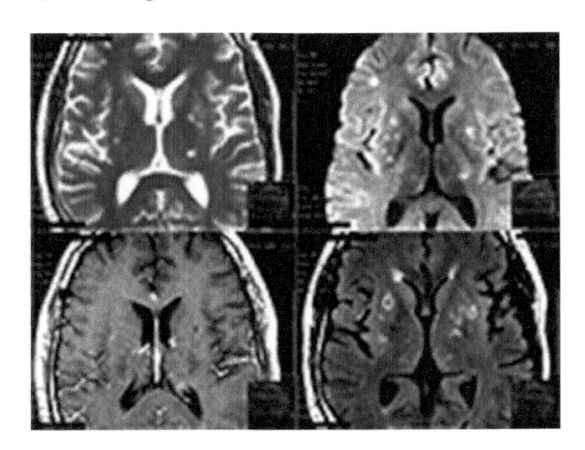

A. Encefalopatia por HIV
B. Abscesso de *staphilococcus aureus*
C. Abscesso de *Listeria*
D. Toxoplasmose
E. Leucoencefalopatia multifocal progressiva (PML)

42.
Qual é a complicação neurológica mais comum em pacientes com AIDS?

A. Toxoplasmose
B. Linfoma primário
C. Leucoencefalopatia
D. Abscesso bacteriano
E. Glioma

43.
Acredita-se que as articulações de Charcot sejam devidas a qual processo?

A. Obesidade
B. Neuropatia periférica
C. Síndrome de dor regional complexa
D. Infecção
E. Tumor

44.
Qual dos tumores a seguir pode ser apresentado por um paciente que demonstra a reação de opsoclono-mioclono (movimentos oculares rápidos, conjugados e involuntários em múltiplas direções associados a movimentos súbitos mioclônicos)?

A. Glioblastoma
B. Hemangioblastoma
C. Neuroblastoma
D. Pineoblastoma
E. Carcinoma do plexo coroide

45.
Você examina um paciente pediátrico que sofre de epilepsia intratável que se manifesta com ataques de queda. Ele já passou por lesões sérias relacionadas com suas convulsões. Qual procedimento cirúrgico poderia oferecer a ele algum alívio para sua condição?

A. Hemisferectomia funcional
B. Calosotomia de corpo
C. Lobectomia temporal
D. Amigdalo-hipocampectomia seletiva

46.
Você está avaliando uma criança no serviço de neurologia pediátrica, atualmente hospitalizada por causa de um hematoma subdural. Ele parece ter cabelos torcidos e estudos de laboratório demonstraram baixos níveis de ceruloplasmina. Qual é o padrão de herança desse transtorno?

A. Ligado ao X
B. Dominante autossômico
C. Esporádico
D. Recessivo autossômico

47.
A qual sintoma se refere o termo "palinopsia"?

A. Cegueira por cores
B. Inabilidade de reconhecer faces
C. Queimado em imagens quando os olhos estão fechados
D. Cegueira cortical
E. Corte de campo visual

48.
Em pacientes com qual quadro genético os achados a seguir são vistos com frequência?

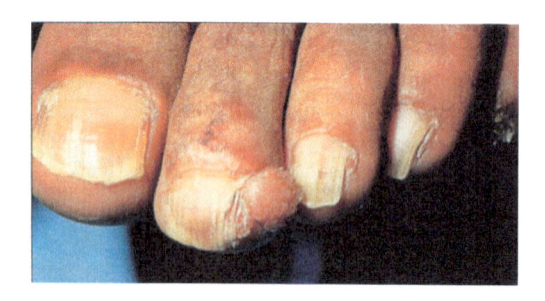

A. NF1
B. NF2
C. Síndrome de Sturge-Weber
D. Síndrome do nevo em bolha de borracha azul
E. Esclerose tuberosa

49.
Você avalia um paciente com macrocefalia, atraso de desenvolvimento e convulsões. Trata-se de uma criança. A investigação por RM demonstra hiperintensidades bifrontais simétricas em T2. Existe preocupação quanto à doença de Alexander. Caso uma biópsia do cérebro fosse realizada, o que você esperaria encontrar na patologia?

A. Corpos de Hirano
B. Fibras de Rosenthal
C. Corpos de Lewy
D. Emaranhados neurofibrilares
E. Corpos de inclusão citoplasmática eosinofílica

50.
Qual das opções a seguir não faz parte da tríade de Wernicke?

A. Ataxia
B. Oftalmoplegia
C. Confusão
D. Afasia

3 Neuroanatomia

1.
De qual segmento da artéria cerebral posterior se origina a artéria coroideia posteromedial?

A. P1
B. P2
C. P3
D. P4

2.
Durante uma lobectomia temporal anterior, sua ressecção medial termina na cisterna *ambiens*. Qual nervo craniano passa por esse espaço?

A. Trigêmeo
B. Oculomotor
C. Troclear
D. Óptico

3.
De qual segmento da artéria carótida interna se origina a artéria do canal pterigoide (vidiana)?

A. Cavernoso
B. Lácero
C. Oftálmico
D. Petroso

4.
Durante cirurgia em um meningioma de convexidade anterior, você tenta obter margens negativas ao redor do tumor. De qual estrutura você precisa desconectar a foice para garantir uma margem inferior limpa?

A. *Crista galli*
B. Clinoide anterior
C. Teto orbital
D. Crista do esfenoide

5.
Por qual artéria é irrigada a área 17 de Brodmann?

A. Artéria cerebelar superior
B. Artéria calosomarginal
C. Artéria calcarina
D. Artéria esplênica

6.
Qual região cortical corresponde à área 44 de Brodmann?

A. Giro pré-central
B. Giro frontal inferior
C. Giro reto
D. Giro frontal médio

7.
Por quais estruturas é composto o núcleo lentiforme?

A. Caudado e putâmen
B. Putâmen e globo pálido
C. Caudado e globo pálido
D. Córtex motor primário e putâmen

8.
Quais são as duas estruturas que são separadas pelo claustro?

A. Putâmen e cápsula externa
B. Cápsula extrema e córtex insular
C. Globo pálido e cápsula interna
D. Cápsula externa e cápsula extrema

9.
Durante avaliação de um paciente após um acidente vascular cerebral, seu exame identifica um quadro de afasia condutora pura. Qual estrutura foi danificada?

A. Fascículo arqueado
B. Área de Broca
C. Área de Wernicke
D. Córtex motor primário

10.
Durante a clipagem de um aneurisma da artéria comunicante posterior, o grampo foi acidentalmente colocado através de uma artéria na região. Qual déficit pós-operatório não seria esperado após a ligação dessa artéria?

A. Hemiparesia contralateral
B. Perda hemissensorial contralateral
C. Hemianopia contralateral
D. Cegueira monocular ipsilateral

11.
Durante exposição de um aneurisma de artéria comunicante anterior, você decide drenar o LCR diretamente do terceiro ventrículo. Para tanto, você perfura uma estrutura logo posterior ao quiasma óptico. Em qual dia do desenvolvimento embriológico essa estrutura é formada?

A. Dia 22
B. Dia 24
C. Dia 26
D. Dia 28

12.
Qual das opções a seguir é a associação correta de um núcleo talâmico e suas projeções corticais correspondentes?

A. Giro pulvinar-cingulado
B. Núcleo anterior-córtex frontal orbital e campos oculares frontais
C. Núcleo mediodorsal-córtices visuais primário e secundário
D. Núcleo ventral posterolateral-córtex somatossensorial

13.
Qual região do hipocampo é mais resistente à hipóxia?

A. CA1
B. CA2
C. CA3
D. CA4

14.
Através de qual forame a principal artéria nutriente das paquimeninges penetra no crânio?

A. Forame espinhoso
B. Forame lácero
C. Forame oval
D. Forame redondo

15.
No teto do terceiro ventrículo, onde estão os fórnices em relação às veias cerebrais internas?

A. Mediais
B. Superiores
C. Laterais
D. Inferiores

16.
Através de qual estrutura o hipotálamo recebe projeções do hipocampo?

A. Feixe medial do prosencéfalo
B. Fórnix
C. Estria terminal
D. Fascículo longitudinal inferior

17.
Qual é a maior entrada para a amígdala?

A. *Locus ceruleous*
B. Tegmento ventral
C. Núcleo basal de Meynert
D. Córtex insular

18.
De qual região surge a entrada principal para as áreas 41 e 42 de Brodmann?

A. Corpo geniculado medial
B. Corpo geniculado lateral
C. Colículo inferior
D. Colículo superior

19.
Você está acompanhando uma paciente com epilepsia. A semiologia da convulsão da paciente consiste em alucinações olfatórias seguidas por parada de comportamento, estalar dos lábios e tremor na extremidade superior esquerda. Você oferece a ressecção cirúrgica para tentativa de cura. Qual déficit é possível neste caso se a ressecção for executada muito distante em sentido posterior?

A. Hemiplegia direita
B. Hemiplegia esquerda
C. Quadrantanopsia superior esquerda
D. Quadrantanopsia inferior esquerda

20.
Um paciente de 60 anos tem bradicinesia, rigidez e equilíbrio prejudicado. Você está executando a colocação de um eletrodo para estimulação cerebral profunda (DBS) nos núcleos-alvo mais comuns e que melhora a rigidez desse transtorno. Durante a estimulação do teste do eletrodo, o paciente manifesta desvio ocular ipsilateral. Em qual direção você deverá mover o eletrodo?

A. Lateral
B. Medial
C. Superior
D. Inferior

21.
Você está executando uma DBS no núcleo subtalâmico (STN) para um paciente com parkinsonismo avançado. Durante a estimulação do teste, o paciente manifesta puxão facial contralateral e contração do braço contralateral. Em qual direção você deverá mover o eletrodo?

A. Anteromedial
B. Posteromedial
C. Anterolateral
D. Posterolateral

22.
Você está executando a colocação de um eletrodo para DBS para distonia. Enquanto visando os núcleos mais comuns para esse transtorno, o paciente mostra contrações musculares contralaterais; em qual direção você deverá mover o eletrodo?

A. Lateral
B. Medial
C. Anterior
D. Posterior

23.
Durante a colocação de uma derivação para DBS para distonia, sua paciente manifesta fosfenos em seu campo visual durante a estimulação do teste; em qual direção você deverá mover o eletrodo?

A. Inferior
B. Superior
C. Medial
D. Lateral

24.
Você está colocando eletrodos para DBS em um paciente de 45 anos que foi diagnosticado com tremor essencial. Durante a procura dos núcleos mais comuns para esse transtorno, o paciente manifesta contrações musculares durante a estimulação do teste. Em qual direção você deverá mover o eletrodo?

A. Inferior
B. Superior
C. Medial
D. Lateral

25.
Durante a colocação de eletrodos para DBS para tremor essencial no núcleo ventral intermédio (VIM) do tálamo, o paciente manifesta parestesias persistentes durante a estimulação do teste. Em qual direção você deverá mover o eletrodo?

A. Anterior
B. Posterior
C. Medial
D. Lateral

26.
Você está expondo um aneurisma terminal da artéria carótida interna (ACI) do lado direito para grampeamento cirúrgico. Você decide dissecar ao longo da ACM (artéria cerebral média) (segmento M1) para atingir a ACI terminal e o aneurisma. Qual área do segmento M1 da ACM é considerada segura?

A. Posterossuperior
B. Posteroinferior
C. Anterossuperior
D. Anteroinferior

27.
Esta estrutura liga as regiões corticais temporal e orbital. Medialmente, ela é limitada pela substância perfurada anterior. Lateralmente ela é limitada pelo córtex insular.

A. Feixe do prosencéfalo medial
B. Límen da ínsula
C. Fascículo longitudinal inferior
D. Faixa diagonal de Broca

28.
Você está conduzindo uma abordagem inter-hemisférica anterior ao terceiro ventrículo para um teratoma presumido. Para expor o corpo caloso para a divisão, você precisa retrair o córtex. Qual é o giro localizado imediatamente superior ao corpo caloso?

A. Giro cingulado
B. Lóbulo paracentral
C. Giro supramarginal
D. Giro pré-central

29.
Qual veia não drena diretamente para a veia cerebral magna de Galeno?

A. Veia cerebelar pré-central
B. Veia basal de Rosenthal
C. Veia cerebral interna
D. Veia talamoestriada

30.
Você está realizando uma terceiroventriculostomia endoscópica (TVE) para estenose congênita do aqueduto em um paciente pediátrico. Você examina o assoalho do terceiro ventrículo e identifica os corpos mamilares. Qual direção em relação a esses corpos mamilares é uma zona segura para a punção?

A. Anterior
B. Lateral
C. Posterior
D. Medial

31.
No assoalho anterior do terceiro ventrículo, qual estrutura está localizada logo superior ao recesso supraóptico?

A. Comissura anterior
B. Lâmina terminal
C. Quiasma óptico
D. Corpos mamilares

32.
Descendo lateralmente pelo crânio posterior, qual sutura marca a borda entre os ossos occipital e parietal?

A. Escamosa
B. Coronal
C. Lambdoide
D. Esfenoescamosa

33.
Quais suturas se conectam para formar o bregma?

A. Sagital-lambdoide
B. Parietomastoide-occipitomastoide
C. Escamosa-parietomastoide
D. Coronal-sagital

34.
Qual estrutura não faz parte dos núcleos cerebelares profundos?

A. Globosa
B. Fastigial
C. Emboliforme
D. Vestibular

35.
Qual estrutura forma a borda superolateral do quarto ventrículo?

A. *Brachium conjunctivum*
B. Corpo restiforme
C. *Brachium pontis*
D. Verme

36.
Qual estrutura forma a borda inferolateral do quarto ventrículo?

A. *Brachium conjunctivum*
B. Corpo restiforme
C. *Brachium pontis*
D. Verme

37.
Qual lobo cerebelar forma o que é considerado como sendo a divisão cerebelar funcional conhecida como vestíbulo/cerebelo?

A. Lobo anterior
B. Lobo posterior
C. Verme
D. Lobo floculonodular

38.
Qual região cerebelar forma o que se considera uma divisão cerebelar funcional conhecida como cérebro/cerebelo?

A. Lobo anterior
B. Hemisfério lateral
C. Verme
D. Lobo floculonodular

39.
Qual região cerebelar forma o que se considera uma divisão cerebelar funcional conhecida como espinocerebelo?

A. Lobo anterior
B. Hemisfério lateral
C. Verme
D. Lobo floculonodular

40.
Qual é a saída primária da formação reticular pontina paramediana (PPRF)?

A. Núcleo troclear
B. Núcleo abducente
C. Núcleo oculomotor
D. Núcleo facial

41.
Você está avaliando um paciente com visão dupla. Durante o teste dos movimentos oculares externos, o olho direito falha em aduzir quando você tenta fazer o paciente acompanhar seu dedo para a esquerda dele. Qual estrutura provavelmente está danificada?

A. Nervo abducente direito
B. Fascículo longitudinal medial
C. Nervo abducente esquerdo
D. Lemnisco medial

42.
Após ressecar um subependimoma do quarto ventrículo, você está visualizando o assoalho desse ventrículo e observa estruturas bilaterais circulares elevadas. Qual é a estrutura mais provável que você está visualizando?

A. Núcleos trocleares
B. Colículo facial
C. Estrias medulares
D. Pedúnculo cerebelar médio

43.
No assoalho do quarto ventrículo onde está localizado o trígono vagal em relação ao trígono do hipoglosso?

A. Medial
B. Lateral
C. Superior
D. Inferior

44.
Os neurônios mielinados do *nucleus gracilis* e do *nucleus cuneatus* se cruzam na medula para formar o lemnisco medial. Como são chamadas essas conexões?

A. Fascículo longitudinal medial
B. Fibras arqueadas internas
C. Pirâmides
D. Fibras de Mossy

45.
Qual é o único órgão circumventricular pareado?

A. Área prostrema
B. Órgão subfornical
C. Órgão vascular da lâmina terminal
D. Órgão subcomissural

46.
Nos pedúnculos cerebrais, onde estão localizadas as fibras do trato corticospinal descendente que controlam a função sacral?

A. Medialmente
B. Anteriormente
C. Lateralmente
D. Posteriormente

47.
Em qual nível horizontal no tronco cerebral está localizado o núcleo oculomotor?

A. Pedúnculos cerebrais
B. Colículos superiores
C. Colículos inferiores
D. Ponte

48.
Qual núcleo é o centro de controle para o reflexo pupilar de luz direto e consensual?

A. Núcleo intersticial de Cajal
B. Oculomotor
C. Pré-tectal
D. Troclear

49.
Qual é o único órgão circumventricular a ter uma barreira hematoencefálica intacta?

A. Órgão subcomissural
B. Órgão subfornical
C. Área prostrema
D. Glândula pineal

50.
Qual estrutura está localizada lateral ao núcleo vermelho no mesencéfalo?

A. Fibras do terceiro nervo (III nervo)
B. Substância cinza periaquedutal
C. Fascículo longitudinal medial
D. Lemnisco medial

51.
Qual artéria fornece a maior parte do suprimento sanguíneo aos núcleos cerebelares profundos?

A. Artéria cerebelar inferior anterior
B. Artéria cerebelar inferior posterior
C. Artéria cerebelar superior
D. Artéria cerebelar posterior

52.
No mesencéfalo, os tratos corticospinais descendentes estão arranjados de forma somatotópica. Em qual direção estão os tratos que controlam a função das extremidades superiores em comparação com os tratos que controlam as extremidades inferiores?

A. Lateral
B. Posterior
C. Medial
D. Anterior

53.
Na região do mesencéfalo, em qual posição ficam as fibras que entregam informações sensitivas da extremidade superior em relação às fibras que entregam informações da extremidade inferior?

A. Medial
B. Lateral
C. Anterior
D. Posterior

54.
Qual das estruturas a seguir passa pelo anel tendinoso da órbita (anel de Zinn)?

A. Nervo frontal
B. Nervo troclear
C. Nervo lacrimal
D. Nervo nasociliar

55.
Enquanto expondo a fossa posterior via craniotomia retrossigmoide estendida para um tumor do tronco cerebral, você decide dividir o tentório para aumentar seu acesso superior. Se você danificar acidentalmente um nervo durante essa divisão, qual déficit o paciente deverá sofrer, provavelmente?

A. Paralisia do reto lateral
B. Paralisia do reto medial
C. Paralisia oblíqua superior
D. Perda visual monocular

56.
Você está avaliando um paciente por morte cerebral e decide executar um teste calórico frio na orelha direita. Se os núcleos vestibulares estiverem intactos, quais movimentos oculares você espera observar?

A. Nistagmo à direita
B. Nistagmo à esquerda
C. Nistagmo superior
D. Oscilação ocular

57.
O arranjo da cóclea é tonotópico. Onde são processados os sons de alta frequência?

A. Base
B. Ápice
C. Escala vestibular
D. Escala timpânica

58.
Qual é o nome da estrutura que desvia os processos ciliares das células pilosas internas e externas na cóclea?

A. Membrana tectorial
B. Membrana basilar
C. Escala vestibular
D. Escala timpânica

59.
Como parte do sistema auditivo de ação lenta, quais duas estruturas são conectadas pelo corpo trapezoide?

A. Núcleo coclear ventral – colículo inferior
B. Núcleo coclear ventral – corpo geniculado medial
C. Núcleo coclear ventral – oliva superior
D. Núcleo coclear ventral – oliva inferior

60.
Você está em uma raia de 100 m rasos, em um evento de pista local. Você se assusta com o som do tiro da largada e salta. Essa resposta é mediada pela via auditiva de ação rápida. Como parte dessa via, por qual estrutura o núcleo coclear dorsal envia fibras para o colículo inferior?

A. Lemnisco medial
B. Corpo trapezoide
C. Lemnisco lateral
D. Corpo restiforme

61.
Durante avaliação de um paciente por morte cerebral, você usa uma pequena quantidade de irrigação na córnea em busca de uma piscadela. Por qual estrutura do tronco cerebral esse reflexo é mediado?

A. Núcleo espinal do trigêmeo
B. Núcleo oculomotor
C. Oliva superior
D. Núcleo abducente

62.
Quais fibras viajam ao redor do núcleo abducente?

A. Trato espinal do trigêmeo
B. Nervo facial
C. Fascículo longitudinal medial
D. Fibras internas arqueadas

63.
Qual núcleo hipotalâmico controla a saciedade?

A. Lateral
B. Ventromedial
C. Paraventricular
D. Pré-óptico

64.
Qual núcleo hipotalâmico está envolvido em equilíbrio de fluido?

A. Lateral
B. Ventromedial
C. Arqueado
D. Supraóptico

65.
Via qual estrutura, as fibras que carregam informações dos nervos cranianos VII, IX e X viajam entre o núcleo do trato solitário e o tálamo ventral posteromedial (VPM)?

A. Trato tegmental central
B. Lemnisco lateral
C. Lemnisco medial
D. Corpo trapezoide

66.
Para proteger os órgãos auditivos contra ruídos altos e súbitos, o estapédio e o tensor do tímpano se contraem para amortecer os sons. Qual núcleo controla esse reflexo?

A. Colículo inferior
B. Colículo superior
C. Núcleo olivar superior
D. Núcleo olivar inferior

67.
De qual osso craniano a placa cribriforme faz parte?

A. Osso frontal
B. Osso etmoide
C. Osso zigomático
D. Osso nasal

68.
Qual nervo não passa através da fissura orbital superior?

A. Nervo frontal
B. Nervo maxilar
C. Nervo troclear
D. Nervo abducente

69.
Através de qual estrutura o nervo vago sai da base do crânio?

A. Parte nervosa do forame jugular
B. Parte vascular do forame jugular
C. Forame lácero
D. Forame oval

70.
Você está assistindo a um jogo local de *softball* de passo lento e alguém é atingido na lateral da cabeça com uma jogada de alta velocidade. Como neurocirurgião, você se preocupa com a formação de um hematoma epidural. Por qual forame a principal artéria agressora penetra no crânio?

A. Forame oval
B. Forame redondo
C. Forame espinhoso
D. Forame lácero

71.
De qual artéria se ramificam as artérias etmoidais anterior e posterior?

A. Artéria carótida
B. Artéria maxilar interna
C. Artéria esfenopalatina
D. Artéria oftálmica

72.
Durante abordagem endoscópica a um tumor hipofisário, o turbinado médio é removido pelo cirurgião de acesso. Qual é a fonte de suprimento sanguíneo para o turbinado médio?

A. Artéria etmoide anterior
B. Artéria etmoide posterior
C. Plexo de Kesselbach
D. Artéria esfenopalatina

73.
Qual estrutura separa o canal óptico da fissura orbital superior?

A. Estrutura óptica
B. Processo clinoide anterior
C. Processo da carótida
D. Recesso óptico-carotídeo lateral

74.
Qual é o nome da estrutura localizada anterossuperior à sela túrcica, mas posterior às células aéreas do etmoide?

A. Estrutura óptica
B. Plano esfenoidal
C. Processo clinoide anterior
D. Placa pterigoide

75.
O nervo vidiano é contínuo a qual outro nervo da base do crânio?

A. Nervo petroso superficial menor
B. Nervo petroso superficial maior
C. Nervo intermediário
D. Corda do tímpano

76.
Qual forame se localiza bem lateral ao canal vidiano?

A. Canal óptico
B. Forame redondo
C. Forame oval
D. Forame espinhoso

77.
Qual nervo não corre na camada dupla da dura formando a parede lateral do seio cavernoso?

A. Nervo oculomotor
B. Nervo troclear
C. Nervo oftálmico
D. Nervo abducente

78.
Qual triângulo da base do crânio é limitado pelo aspecto inferior do nervo mandibular, pelo nervo petroso superficial maior e por uma linha desenhada entre o forame espinhoso e a eminência arqueada?

A. Triângulo de Glasscock
B. Triângulo de Kawase
C. Triângulo infratroclear
D. Triângulo trigeminal

79.
Qual triângulo da base do crânio está localizado superior ao nervo petroso superficial maior, posterior ao nervo mandibular e anterior ao seio petroso superior?

A. Triângulo de Glasscock
B. Triângulo de Kawase
C. Triângulo infratroclear
D. Triângulo trigeminal

80.
Qual triângulo da base do crânio é limitado pelo NC IV, NC VI e borda tentorial?

A. Triângulo de Glasscock
B. Triângulo de Kawase
C. Triângulo infratroclear
D. Triângulo trigeminal

81.
A barra de Bill é uma estrutura no interior do canal auditivo interno – CAI. Quais nervos ele separa?

A. Nervo facial – nervo coclear
B. Nervo vestibular superior – nervo vestibular inferior
C. Nervo facial – nervo vestibular superior
D. Nervo coclear – nervo vestibular inferior

82.
A qual vaso sanguíneo na fossa posterior os nervos abducente, facial e vestibular estão associados?

A. Artéria cerebral posterior
B. Artéria cerebelar superior
C. Artéria cerebelar inferior anterior
D. Artéria cerebelar inferior posterior

83.
Qual marca do crânio é um marcador grosseiro da localização da junção do seio transversossigmoide?

A. Bregma
B. Ínion
C. Ptérion
D. Astérion

84.
Qual é o único nervo craniano a sair no aspecto dorsal do tronco cerebral?

A. Oculomotor
B. Troclear
C. Vago
D. Hipoglosso

85.
De qual camada embriológica surgem as meninges da base do crânio?

A. Ectoderma
B. Mesoderma
C. Endoderma
D. Somitos

86.
No conduto auditivo interno (CAI), qual artéria viaja com os nervos cranianos VII e VIII?

A. Artéria cerebelar inferior posterior
B. Artéria calcarina
C. Artéria esplênica
D. Artéria labirintina

87.
Qual é o primeiro ramo intradural da artéria carótida interna?

A. Tronco meningo-hipofisário
B. Artéria oftálmica
C. Artéria hipofisária superior
D. Artéria comunicante posterior

88.
De qual nervo craniano as fibras aferentes viscerais especiais não formam sinapse no tálamo?

A. Nervo facial
B. Nervo hipoglosso
C. Nervo olfatório
D. Nervo trigeminal

89.
De quais células da retina os axônios formam o nervo óptico?

A. Células ganglionares
B. Células bipolares
C. Células horizontais
D. Células amácrinas

90.
Qual músculo não é inervado pela divisão inferior do nervo oculomotor?

A. Levantador da pálpebra
B. Oblíquo inferior
C. Reto medial
D. Reto inferior

91.
Você está avaliando uma paciente com paralisia oblíqua superior e ela inclina a cabeça para o lado esquerdo para compensar pela lesão. Se essa paralisia se deve ao dano no tronco cerebral, qual núcleo está envolvido?

A. Núcleo oculomotor esquerdo
B. Núcleo oculomotor direito
C. Núcleo troclear esquerdo
D. Núcleo troclear direito

92.
Qual nervo craniano faz a mediação entre o componente eferente do reflexo auditivo via tensor do tímpano?

A. Nervo trigêmeo
B. Nervo facial
C. Nervo vestibulococlear
D. Nervo vago

93.
Você está avaliando um paciente com paralisia do olhar lateral do olho direito. Durante seu exame, você também observa que o paciente não consegue cruzar a linha média com o olho esquerdo em uma tentativa de olhar lateral direito. Onde está a lesão?

A. Nervo oculomotor esquerdo
B. Núcleo oculomotor esquerdo
C. Nervo abducente direito
D. Núcleo abducente direito

94.
O nervo intermédio carrega fibras para todas as opções a seguir, exceto:

A. Braço eferente do reflexo de córnea
B. Eferentes parassimpáticos à glândula lacrimal
C. Eferentes parassimpáticos à glândula submandibular
D. Paladar dos dois terços anteriores da língua

95.
O nervo coclear liga qual gânglio a qual núcleo?

A. Núcleos espirais-vestibulares
B. Espiral-coclear
C. De Scarpa-coclear
D. De Scarpa-núcleos vestibulares

96.
O nervo glossofaríngeo faz a mediação da salivação da glândula parótida via qual nervo?

A. Nervo petroso superficial menor
B. Nervo petroso superficial maior
C. Nervo vidiano
D. Corda do tímpano

97.
Qual músculo não é inervado pelo ramo recorrente do nervo laríngeo?

A. Aritenoide transverso
B. Tiroepiglótico
C. Cricoaritenoide posterior
D. Cricotiróideo

98.
Em qual local a porção espinal do nervo espinal acessório passa em relação ao ligamento dentado?

A. Anterior
B. Medial
C. Posterior
D. Lateral

99.
Qual músculo extrínseco da língua não é inervado pelo nervo hipoglosso?

A. Palatoglosso
B. Estiloglosso
C. Genioglosso
D. Hioglosso

100.
Onde surge a raiz motora do nervo trigeminal em relação à raiz sensorial principal do nervo trigêmeo?

A. Caudal
B. Posterior
C. Lateral
D. Rostral

4 Neurobiologia

1.
Você está cuidando de um paciente ambulatorial com história de lesão da medula espinal e prescreveu oxibutinina para urinação frequente. De qual classe de medicamentos essa substância faz parte?

A. Muscarínica
B. Anticolinérgica
C. Colinérgica
D. Nicotínica
E. Glutamatérgica

2.
Qual íon é sequestrado pelos astrócitos do cérebro?

A. Sódio
B. Potássio
C. Cálcio
D. Cloreto
E. Magnésio

3.
Qual receptor usa um neurotransmissor de excitação do cérebro como um ligante?

A. Ácido gama-aminobutírico (GABA)
B. Rianodina
C. N-metil D-Aspartato (NMDA)
D. Muscarínico
E. Nicotínico

4.
Qual dos núcleos hipotalâmicos a seguir está associado à secreção de hormônio antidiurético (ADH)?

A. Periventricular
B. Lateral
C. Ventromedial
D. Eminência mediana
E. Supraóptico

5.
Qual dos núcleos hipotalâmicos a seguir está associado à secreção de ADH e tem conexões difusas na medula espinal e no tronco cerebral?

A. Periventricular
B. Paraventricular
C. Supraóptico
D. Posterior
E. Supraquiasmático

6.
De acordo com a lei de Wolf, o que é diminuído com o uso de parafusos de ângulos variáveis em uma placa durante discectomia cervical anterior e cirurgia de fusão?

A. Subsidência do enxerto
B. Retirada de parafusos
C. Desenvolvimento de cifose
D. Proteção contra estresse
E. Disfagia

7.
A rodopsina ativada está envolvida em fototransdução. Que efeito à jusante essa proteína apresenta?

A. Desativação de monofosfato de guanosina cíclico (cGMP), hiperpolarização
B. Ativação de cGMP, despolarização
C. Ativação do canal de potássio, despolarização
D. Ativação do canal de potássio, hiperpolarização
E. Ativação do canal de sódio, despolarização

8.
Qual camada cortical se projeta primariamente de volta para o tálamo?

A. Camada II
B. Camada III
C. Camada IV
D. Camada V
E. Camada VI

9.
Em qual camada são localizadas as células de Betz do córtex cerebral?

A. Piramidal externa
B. Granular externa
C. Multiforme
D. Piramidal interna
E. Granular interna

10.
Em seu final de semana de folga você gostaria de construir um supercapacitor em sua garagem e precisa de um catalisador de transferência de fase para fazer esse sistema funcionar. Você escolhe o TEA, tetraetilamônio, como esse agente. Durante o processo ocorre um derramamento no chão e você inala grandes quantidades de vapores e, então, começa a ter dificuldade para respirar e vai ficando lentamente paralisado devido à inibição competitiva de receptores da acetilcolina. Esse composto também afeta os receptores dependentes de voltagem no tecido nervoso associados a qual íon?

A. Sódio
B. Potássio
C. Magnésio
D. Cloreto

11.
A mielinização dos nervos periféricos leva a qual situação?

A. Resistência aumentada da transmembrana, capacitância reduzida
B. Resistência aumentada da transmembrana, capacitância aumentada
C. Resistência reduzida da transmembrana, capacitância aumentada
D. Resistência reduzida da transmembrana, capacitância reduzida

12.
No genótipo de qual tipo de tumor listado a seguir uma mutação do gene *PTEN* tem mais probabilidade de ser observada?

A. Astrocitoma pilocítico
B. Glioma grau II da OMS
C. Glioblastoma (GBM) primário
D. GBM secundário
E. Neurocitoma central

13.
Em qual região as fibras de musgo cerebelares fazem sinapse?

A. Camada granular
B. Camada molecular
C. Camada de Purkinje
D. Camada multiforme
E. Camada piramidal

14.
Quais são as duas regiões do hipocampo conectadas pela via colateral de Schaffer?

A. Giro dentado – CA1
B. CA1-CA3
C. CA3-subículo
D. CA1-subículo
E. Giro dentado-subículo

15.
Quais são as duas estruturas intrínsecas do hipocampo conectadas pela via perfurante do hipocampo?

A. Giro dentado-CA1
B. CA1-CA3
C. Córtex entorrinal-giro dentado
D. CA3-fórnix
E. Giro dentado-CA1

16.
Qual tipo de receptor é estimulado por neurônios que se originam da parte compacta da substância negra?

A. Glutamato
B. GABA
C. Dopamina
D. Acetilcolina
E. NMDA

17.
Qual neurotransmissor é usado pelas projeções corticais para o estriado?

A. Glutamato
B. GABA
C. Dopamina
D. Acetilcolina
E. Glicina

18.
Quantas camadas corticais estão presentes no hipocampo?

A. 2
B. 3
C. 4
D. 5
E. 6

19.
Você é solicitado a avaliar uma paciente com fenômeno endocrinológico interessante. A temperatura corporal da paciente varia de acordo com a temperatura do meio ambiente ao redor dela. Muito provavelmente, qual núcleo hipotalâmico está destruído bilateralmente?

A. Núcleo anterior
B. Núcleo posterior
C. Núcleo ventromedial
D. Núcleo supraóptico
E. Núcleo supraquiasmático

20.
Em qual condição clínica resulta a destruição do núcleo ventromedial do tálamo?

A. Hipertermia
B. Anorexia
C. Hiperfagia
D. Diabetes insípido
E. Doença de Addison

21.
Qual dos núcleos hipotalâmicos a seguir está envolvido nas funções parassimpáticas?

A. Núcleo anterior
B. Núcleo posterior
C. Núcleos laterais
D. Núcleo ventromedial
E. Núcleo supraóptico

22.
Você é solicitado pelo corpo de enfermagem a avaliar um paciente pós-operatório severamente agitado e delirante. Ele se mostra oscilante na enfermagem e muito confuso. Você decide administrar uma dose de um medicamento na classe de butirofenona para tratar a agitação. Em qual subtipo de receptores localizados no lobo frontal, hipocampo e sistema límbico esse medicamento atua?

A. GABA
B. Glutamato
C. Serotonina
D. D1
E. D2

23.
Você está tratando um paciente com midríase unilateral séria e suspeita de ruptura do nervo eferente de primeira ordem nessa via. Quais são as duas estruturas que estão conectadas pelo neurônio de primeira ordem nessa via?

A. Núcleo pré-tectal – gânglio ciliar
B. Cadeia simpática – gânglio ciliar
C. Hipotálamo – cadeia simpática
D. Hipotálamo – coluna de células intermediolaterais
E. Gânglio ciliar – fibras radiais

24.
Você está avaliando um paciente no pronto-socorro com estado mental alterado, acidose láctica e convulsões. Você suspeita de toxicidade por cianeto. Qual efeito o cianeto exerce sobre o corpo?

A. Bloqueia o canal de potássio dependente de voltagem
B. Bloqueia a subunidade alfa do receptor de acetilcolina
C. Desliga a fosforilação oxidativa
D. Cliva a sinaptobrevina
E. Inibe a liberação de glicina na medula espinal

25.
Quais são órgãos-alvo não inervados pelo núcleo motor dorsal do nervo vago?

A. Músculos da laringe e da faringe
B. Vísceras torácicas e abdominais
C. Mucosa faríngea
D. Arco aórtico
E. Orelha externa

26.
Para qual classe de receptores o monofosfato de adenosina cíclico é o sistema de segundo mensageiro?

A. Tirosina-quinase
B. Proteína G
C. NMDA
D. Ionotrópico

27.
Você está trabalhando em uma clínica de neurocirurgia em um país emergente e ouve outra médica discutindo com a paciente que ingeriu água contaminada e que agora apresenta diarreia grave. O organismo foi identificado como sendo da espécie *vibrio*. Você tenta se lembrar de seus dias de ciência básica. Qual proteína receptora foi ativada pela toxina produzida por esse micróbio?

A. G_i
B. G_s
C. cAMP
D. IP_3

28.
O lítio inibe seletivamente as fosfatases que degradam qual segundo mensageiro?

A. DAG
B. Fosfolipase C
C. Proteino-quinase C
D. IP_3

29.
O óxido nítrico (NO) é liberado após a estimulação de qual sistema receptor?

A. Tirosina-quinase
B. Proteína G
C. NMDA
D. Ionotrópico

30.
Qual ligando pode aderir ao mecanismo receptor da tirosina-quinase?

A. Fator de crescimento epidérmico
B. Glutamato
C. Benzodiazepina
D. Substância P

31.
Em um sistema receptor ativado por acetilcolina, qual subunidade específica adere à acetilcolina?

A. Alfa
B. Beta
C. Gama
D. Delta
E. Lambda

32.
Você está pedalando no Parque Nacional Bryce Canyon em seu dia de folga e, enquanto aprecia a linda paisagem, sente uma dor aguda no tornozelo. Você foi mordido por uma cobra de aparência estranha que contém veneno com bungarotoxina alfa. Você se lembra de ter estudado essa toxina na faculdade de medicina enquanto vai perdendo a consciência. Qual efeito celular à jusante é inibido pela bungarotoxina alfa?

A. Fosforilação de resíduos de serina e de treonina
B. Influxo de sódio no citosol
C. Síntese de óxido nítrico (NO)
D. Liberação de ácido araquidônico da membrana plasmática

33.
Qual desses agentes é um bloqueador neuromuscular despolarizante?

A. Vecurônio
B. D-tubocurarina
C. Succinilcolina
D. Galamina

34.
Em qual sítio do sistema nervoso central (SNC) estão localizados os receptores muscarínicos acoplados de proteína G?

A. Núcleo dorsal de Clarke
B. Núcleo de Onuf
C. Células de Renshaw da medula espinal
D. Núcleo geniculado lateral

35.
Você é chamado ao pronto-socorro para avaliar um paciente de 34 anos com início recente de confusão, febre alta e espasticidade intensa. Ao examinar as radiografias descobre que ele tem uma bomba intratecal. Você acredita que a não são está funcionando adequadamente e que ele está evitando os medicamentos. A qual receptor esse medicamento adere?

A. Muscarínico
B. NMDA
C. $GABA_A$
D. $GABA_B$

36.
Qual proteína estimula a transcrição do gene receptor de ACh na fibra muscular levando, por fim, a aumento da concentração desses receptores na junção neuromuscular (NMJ)?

A. Rapsina
B. Agrina
C. Neuregulina
D. Tirosina-quinase específica para o músculo

37.
Qual estrutura celular faz a mediação do aumento da concentração de cálcio na célula muscular?

A. Retículo sarcoplasmático
B. Retículo endoplasmático
C. Mitocôndria
D. Complexo de Golgi

38.
Qual estrutura conecta os sarcômeros uns aos outros?

A. Faixa A
B. Zona H
C. Disco Z
D. Linha M

39.
Qual área do sarcômero encurta durante a contração muscular?

A. Faixa A
B. Zona H
C. Disco Z
D. Linha M

40.
Com qual estrutura Ca^{2+} adere para desinibir sítios de adesão de actina, permitindo, por fim, que pontes cruzadas de actina-miosina sejam feitas para que ocorra a contração muscular?

A. Tropomiosina
B. Troponina I
C. Troponina C
D. Troponina T

41.
Você está avaliando um paciente de 40 anos que informa diminuição da visão periférica bilateral. Os campos visuais demonstram hemianopia bitemporal. Você solicita uma RM (demonstrada a seguir), obtém os resultados de sangue e descobre os seguintes níveis hormonais:

Cortisol 8 AM = 12 µg/100 mL
Prolactina = 117 ng/mL
IGF-1 = 187 ng/mL
Qual é o diagnóstico mais provável?

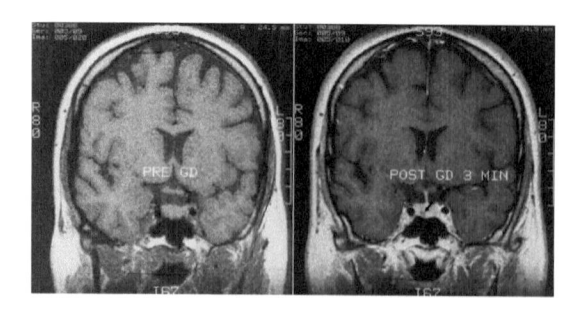

A. Prolactinoma
B. Adenoma hipofisário não funcionante
C. Adenoma produtor de hormônio adrenocorticotrófico (ACTH)
D. Adenoma produtor de GH

42.
Você executou a ressecção de um craniofaringioma suprasselar difícil. Naquela noite a enfermeira chama, pois o paciente apresentou débito urinário muito alto durante várias horas em um turno. Você solicita um teste de gravidade específica de urina e o resultado volta para 1.003. De qual estrutura o hormônio esgotado que causa sua preocupação é liberado?

A. Glândula pineal
B. Órgão vascular da lâmina terminal
C. Adeno-hipófise
D. Neuro-hipófise

43.
Você avaliou, em seu consultório, uma paciente que apresentou massa hipofisária. Ela está programada para se submeter a uma ressecção transfenoidal. Se os testes de função hipofisários são os listados a seguir, qual medicamento você deveria administrar no período pós-operatório para evitar complicações?

Cortisol 8 AM = 19 µg/100 mL
Prolactina = 16 ng/mL
IGF-1 = 134 ng/mL

A. Bromocriptina
B. Octreotídeo
C. DDAVP
D. Hidrocortisona

44.
Você ressecou um tumor hipofisário de um paciente com os testes de função hipofisária a seguir antes da operação. Qual teste de laboratório você deverá solicitar no dia seguinte ao da operação para determinar o sucesso do procedimento?

Cortisol 8 AM = 9 µg/100 mL
Prolactina = 22 ng/mL
IGF-1 = 500 ng/mL

A. Cortisol 8 AM
B. Sódio
C. Hormônio do crescimento
D. IFG-1

45.
Qual dos resultados a seguir diferencia um paciente portador da doença de Cushing *versus* uma secreção ectópica de ACTH?

A. ACTH aleatório = 3,4 ng/L
B. Redução de 50% nos níveis de cortisol após teste de supressão de alta dose de dexametasona (DMZ)
C. Amostragem negativa do seio petroso inferior
D. Teste negativo de metirapona

46.
Qual proteína é utilizada durante o transporte axonal retrógrado?

A. Dinamina
B. Dineína
C. Actina/miosina
D. Cinesina

47.
Qual proteína é usada durante o transporte axonal anterógrado rápido?

A. Dinamina
B. Dineína
C. Actina/miosina
D. Cinesina

48.
Qual substância listada a seguir inibe o transporte axonal anterógrado rápido?

A. Temozolomida
B. Carmustina
C. Vinblastina
D. Ciclofosfamida

49.
Qual é o único transmissor sintetizado na vesícula sináptica?

A. Acetilcolina
B. Norepinefrina
C. Dopamina
D. Glutamato

50.
Qual é a etapa de limitação de índice para a síntese da norepinefrina?

A. Dopamina hidroxilase
B. Aminoácido aromático descarboxilase
C. Tirosina hidroxilase
D. Colina acetiltransferase

5 Neuropatologia

1.
Você está avaliando uma paciente de 65 anos com início de cefaleia de baixo grau e dificuldades ocasionais de busca de palavras. A investigação por imagens demonstra massa do lado esquerdo, com realce anelar. Você completa uma ressecção total bruta e a patologia final é demonstrada a seguir. Qual amplificação de gene é observada com frequência nesse tipo de tumor?

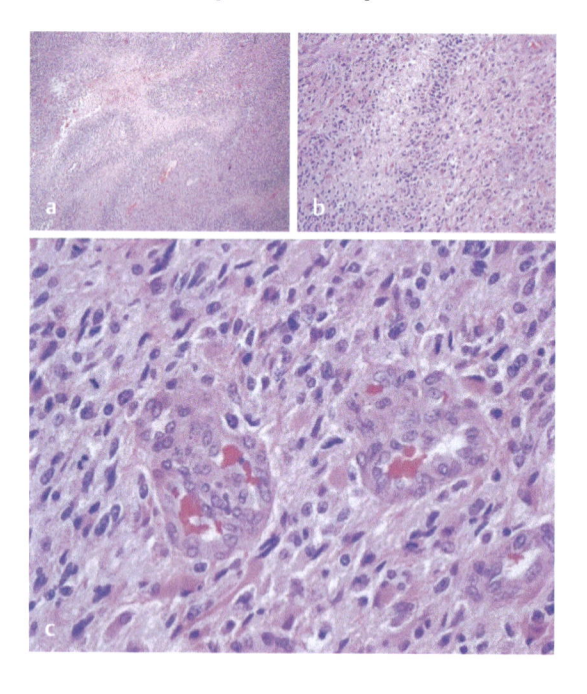

A. Regulação positiva do Fator de Crescimento Endotelial Vascular (VEGF)
B. Amplificação do Receptor do Fator de Crescimento Epidérmico (EGFR)
C. Codeleção de 10p/19Q
D. Deleção do Ouriço Sônico *(Sonic Hedgehog – SHH)*

2.
Um paciente de 30 anos sofre sua primeira convulsão após uma noitada de *drinks* com amigos. No pronto-socorro é obtida uma TC do crânio sugestiva de hipodensidade temporal anterior direita. A RM subsequente confirma a presença de massa hiperintensa ponderada em T2, sem realce. A ressecção cirúrgica é realizada e a patologia final é mostrada a seguir. Qual é a anormalidade cromossômica mais comum nesse tipo de tumor?

Usar a imagem a seguir para responder às perguntas 2 e 3:

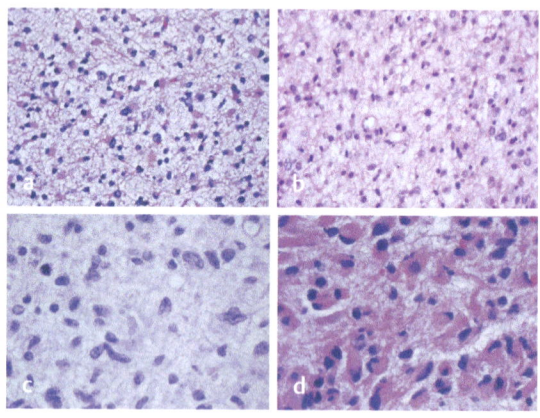

A. Perda de 1P/19Q
B. Amplificação de EGFR
C. Perda do cromossomo sexual
D. Perda do cromossomo 22

3.
Você resseca o tumor de um paciente de 53 anos. O *slide* final da patologia está mostrado na Pergunta 2. O que, provavelmente, pode ser demonstrado em uma coloração complementar do tecido patológico?

A. Isocitrato-desidrogenase (IDH) do tipo selvagem
B. IDH mutante
C. Perda do cromossomo 22
D. Perda do cromossomo 10

5 Neuropatologia

4.
Você examina um paciente com a RM a seguir. Quais achados histológicos você esperaria se o diagnóstico fosse o de uma neoplasia glial?

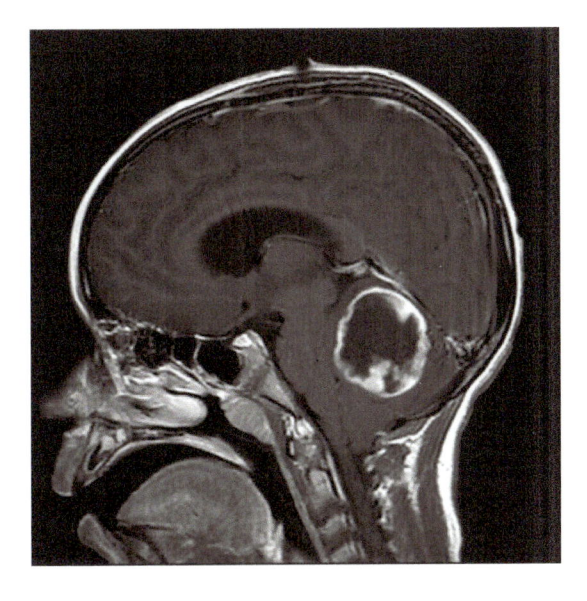

A. Fibras de Rosenthal proeminentes
B. Calcificação focal
C. Coloração de reticulina proeminente
D. "Aparência de ovo frito"

5.
Com quais sintomas uma paciente de 21 anos com o tumor demonstrado neste *slide* muito provavelmente se apresentará?

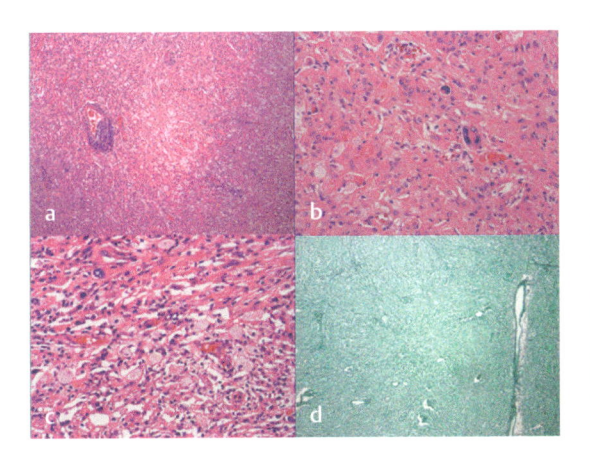

A. Déficit neurológico focal
B. Cefaleia
C. Convulsões
D. Náusea

6.
Quais outras anormalidades podem, provavelmente, ser encontradas em um paciente de 30 anos com o tumor demonstrado neste *slide*?

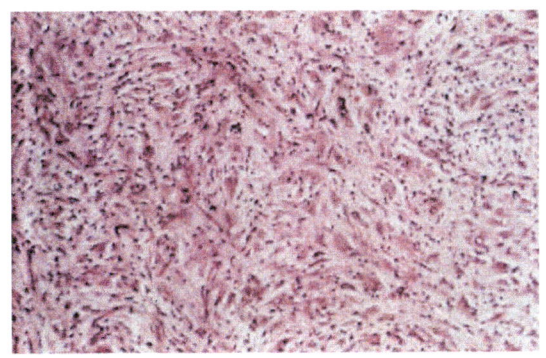

A. Malformações corticais
B. Glioma óptico
C. Retinoblastoma
D. Hipotelorismo

7.
Qual anormalidade genética é exibida com frequência pelo tumor observado neste *slide* de patologia?

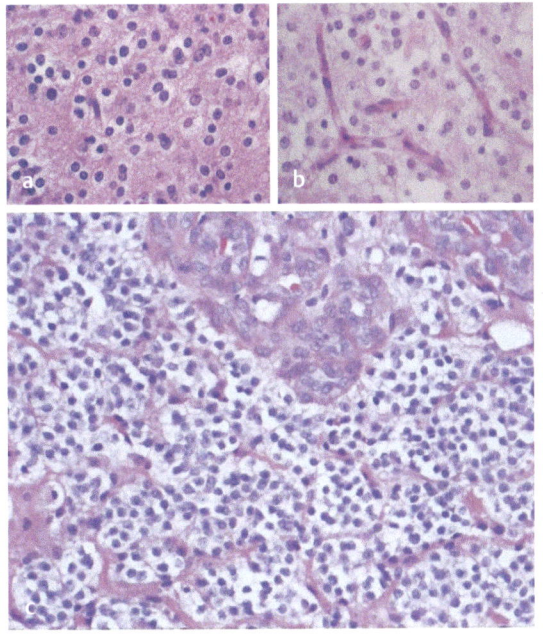

A. Perda do cromossomo 17
B. Perda do cromossomo 21
C. Isocromossomo 17q
D. Codeleção de 1p/19q

51

I Questões

8.
Você resseca um tumor, em um paciente de 40 anos, que estava provocando um quadro de hidrocefalia triventricular. A patologia final é demonstrada a seguir. Qual é a característica clássica para esses tumores?

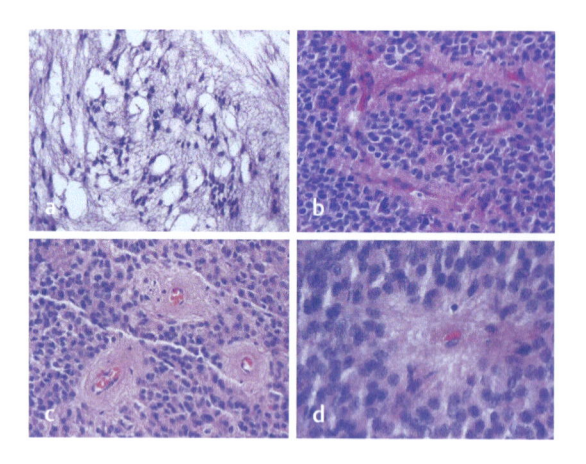

A. Positividade de S-100
B. Positividade do antígeno de membrana epitelial (EMA)
C. Positividade para sinaptofisina
D. Codeleção de 1p/19q

9.
Você resseca um tumor em um paciente de 60 anos que estava provocando um quadro de hidrocefalia triventricular. A patologia final é demonstrada a seguir. Qual é a característica clássica para esses tumores?

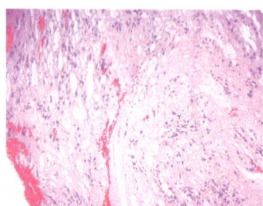

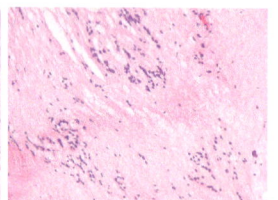

A. Realce homogêneo com gadolínio na RM
B. Cavidade cística com nódulo mural em realce na RM
C. Calcificação multicêntrica na varredura por TC
D. Falta de realce com gadolínio na RM

10.
Você resseca um tumor em uma menina de 5 anos com convulsões persistentes e anormalidade do lobo temporal na RM. A patologia final é exibida a seguir. Que tipo de tumor você ressecou?

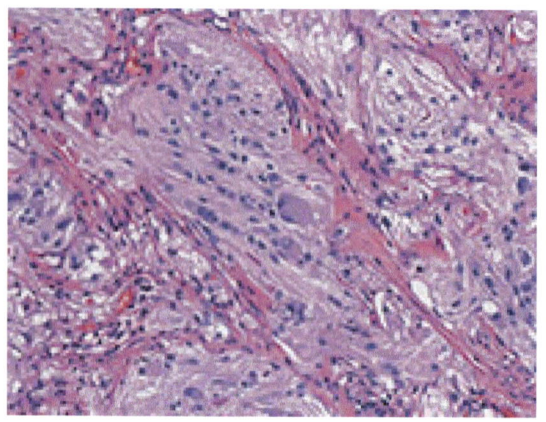

A. Xantoastrocitoma pleomórfico
B. Glioma de baixo grau
C. Astrocitoma pilocítico juvenil
D. Ganglioglioma

11.
Você resseca um tumor em uma paciente de 30 anos. A patologia final é exibida a seguir. Em qual sítio esse tipo de tumor é observado com frequência?

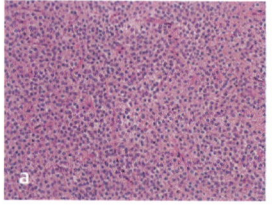

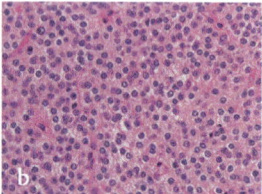

A. Anexo ao septo pelúcido
B. Quarto ventrículo
C. Ventrículo lateral
D. Lobo temporal

12.
Você faz a biópsia de uma lesão multifocal no cérebro de uma mulher de 60 anos. O *slide* de patologia final é mostrado a seguir. Qual é o método primário de tratamento inicial para este neoplasma?

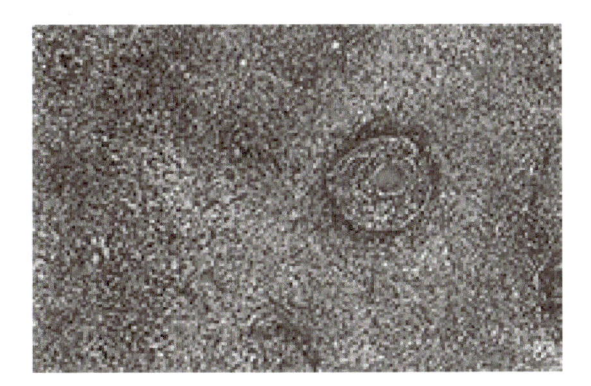

A. Temozolamida/radioterapia com feixe externo
B. Esteroides
C. Quimioterapia com procarbazina, lomustina e vincristina (PVC)
D. Radiocirurgia estereotática

13.
De quais células se origina o tumor exibido no *slide* a seguir?

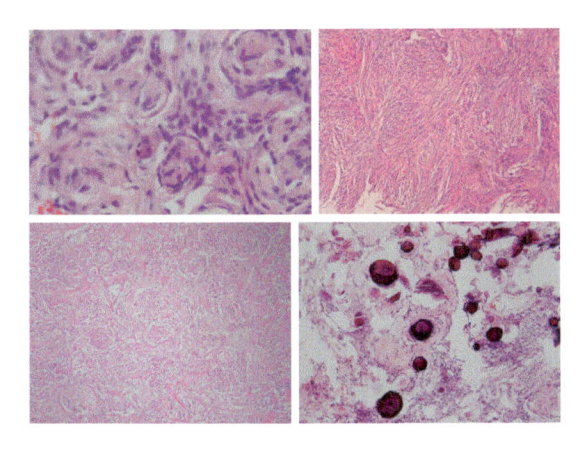

A. Astrócitos
B. Células ependimárias
C. Células de Schwann
D. Células da capa aracnoide

14.
Que tipo de meningioma é exibido a seguir?

Usar a imagem a seguir para responder às Perguntas 14 e 15:

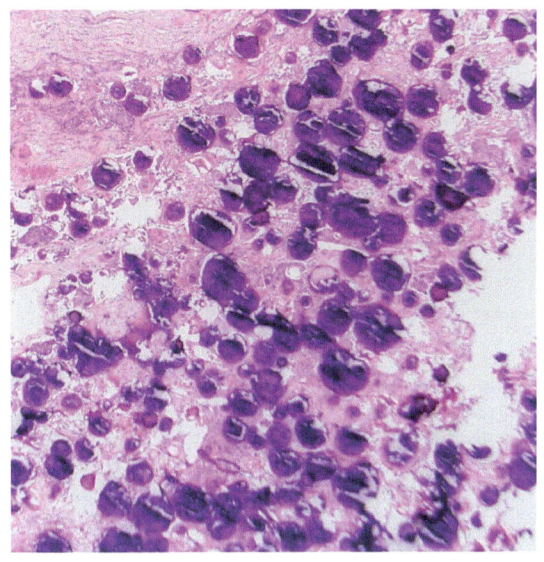

A. Fibroso
B. Psamomatoso
C. Transicional
D. Angiomatoso

15.
Qual é a malformação genética mais comum no tipo de tumor exibido na imagem da Pergunta 14?

A. Codeleção de 1p/19q
B. Perda do cromossomo 22
C. Amplificação de EGFR
D. Mutação P53

16.
Qual tipo de meningioma é considerado uma lesão de grau III da OMS?

A. Angiomatoso
B. Psamomatoso
C. Rabdoide
D. Cordoide

17.
Qual positividade característica os meningiomas tendem a demonstrar?

A. Vimentina
B. Proteína ácida fibrilar glial (GFAP)
C. Sinaptofisina
D. Neurofilamento

18.
De qual região é mais provável surgir um tumor com a histologia demonstrada a seguir?

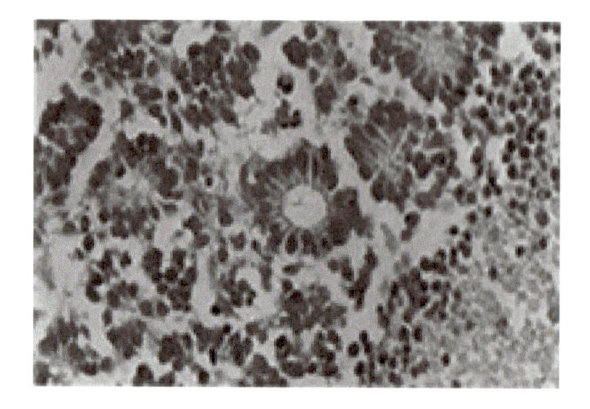

A. Selar/suprasselar
B. Cerebelo
C. Convexidade
D. Pineal

19.
Você está avaliando um paciente de 52 anos com mãos grandes, fácies rude, sudorese excessiva e dor muscular. Por fim, o tumor é ressecado e a patologia é mostrada a seguir. Em qual gene 40% desses tumores exibem mutações?

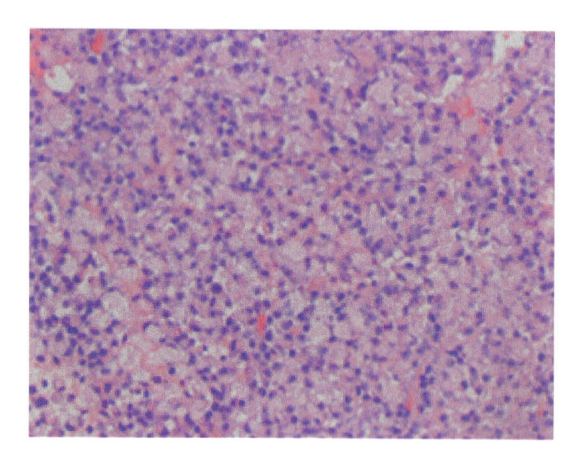

A. *n-Myc*
B. *gsp*
C. *P53*
D. *SHH*

20.
Você está avaliando um paciente cuja investigação por imagens mostrou presença de grande massa hipofisária. A testagem da função hipofisária se mostra normal, mas você está preocupado, dado o tamanho do déficit hipofisário que irá se desenvolver. Qual é a primeira deficiência de peptídeo que você deve esperar observar?

A. GH
B. FSH/LH
C. TSH
D. ACTH

21.
Você resseca uma massa que parece estar se originando na região suprasselar. A patologia final é demonstrada a seguir. Qual é o diagnóstico?

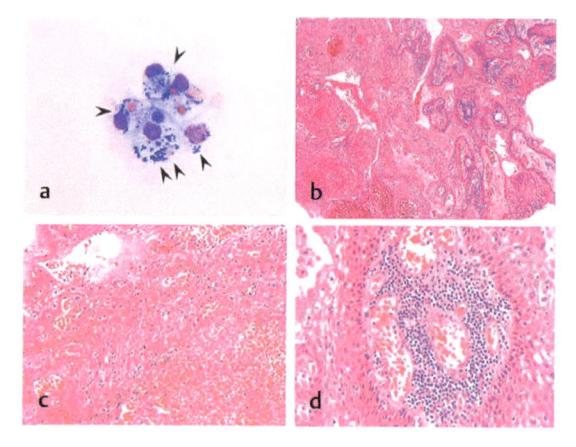

A. Cisto de fenda de Rathke
B. Germinoma
C. Craniofaringioma papilar
D. Astrocitoma pilocítico

5 Neuropatologia

22.
Esta massa é ressecada sobre a convexidade e a patologia final está demonstrada a seguir. Quais marcadores distinguem essa massa de um meningioma?

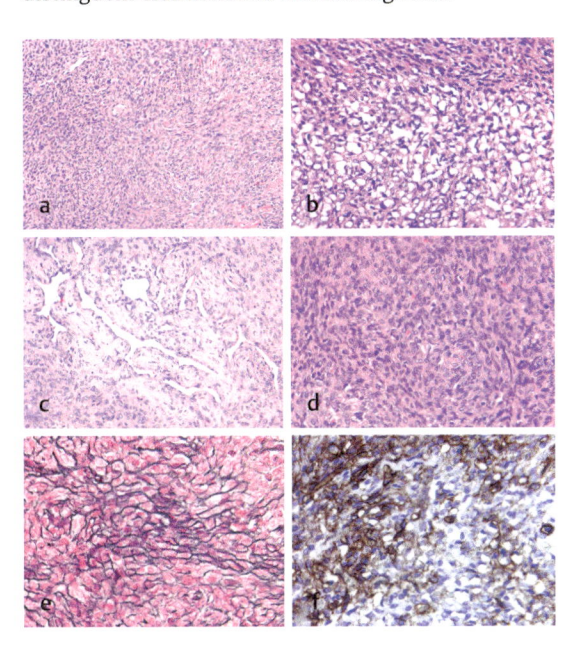

A. EMA positivo
B. EMA negativo
C. Vimentina positiva
D. Vimentina negativa

23.
Uma paciente de 42 anos tem cefaleias crônicas e submete-se a uma cirurgia para ressecar uma lesão de massa. A patologia final é demonstrada a seguir. Qual é o diagnóstico?

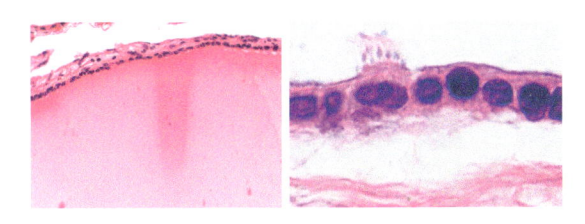

A. Cisto coloide
B. Teratoma maduro
C. Astrocitoma pilocítico
D. Cisto dermoide

24.
De qual estrutura se origina a massa demonstrada no *slide* de patologia a seguir?

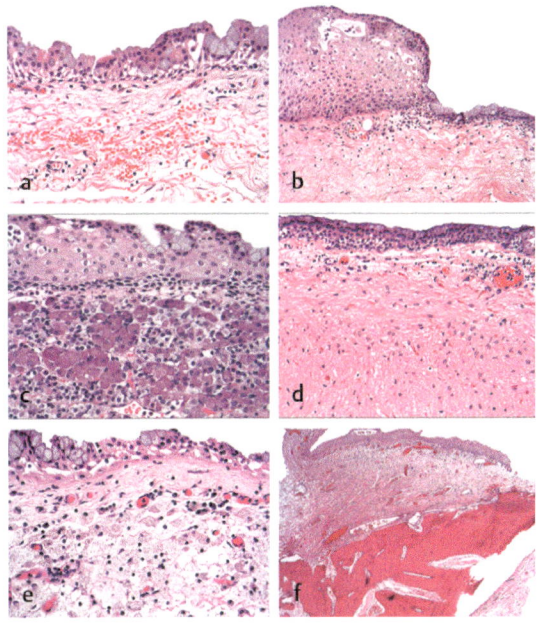

A. Adeno-hipófise
B. Parte intermediária
C. Tubérculo da sela
D. Pedúnculo pituitário

25.
Um paciente de 22 anos tem este tumor removido após se apresentar com cefaleia e náusea. De onde é mais provável que esse tumor tenha vindo?

Use a imagem a seguir para responder as Perguntas 25 e 26:

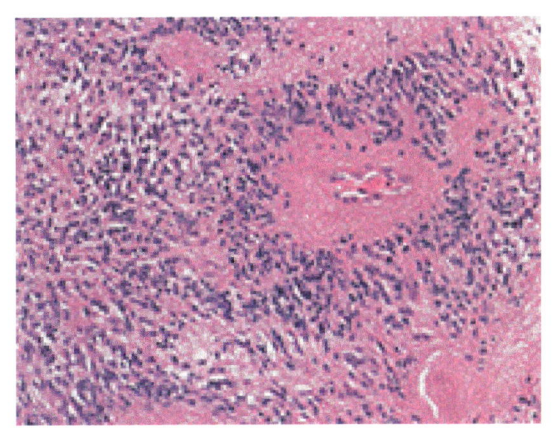

A. Véu medular superior
B. Assoalho do 4º ventrículo
C. Plexo coroide
D. Raiz do nervo C1

I Questões

26.
Você espera que a lesão apresentada na Pergunta 25 tenha coloração positiva para todos os marcadores a seguir, exceto:

A. GFAP
B. Vimentina
C. EMA
D. PTAH

27.
Você está avaliando um paciente com cefaleia e recebeu uma RM. Essa investigação demonstrou uma lesão pequena no 4º ventrículo que não realça. O paciente está inflexível sobre a remoção da massa. Na cirurgia você faz a ressecção e envia a amostra para a patologia, que é demonstrada a seguir. Qual é o diagnóstico?

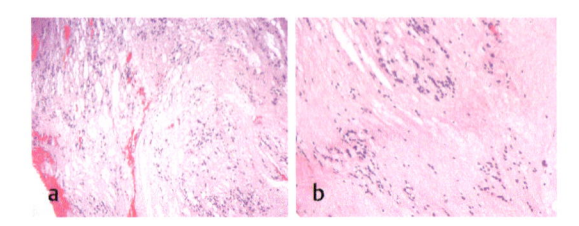

A. Subependimoma
B. Ependimoma
C. Cisto coloide
D. Schwannoma

28.
Se o tumor do tipo a seguir foi confirmado como secretor de aminos bioativos, qual é o diagnóstico?

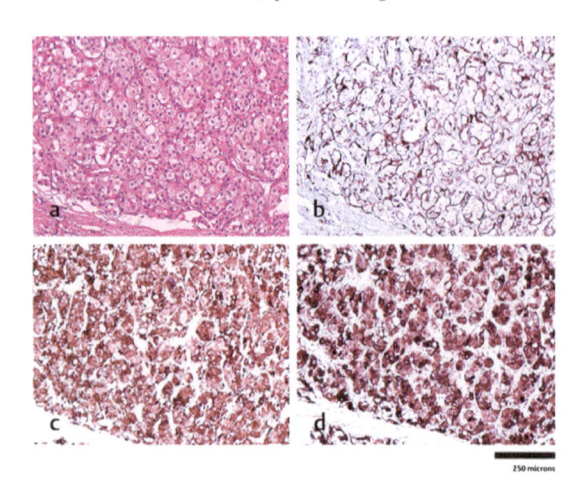

A. Ganglioglioma
B. Xantoastrocitoma pleomórfico
C. Paraganglioma
D. Hemangiopericitoma

29.
De qual processo essa RM demonstra evidência?

Use a imagem a seguir para responder às Perguntas 29 e 30:

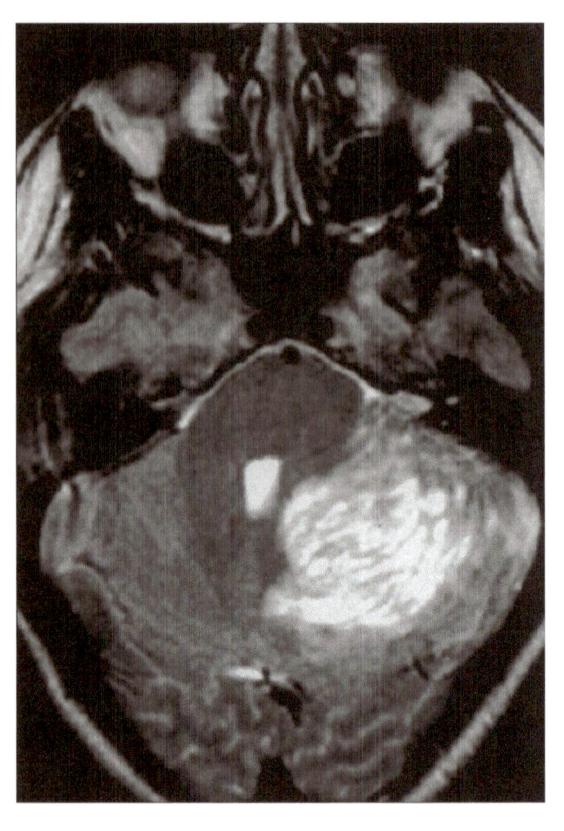

A. Metástases
B. Degeneração cerebelar alcoólica
C. Síndrome de Turcot
D. Doença de Lhermitte-Duclos

30.
Qual mutação de gene está, com frequência, ligada a pacientes que exibem os achados como mostrado na Pergunta 29?

A. P53
B. SHH
C. PTEN
D. H-ras

5 Neuropatologia

31.
Esta lesão foi ressecada do 4º ventrículo de uma paciente de 45 anos. Qual é o diagnóstico mais provável?

Use a imagem a seguir para responder às Perguntas 31 e 32:

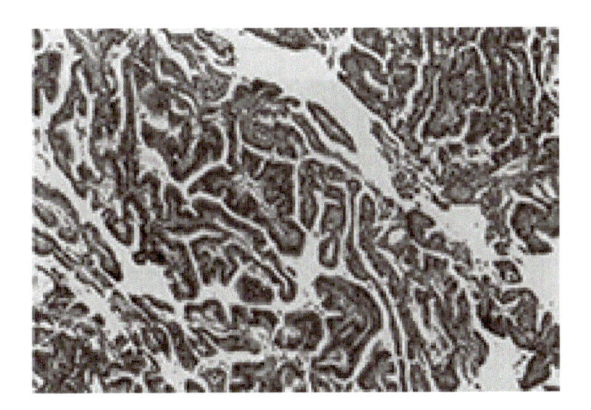

A. Ependimoma
B. Papiloma do plexo coroide
C. Subependimoma
D. Schwannoma vestibular

32.
O tumor demonstrado na Pergunta 31 está associado a uma síndrome causada por mutação em qual gene?

A. P53
B. PTEN
C. SHH
D. H-ras

33.
Este tumor foi ressecado do ângulo cerebelopontino (CP) de um paciente de 55 anos. Qual achado histológico está demonstrado pela seta preta?

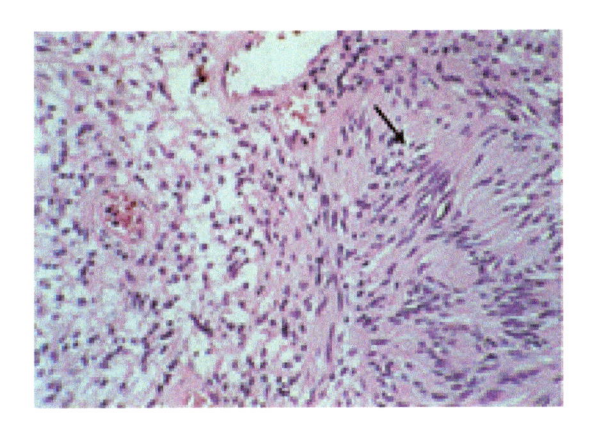

A. Antoni A
B. Antoni B
C. Corpo de Verocay
D. Roseta de Flexner-Wintersteiner

34.
Este tumor foi ressecado do ângulo CP de um paciente de 55 anos. Qual achado histológico é demonstrado neste *slide*?

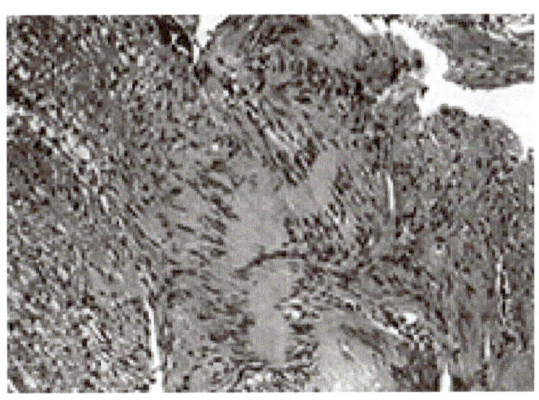

A. Antoni A
B. Antoni B
C. Corpo de Verocay
D. Roseta de Flexner-Wintersteiner

35.
De qual estrutura acredita-se que um neurofibroma se origina?

A. *Epineurium*
B. *Perineurium*
C. *Endoneurium*
D. Célula de Schwann

I Questões

36.
Um paciente com múltiplos nódulos cutâneos tem várias massas doloridas ressecadas. Elas são enviadas para a patologia e demonstradas a seguir. Qual é o diagnóstico?

Use a imagem a seguir para responder às Perguntas 36 e 37:

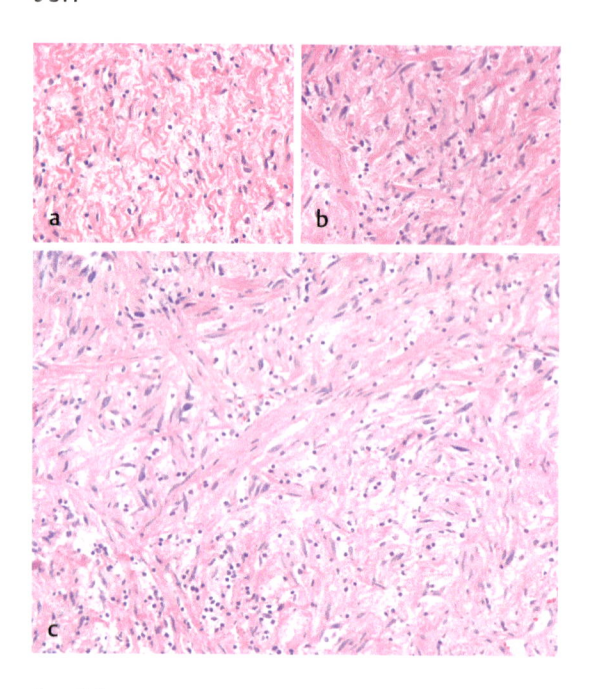

A. Schwannoma
B. Paraganglioma
C. Meningioma
D. Neurofibroma

37.
Para qual marcador a lesão mostrada na Pergunta 36 muito provavelmente tem coloração positiva?

A. S-100
B. CD20
C. Vimentina
D. EMA

38.
Menina de 9 anos se apresenta com quadro de queda de pulso e um tumor é descoberto. A lesão é ressecada com margens negativas e a patologia final está demonstrada a seguir. Qual é o diagnóstico mais provável?

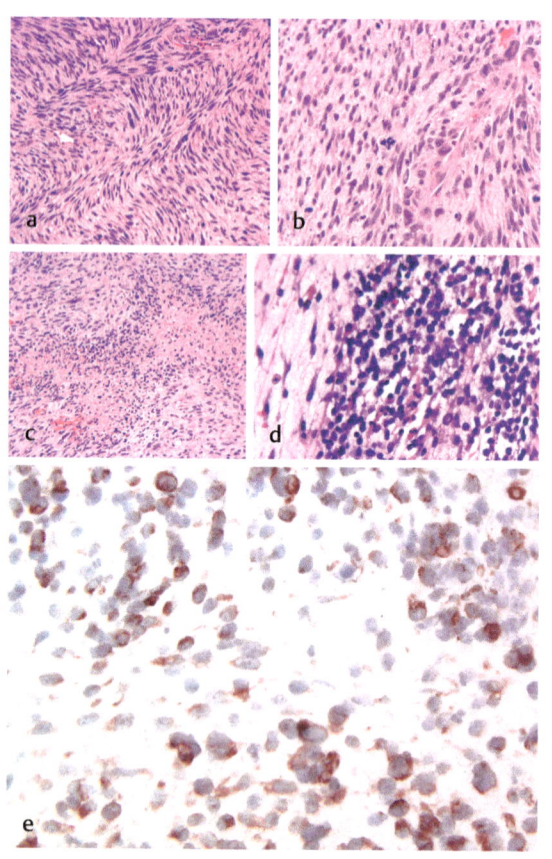

A. Schwannoma
B. Tumor maligno da bainha do nervo periférico (TMBNP)
C. Neuroblastoma
D. Sarcoma sinovial

39.
Um paciente de 42 anos tem duas lesões removidas do cerebelo. A patologia final é apresentada a seguir. Em qual cromossomo as mutações estão associadas a esta neoplasia?

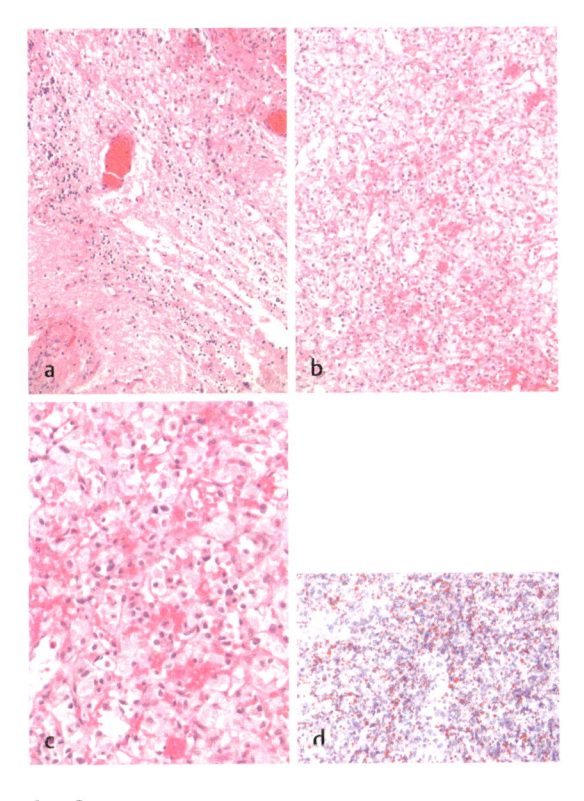

A. 3
B. 7
C. 17
D. 22

40.
Esta massa foi removida do ângulo CP de uma paciente de 28 anos. Qual é o diagnóstico mais provável?

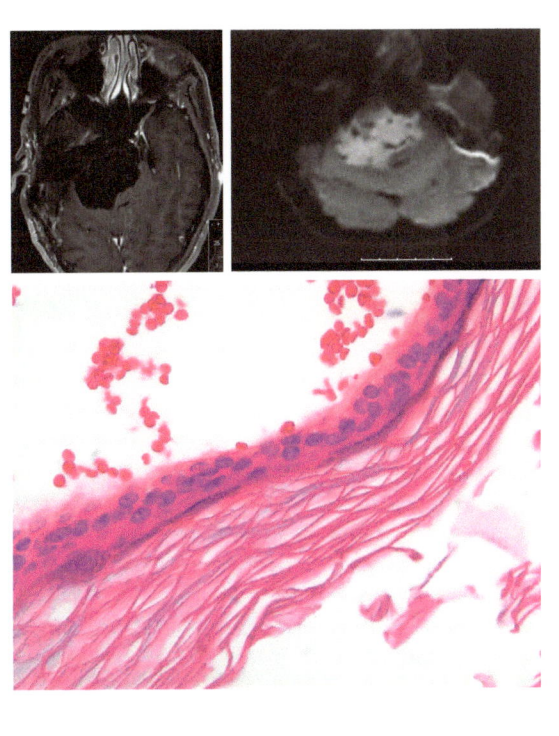

A. Schwannoma vestibular
B. Ependimoma
C. Cisto epidermoide
D. Papiloma do plexo coroide

41.
Um paciente se apresenta com desvio da língua para a esquerda e informa ter a sensação de que o alimento está ficando travado na garganta. Você faz a ressecção da massa e a patologia é mostrada a seguir. Qual é o diagnóstico mais provável?

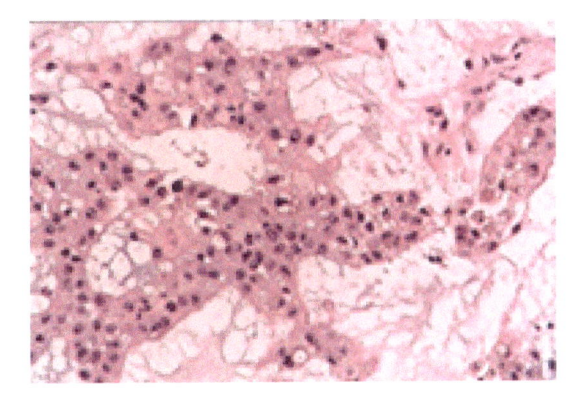

A. Meningioma
B. Ependimoma
C. Cisto epidermoide
D. Cordoma

I Questões

42.
Você faz a ressecção de uma lesão de massa em um garoto de 12 anos que sofre de epilepsia intratável. A investigação pré-operatória por imagens demonstrou uma anormalidade no polo anterior direito ou temporal. Com a patologia a seguir, qual é o diagnóstico mais provável?

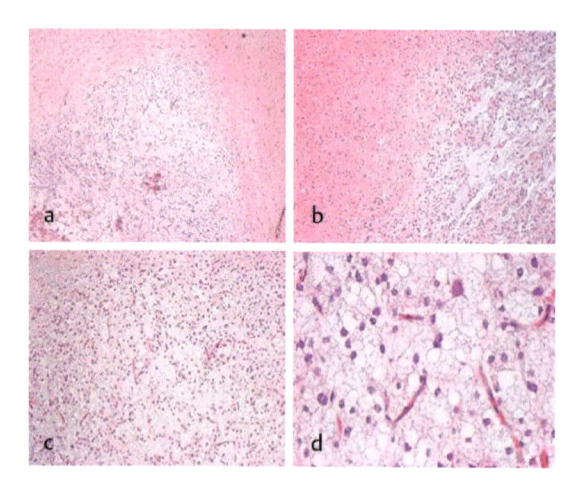

A. Xantoastrocitoma pleomórfico (XAP)
B. Ganglioglioma
C. Tumor neuroepitelial disembrioplástico
D. Astrocitoma pilocítico juvenil

43.
Todas as opções a seguir são subtipos do tumor mostrado na imagem, exceto:

Use a imagem a seguir para responder às Perguntas 43, 44 e 49:

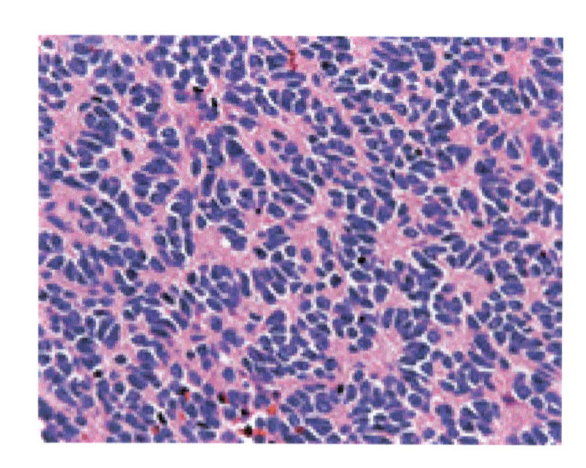

A. Sinalização Wnt
B. Ouriço sônico (SHH)
C. Grupo 4
D. Grupo 5

44.
Acredita-se que o tumor mostrado na Pergunta 43 surja de qual região do cérebro?

A. Assoalho do 4º ventrículo
B. Camada granular externa do cerebelo
C. Plexo coroide
D. Nervo vestibulococlear

45.
Uma ressecção de massa é realizada na região suprasselar em um garoto de 14 anos. A patologia final é exibida a seguir. Qual marcador de LCR você esperaria estar elevado nesse paciente?

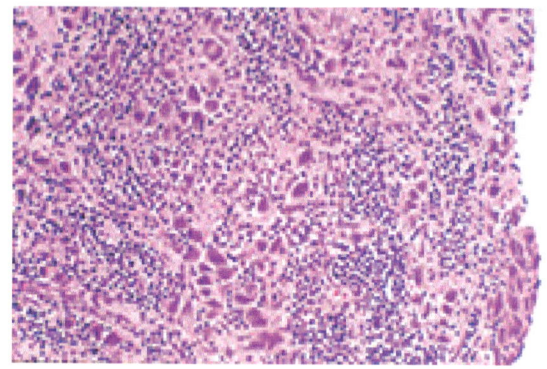

A. Fosfatase alcalina placentária
B. B-HCG
C. Glicose
D. Contagem de células

46.
Uma ressecção de massa é realizada na região suprasselar em um garoto de 14 anos. A patologia final é exibida a seguir. Qual marcador de LCR você esperaria que estivesse elevado nesse paciente?

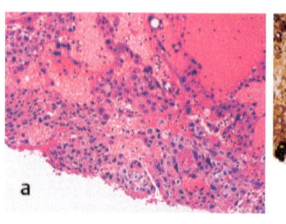

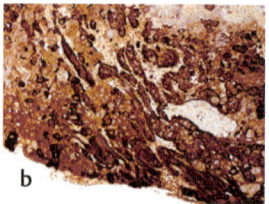

A. Fosfatase alcalina placentária
B. Gonadotrofina coriônica humana beta (B-HCG)
C. Alfafetoproteína (AFP)
D. Contagem de células

47.
Uma ressecção de massa é realizada na região supras-selar em um garoto de 14 anos. A patologia final indica tumor no saco vitelino. Qual marcador de LCR você esperaria que estivesse elevado nesse paciente?

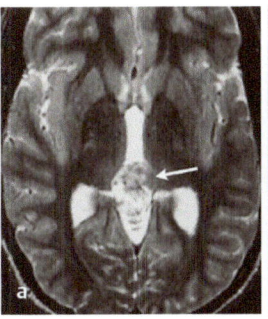

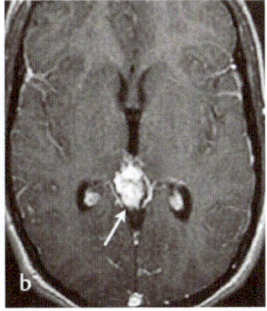

A. Fosfatase alcalina placentária
B. Gonadotrofina coriônica humana beta (B-HCG)
C. Alfafetoproteína (AFP)
D. Contagem de células

48.
Uma ressecção de massa é realizada na região supras-selar em um garoto de 14 anos. A patologia final é mostrada a seguir. Se os marcadores de LCR forem negativos, qual é o diagnóstico presumido?

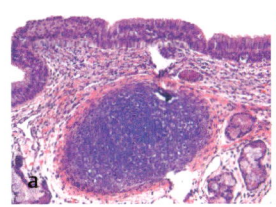

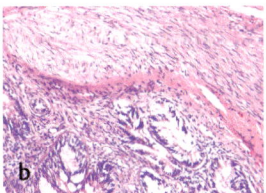

A. Teratoma maduro
B. Coriocarcinoma
C. Tumor do saco vitelino
D. Meduloblastoma

49.
Dos subtipos de tumor mencionados na Pergunta 43, qual é o que tem melhor prognóstico de sobrevida a longo prazo?

A. Wnt
B. SHH
C. Grupo 3
D. Grupo 4

50.
Este tumor foi ressecado da linha média em uma garota de 13 anos. Qual é o diagnóstico mais provável?

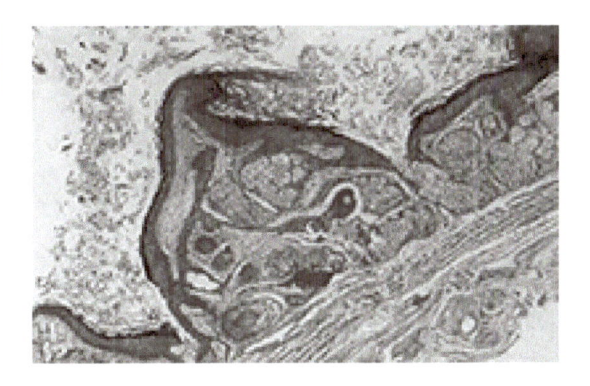

A. Cisto epidermoide
B. Cisto dermoide
C. Germinoma
D. Coriocarcinoma

6 Neuroimagem

1.
Um paciente de 45 anos tem uma anormalidade descoberta na RM. Do estudo por espectroscopia por RM mostrado na imagem a seguir, qual é o diagnóstico mais provável?

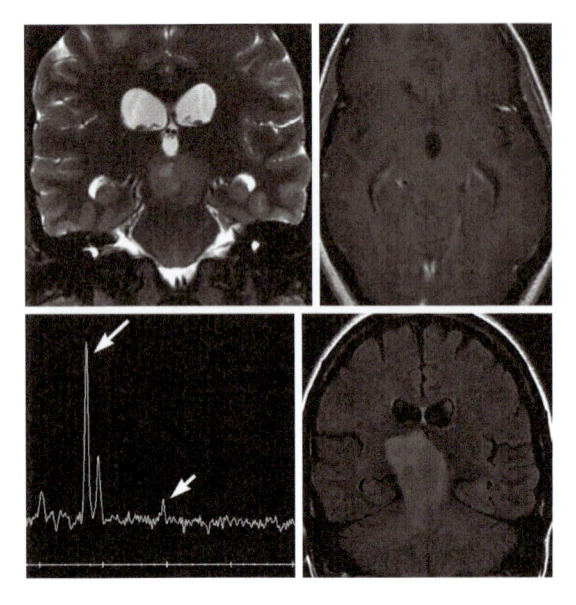

A. Abscesso
B. Infarto
C. Glioma
D. Hemorragia

2.
Um paciente de 73 anos tem uma anormalidade descoberta por RM. O estudo de espectroscopia por RM indica índice elevado de lactato. Qual é o diagnóstico mais provável?

A. Abscesso
B. Infarto
C. Glioma
D. Hemorragia

3.
Um paciente de 55 anos se submete a uma ressecção de glioblastoma frontal direito e após a operação submete-se a um regime padrão de temozolomida e radiação. Após nove meses, observa-se realce na cavidade de ressecção. A espectroscopia por RM demonstra o pico de N-acetil aspartato (NAA) como o dobro do pico de colina. Qual é o diagnóstico mais provável?

A. Abscesso
B. Infarto
C. Glioma recorrente
D. Necrose de radiação

4.
Esta RM é de uma paciente de 50 anos que apresenta cefaleia. Qual mutação listada a seguir sugeriria que essa lesão é primária e não devida a uma transformação maligna?

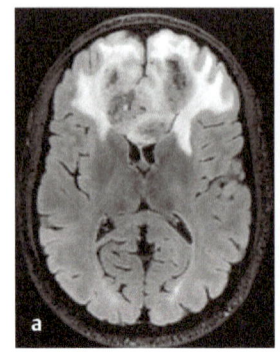

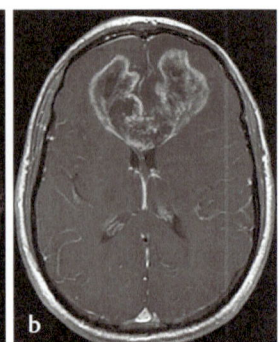

A. PTEN mutante
B. PTEN do tipo selvagem
C. IDH-1 mutante
D. IDH-1 do tipo selvagem

5.
Qual é o diagnóstico mais provável?

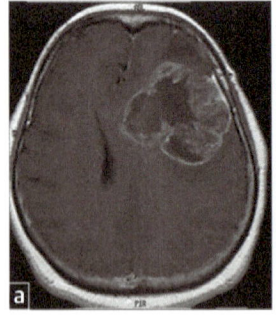

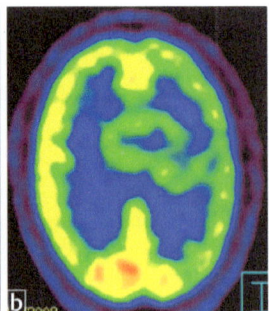

A. Glioblastoma
B. Infarto
C. Hemorragia
D. Doença de Huntington

6.
Qual é o diagnóstico mais provável?

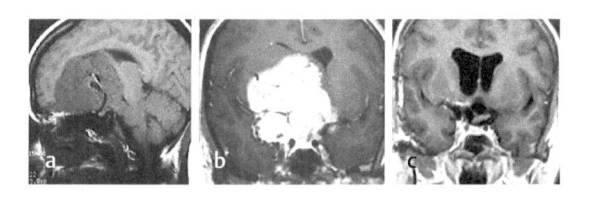

A. Glioblastoma
B. Meningioma
C. Metástase
D. Glioma de baixo grau

7.
Se a patologia da imagem a seguir revelar o tipo coroide, de qual grau da OMS é a lesão?

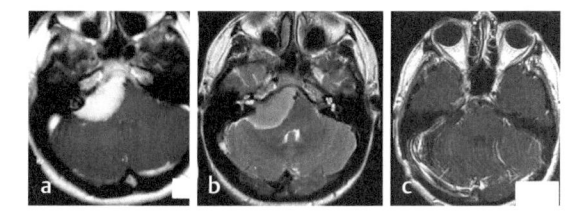

A. OMS grau I
B. OMS grau II
C. OMS grau III
D. OMS grau IV

8.
Qual é o diagnóstico mais provável?

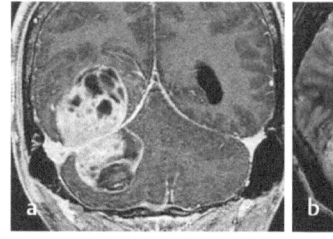

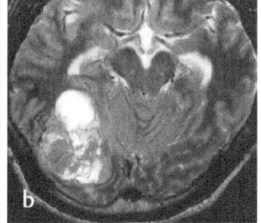

A. Glioblastoma
B. Metástase
C. Hemangiopericitoma
D. Displasia fibrosa

9.
Onde, no cérebro, são localizadas com mais frequência as lesões mostradas a seguir?

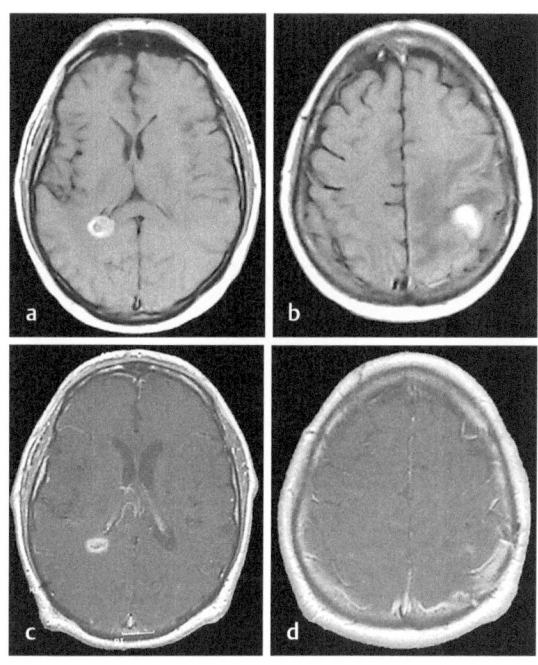

A. Superfície cortical
B. Junção de substâncias cinza-branca
C. Substância branca
D. Revestimento ependimário

10.
Esta RM demonstra lesão metastática com edema. Qual é a fonte primária mais provável?

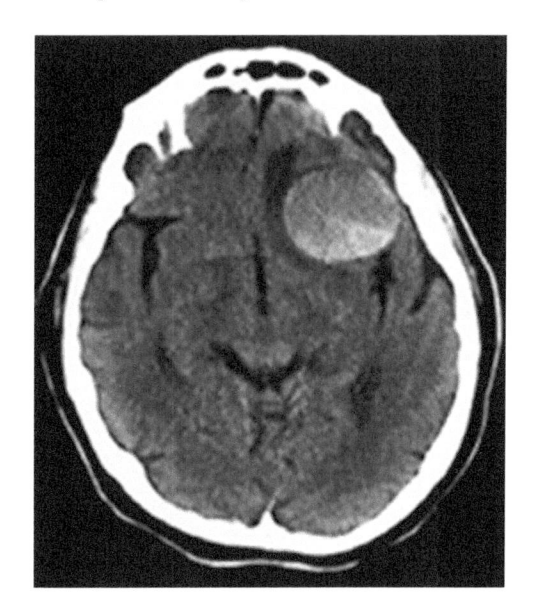

A. Pele
B. Pulmão
C. Mama
D. Cólon

I Questões

11.
Qual anormalidade cromossômica é a mais provável no paciente com os achados de RM a seguir?

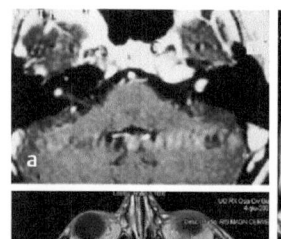

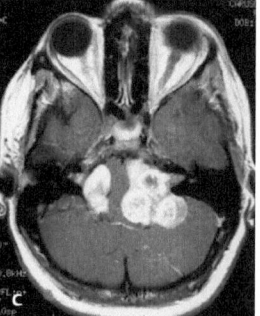

A. 3
B. 7
C. 17
D. 22

12.
Qual é o diagnóstico mais provável?

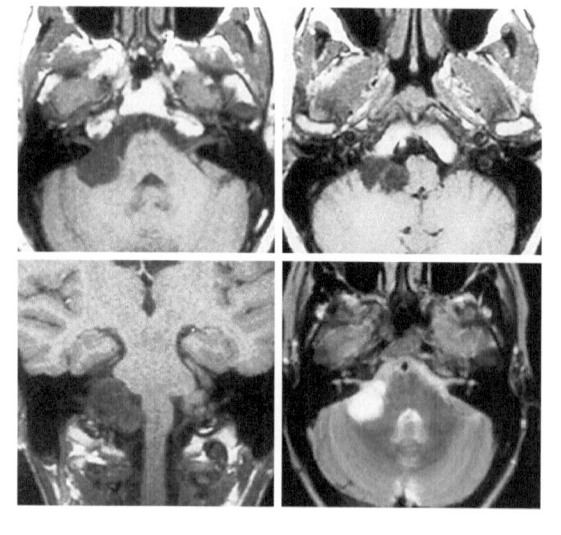

A. Schwannoma vestibular
B. Cisto epidermoide
C. Meningioma petroso
D. Ependimoma

13.
Um paciente de 45 anos se apresenta com cefaleia e náusea persistente, demandando uma RM demonstrada a seguir. Qual é o diagnóstico mais provável?

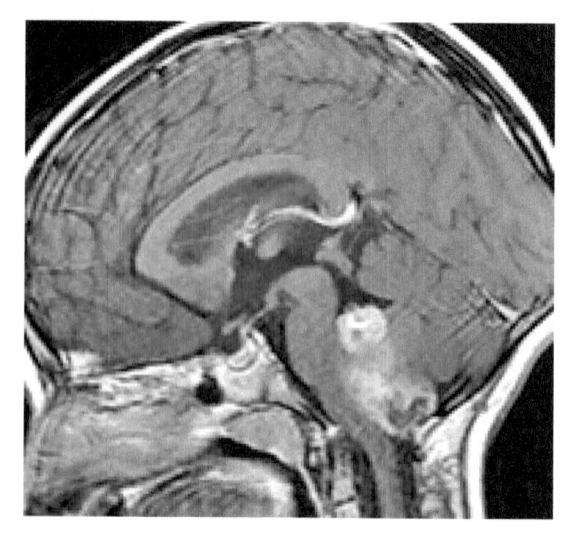

A. Schwannoma vestibular
B. Cisto epidermoide
C. Subependimoma
D. Ependimoma

14.
Um paciente de 45 anos se apresenta com cefaleia e náusea persistente, demandando RM demonstrada a seguir. Para qual forame esse tumor está se expandindo?

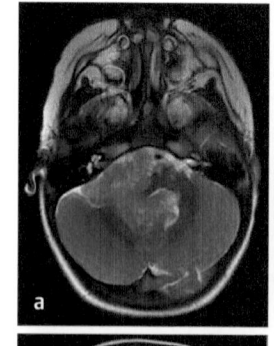

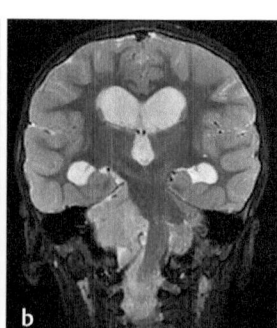

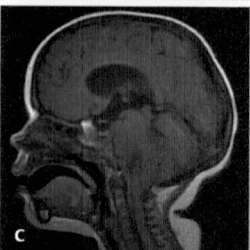

A. Magendie
B. Luschka
C. Magno
D. *Foramen lacerum*

15.
Uma paciente de 52 anos se apresenta com cefaleia persistente demandando a RM exibida a seguir. Qual é o diagnóstico mais provável?

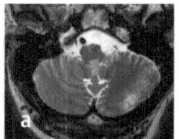

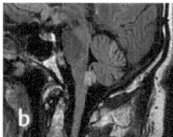

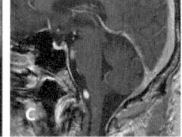

A. Ependimoma
B. Subependimoma
C. Schwannoma vestibular
D. Meduloblastoma

16.
Uma paciente de 52 anos se apresenta com cefaleia intensa que se resolve. É feita uma RM exibida a seguir. Qual é o diagnóstico mais provável?

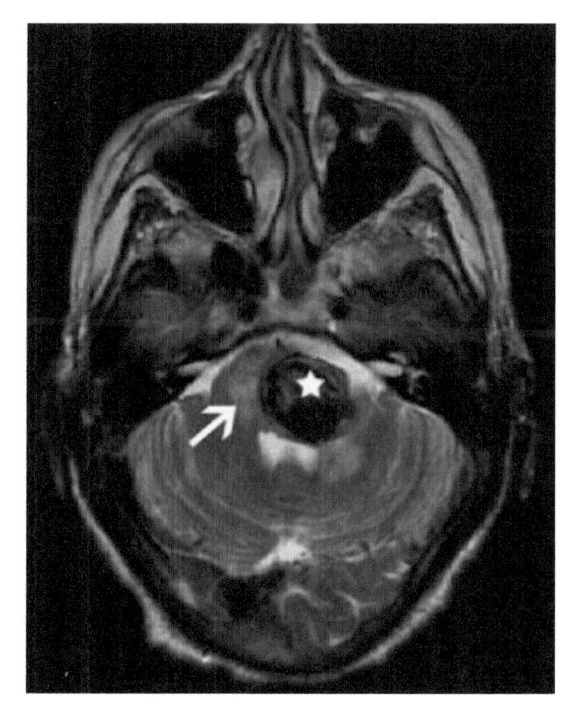

A. Ependimoma
B. Subependimoma
C. Schwannoma vestibular
D. Aneurisma da artéria cerebelar inferior posterior (PICA)

17.
Um paciente de 28 anos apresenta início súbito de disartria e paralisia do sexto nervo esquerdo. A RM é mostrada a seguir. Qual é o diagnóstico mais provável?

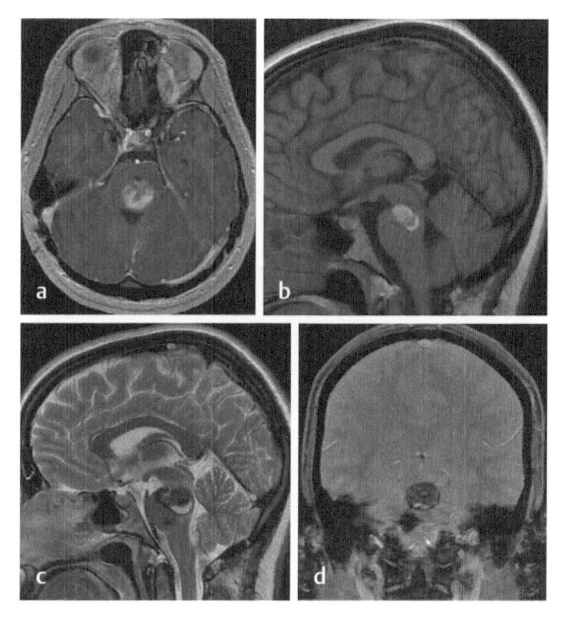

A. Fístula arteriovenosa dural
B. Malformação arteriovenosa
C. Malformação cavernosa
D. Aneurisma

18.
Um paciente é encaminhado para um teste de Wada para determinar o domínio da linguagem. Antes de o procedimento começar, realiza-se um angiograma padrão. O que é demonstrado neste angiograma por subtração digital (ASD) lateral da artéria carótida interna?

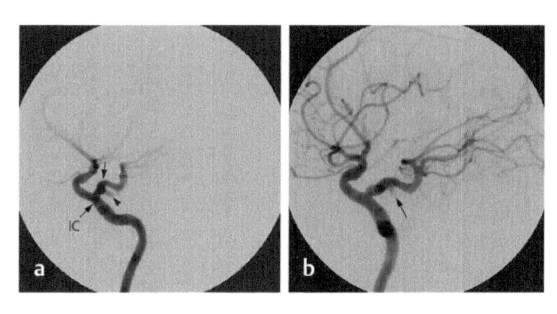

A. Aneurisma PICA
B. Malformação arteriovenosa dural
C. Artéria cerebral posterior fetal
D. Artéria trigeminal persistente

I Questões

19.
Paciente de 54 anos tem uma anormalidade descoberta em uma RM de rotina e se submete a um angiograma cerebral formal, demonstrado a seguir. Que tipo de aneurisma é este?

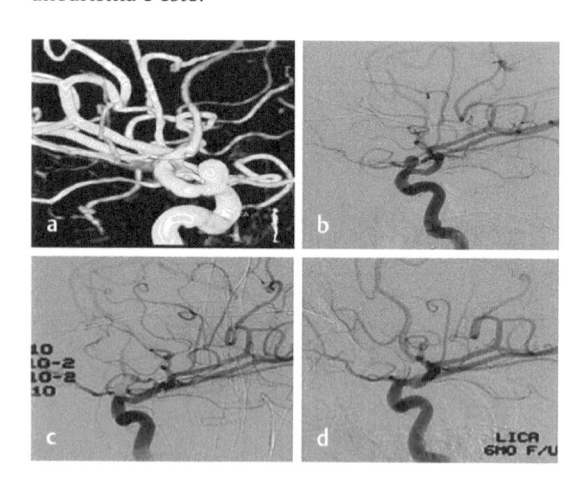

A. Aneurisma da artéria comunicante posterior
B. Aneurisma carotídeo-oftálmico
C. Aneurisma hipofisário superior
D. Aneurisma do seio cavernoso

20.
Onde este aneurisma está localizado?

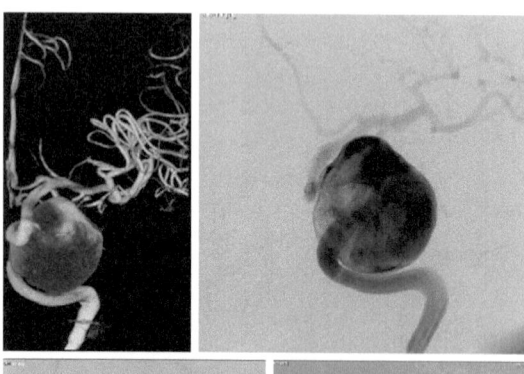

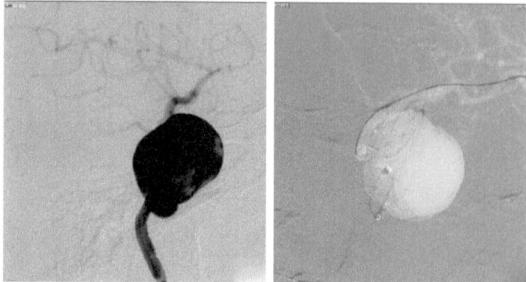

A. Intracraniano/intradural
B. Intracraniano/extradural
C. Extracraniano/intradural
D. Extracraniano/extradural

21.
Qual estrutura está demonstrada (setas, não pontas de seta) neste angiograma de um paciente com trombose do seio sagital?

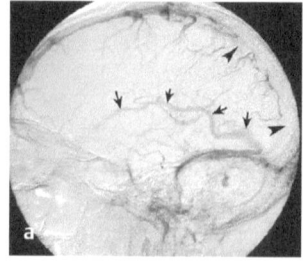

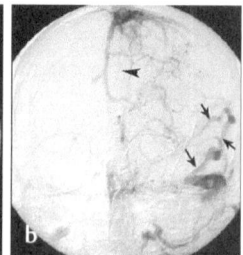

A. Veia de Trolard anastomótica
B. Veia de Labbé anastomótica
C. Veia de Galeno
D. Seio petroso

22.
Qual característica identifica a imagem a seguir como um macroadenoma hipofisário?

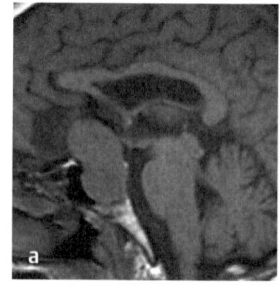

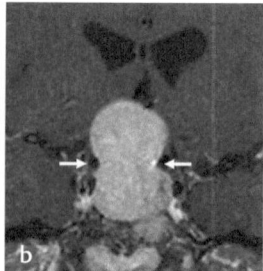

A. Cerco da carótida
B. Compressão do nervo óptico
C. Tamanho superior a 10 cm
D. Tamanho superior a 2 cm

23.
Qual é o diagnóstico mais provável?

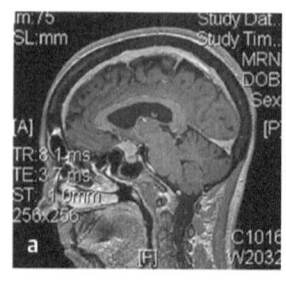

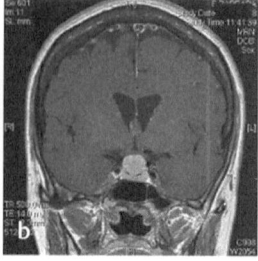

A. Macroadenoma pituitário
B. Craniofaringioma
C. Meningioma do tubérculo
D. Cordoma

24.
Um menino de 8 anos de idade está desenvolvendo perda visual lentamente progressiva demandando a RM apresentada a seguir. A qual condição essa massa está associada?

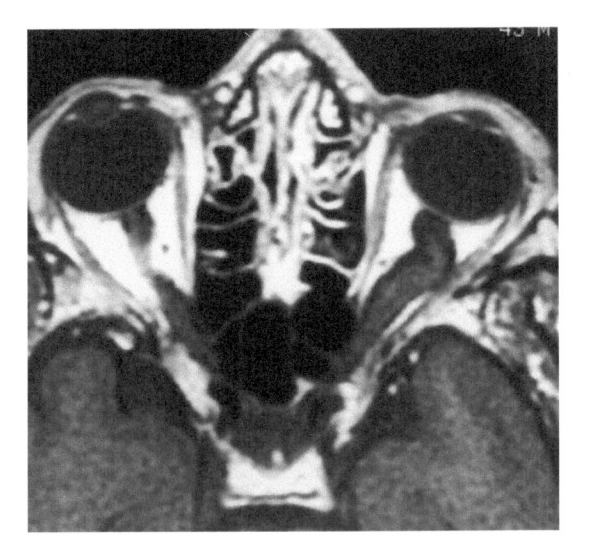

A. NF1
B. NF2
C. Esclerose tuberosa
D. Síndrome de Cowden

25.
Menino de 8 anos de idade manifesta cefaleia e uma RM é realizada. A lesão exibida a seguir está associada a uma síndrome causada por qual anormalidade cromossômica?

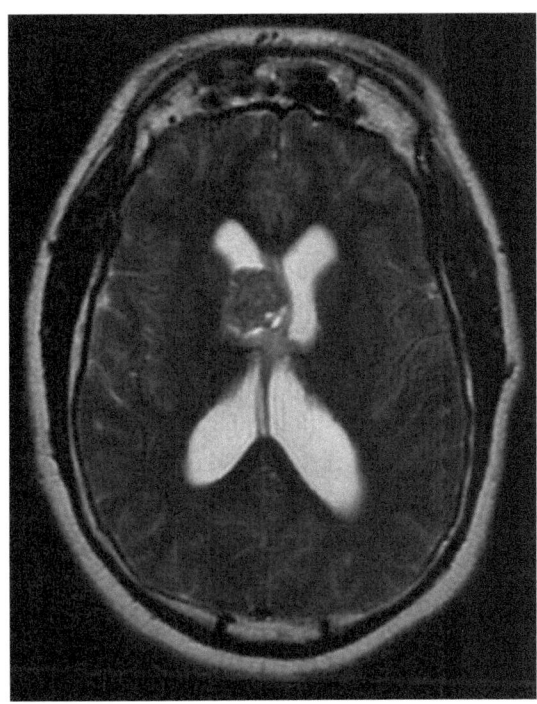

A. 17
B. 22
C. 9
D. 3

26.
Nesta RM, qual estrutura é demonstrada pelo número 8?

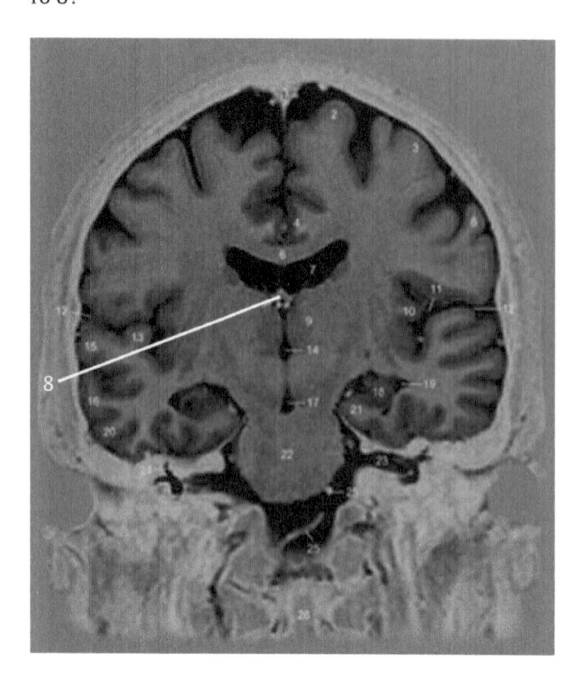

A. Septo pelúcido
B. Veia basal de Rosenthal
C. Plexo coroide
D. Veias cerebrais internas

27.
Nesta RM coronal, ponderada em T2, qual estrutura é demonstrada pelo número 18?

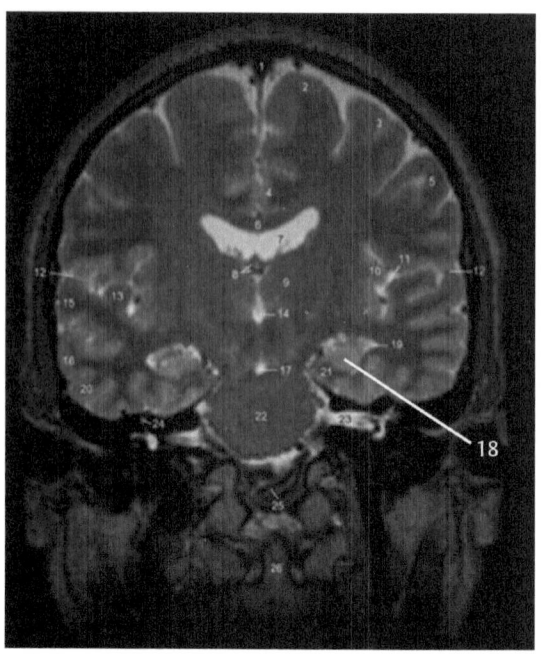

A. Límen da ínsula
B. Amígdala
C. Faixa diagonal de Broca
D. Hipocampo

28.
Um paciente de 65 anos apresenta início súbito de cefaleia e começa a ter dificuldade para controlar convulsões tônico-clônicas generalizadas no pronto-socorro. Por fim, ele precisa de intubação para o controle das convulsões. A RM é apresentada a seguir; qual é o diagnóstico mais provável?

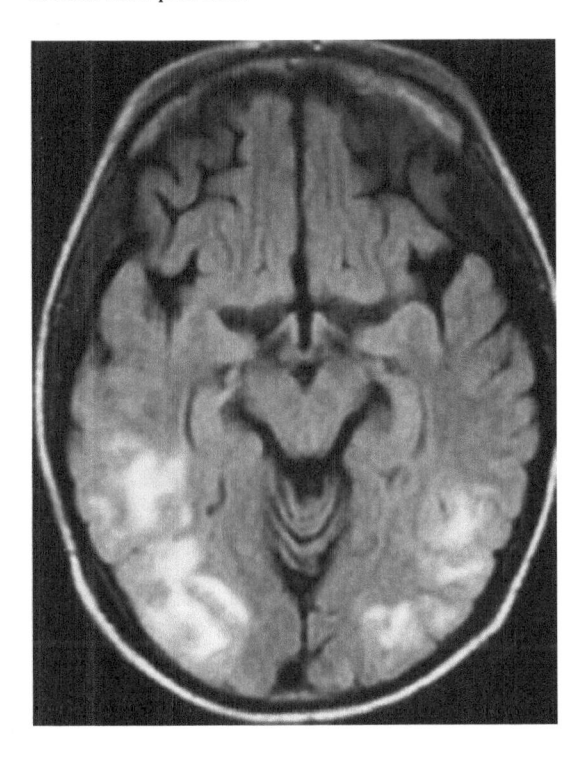

A. Hemorragia subaracnóidea aneurismática
B. Tumor metastático
C. Síndrome de encefalopatia posterior reversível
D. Atrofia de múltiplos sistemas

29.
Um paciente de 62 anos apresenta início súbito de cefaleia e começa a ter dificuldade para controlar convulsões tônico-clônicas generalizadas no pronto-socorro. Por fim, ele precisa de intubação para o controle das convulsões. A RM é apresentada a seguir; qual é o próximo melhor passo?

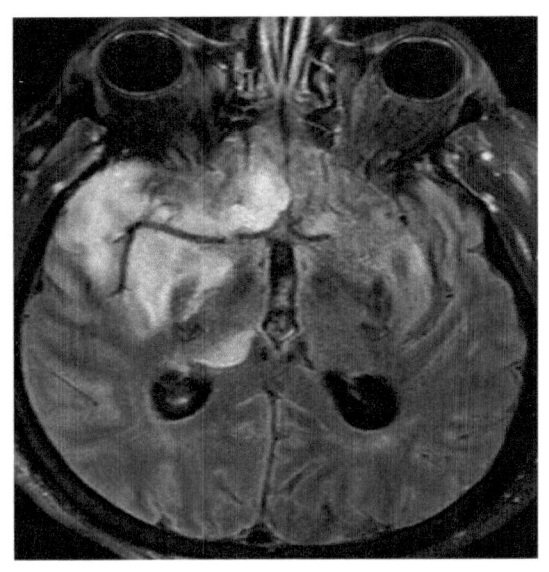

A. Iniciar aciclovir
B. Iniciar barbituratos
C. Verificar índice de açúcar no sangue
D. Providenciar biópsia por agulha

30.
Você está examinando um paciente de 35 anos com dificuldade de controle de convulsões. A varredura por RM está demonstrada a seguir. Qual é o diagnóstico mais provável?

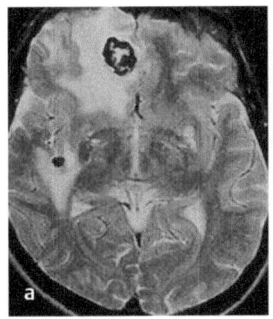

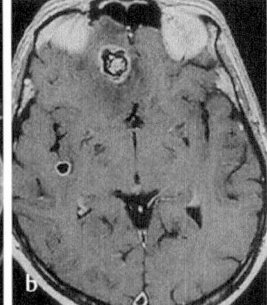

A. Metástases
B. Neurocisticercose
C. Cavernomatose familiar
D. Gliomatose do cérebro

I Questões

31.
Você é solicitado a avaliar um bebê de 2 meses com hidrocefalia e estado mental alterado. A TC do crânio é demonstrada a seguir. Qual é o diagnóstico mais provável?

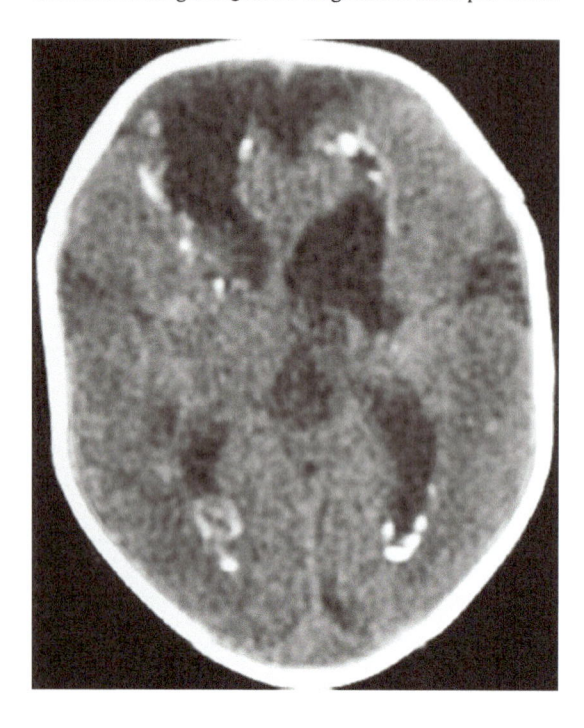

A. Estenose do aqueduto
B. Encefalite por citomegalovírus (CMV)
C. Hemorragia da matriz germinal
D. Malformação da veia de Galeno

32.
Você está avaliando uma paciente de 46 anos com história de cefaleias e falta de jeito intermitente da mão esquerda que se resolve completamente várias semanas após a manifestação. A RM é demonstrada a seguir. Qual é o diagnóstico mais provável?

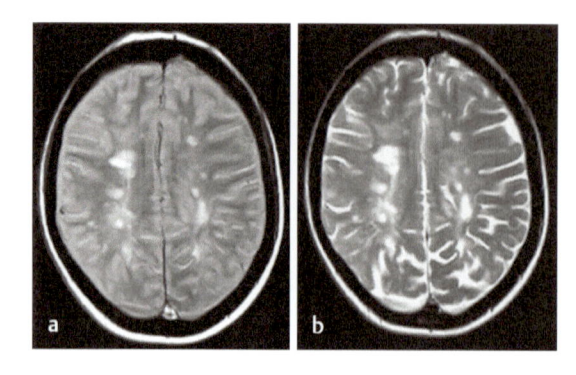

A. Esclerose múltipla
B. Linfoma do SNC
C. Metástases
D. Gliomatose do cérebro

33.
Você está avaliando uma paciente de 37 anos com história de cefaleias e déficits neurológicos intermitentes que parecem se resolver completamente com o tempo. Agora ela está no pronto-socorro com GCS 12 (E3, V4, M5). A RM está apresentada a seguir. Qual é o diagnóstico mais provável?

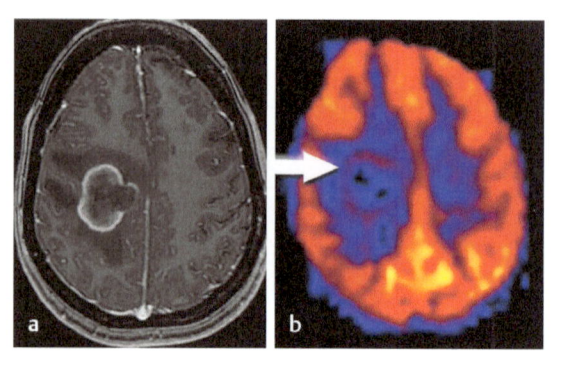

A. Esclerose concêntrica de Balo
B. Linfoma do SNC
C. Esclerose múltipla tumefacta
D. Glioblastoma

34.
A síndrome que causa os achados nesta RM se devem a uma anormalidade em qual processo celular?

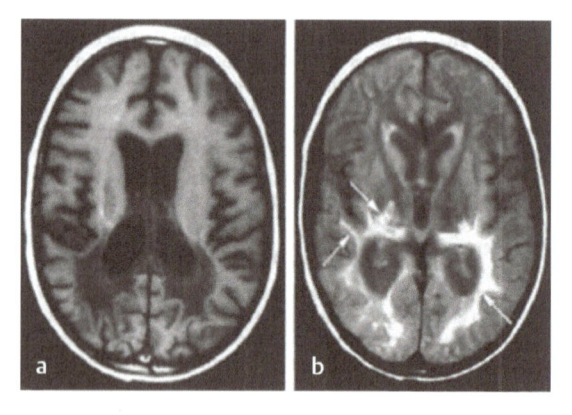

A. Síntese da cadeia muito longa de ácidos graxos
B. Deficiência de glicocerebrosidase
C. Deficiência de desidrogenase isocitrato
D. Armazenamento de glicogênio

35.
Você está avaliando um morador de rua de 35 anos que informa o uso de drogas intravenosas (IV) e que desenvolveu cefaleia persistente. Uma anormalidade é percebida na TC; os achados são mostrados a seguir. Qual é o diagnóstico mais provável?

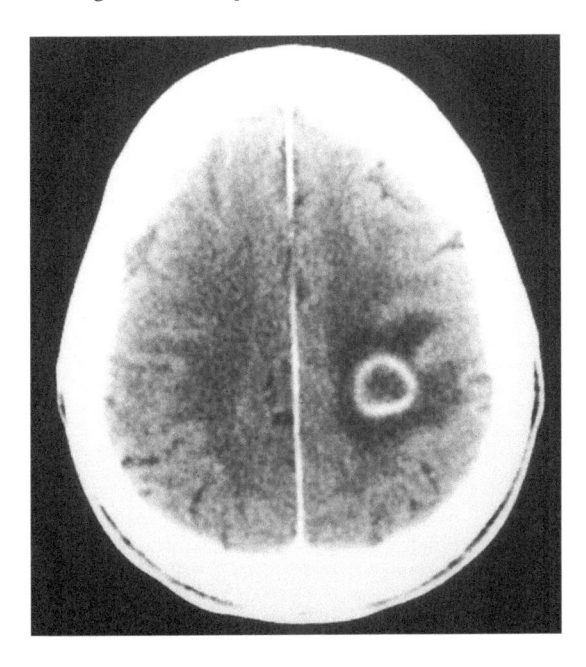

A. Metástase
B. Abscesso cerebral
C. Glioblastoma
D. Meningioma

36.
Você está avaliando um morador de rua de 35 anos que desenvolveu cefaleias persistentes. Uma anormalidade apareceu na varredura por TC demandando uma RM; os achados estão exibidos a seguir. Se o diagnóstico de abscesso cerebral for confirmado, qual será o isolado mais provável?

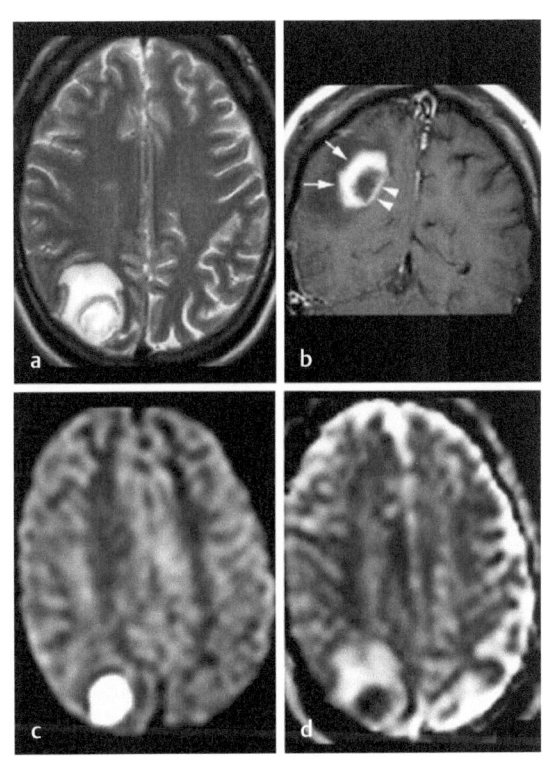

A. *Streptococcus milleri*
B. *Listeria monocytogenes*
C. *Staphilococcus aureus*
D. *Klebsiella pneumoniae*

37.
Uma paciente de 26 anos e com 6 meses de pós-parto é diagnosticada com diabetes melito por seu provedor de cuidados primários. Uma RM é realizada e demonstrada a seguir. Qual é o diagnóstico mais provável?

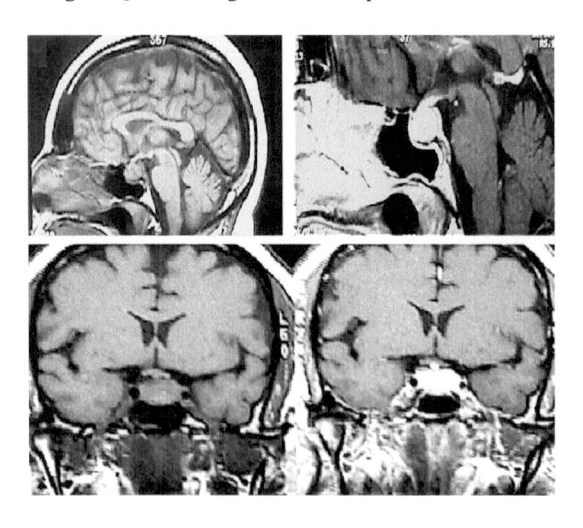

A. Macroadenoma hipofisário
B. Craniofaringioma
C. Apoplexia hipofisária
D. Hipofisite linfocítica

38.
Uma paciente de 26 anos está no terceiro dia após parto vaginal complicado por hemorragia uterina resultando em perda de aproximadamente 2 L de sangue. Nesse dia a pressão arterial da paciente aumenta subitamente em decorrência de dor enquanto caminha e ela manifesta início de cefaleia e perturbações visuais. A RM está apresentada a seguir. Qual deve ser seu próximo passo?

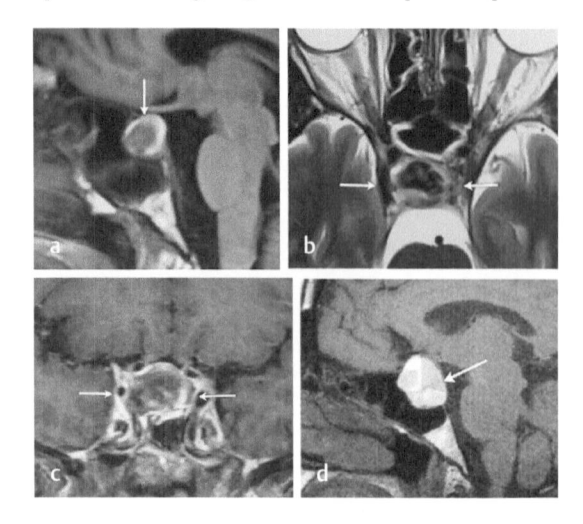

A. Descompressão hipofisária emergente
B. Obter RM
C. Verificar nível de sódio
D. Administrar hidrocortisona

39.
Um paciente de 67 anos apresenta início de queda facial direita, desvio da língua para a esquerda e alguma dismetria no teste de dedo-nariz-dedo. A RM pós-contraste é mostrada a seguir. Qual é o diagnóstico mais provável?

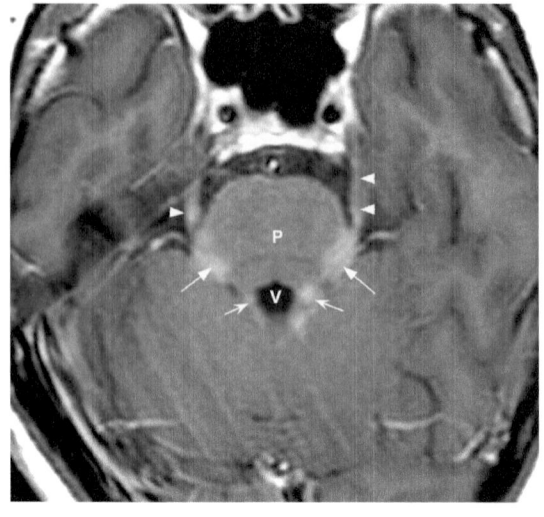

A. Linfoma do SNC
B. Carcinomatose leptomeníngea
C. Neurossarcoidose
D. Encefalomielite disseminada aguda

40.
Qual neurotransmissor é usado pela estrutura identificada pelo número 2 nesta RM coronal?

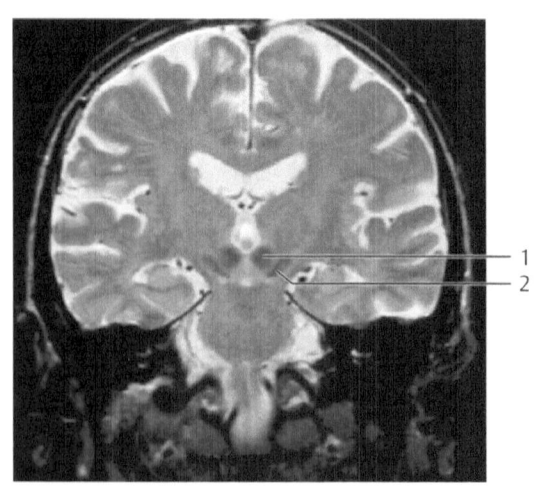

A. Acetilcolina
B. Dopamina
C. Norepinefrina
D. Serotonina

41.
Um senhor de 80 anos começou a manifestar mudanças na personalidade e comportamento social perturbador. Mais recentemente, a linguagem também foi afetada. A RM está mostrada a seguir. Qual é o diagnóstico mais provável?

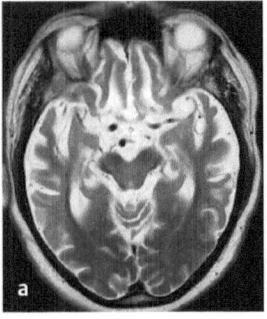

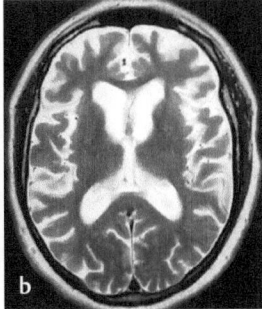

A. Degeneração corticobasal
B. Doença de Parkinson
C. Demência frontotemporal
D. Doença de Alzheimer

42.
Qual intensidade de sinal em uma investigação por imagens ponderada em T1 a hemorragia superaguda (< 24) demonstra?

A. Isointensa
B. Hiperintensa
C. Hipointensa
D. Hiperdensa

43.
Qual intensidade de sinal em uma investigação por imagens ponderadas em T2 a hemorragia superaguda (< 24) demonstra?

A. Isointensa
B. Hiperintensa
C. Hipointensa
D. Hiperdensa

44.
Qual intensidade de sinal em uma investigação por imagens ponderadas em T2 uma hemorragia aguda (1-3 dias) demonstra?

A. Isointensa
B. Hiperintensa
C. Hipointensa
D. Hiperdensa

45.
Qual intensidade de sinal em uma investigação por imagens ponderadas em T1 uma hemorragia aguda (1-3 dias) demonstra?

A. Isointensa
B. Hiperintensa
C. Hipointensa
D. Hiperdensa

46.
Qual intensidade de sinal em uma investigação por imagens ponderadas em T1 uma hemorragia precoce subaguda (3-7 dias) demonstra?

A. Isointensa
B. Hiperintensa
C. Hipointensa
D. Hiperdensa

47.
Qual intensidade de sinal em uma investigação por imagens ponderadas em T2 uma hemorragia precoce subaguda (3-7 dias) demonstra?

A. Isointensa
B. Hiperintensa
C. Hipointensa
D. Hiperdensa

48.
Qual intensidade de sinal em uma investigação por imagens ponderadas em T2 uma hemorragia subaguda tardia (7-14 dias) demonstra?

A. Isointensa
B. Hiperintensa
C. Hipointensa
D. Hiperdensa

49.
Qual intensidade de sinal em uma investigação por imagens ponderadas em T1 uma hemorragia subaguda tardia (7-14 dias) demonstra?

A. Isointensa
B. Hiperintensa
C. Hipointensa
D. Hiperdensa

50.
Qual intensidade de sinal em uma investigação por imagens ponderadas em T1 uma hemorragia crônica (> 14 dias) demonstra?

A. Isointensa
B. Hiperintensa
C. Hipointensa
D. Hiperdensa

7 Habilidades Fundamentais

1.
Qual porcentagem aproximada do fluido total do corpo é intravascular?

A. 3%
B. 8%
C. 25%
D. 50%
E. 75%

2.
Você avalia um paciente no pronto-socorro com história de derivação siringopleural e que agora apresenta dificuldade de respirar. A radiografia do tórax é mostrada a seguir. Qual tratamento você consideraria para esse paciente?

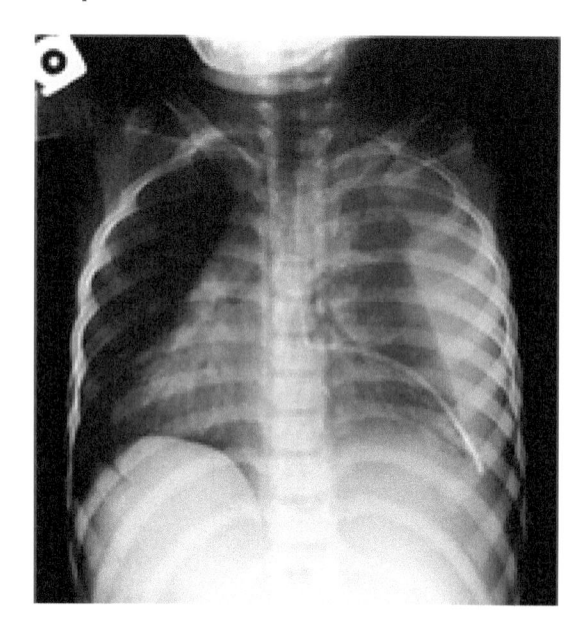

A. Diuréticos
B. Descompressão com agulha
C. Externalização/remoção da derivação
D. Antimicrobianos
E. Observação

3.
Em um monitoramento invasivo, qual achado um paciente com edema pulmonar cardiogênico provavelmente apresentaria?

A. Hipoxemia com gradiente A-a normal
B. PCWP > 18 mm Hg
C. PCWP < 18 mm Hg
D. PAO_2/FiO_2 255 mm Hg
E. Hipoventilação com gradiente A-a normal

4.
Qual medicamento pode ser usado em pacientes com síndrome da angústia respiratória aguda (ARDS) intensa para melhorar a oxigenação?

A. Diuréticos
B. Dobutamina
C. Dexametasona
D. Bloqueador beta
E. Nimodipina

5.
A adenosina é útil para tratar qual tipo de arritmia?

A. Taquicardia de complexo estreito
B. Taquicardia de complexo largo
C. Fibrilação ventricular
D. Fibrilação atrial
E. Síndrome de Wolff-Parkinson-White

6.
Você está cuidando de uma paciente na UTI que desenvolveu, subitamente, um quadro de taquicardia de complexo largo. Ela está alerta, conversadora e atualmente estável. Qual seria o tratamento apropriado para esse quadro?

A. Desfibrilação
B. Infusão de lidocaína
C. Angiograma das coronárias
D. Administração de tPA
E. Adenosina

7.
Você está avaliando uma nova admissão à neuro-UTI. O paciente se envolveu em uma colisão automobilística e demonstra, agora, postura flexora das extremidades superiores, abre brevemente os olhos à dor e não fala. Qual é o escore GCS?

A. 15
B. 0
C. 3
D. 6
E. 9

8.
Na neuro-UTI você é chamado por uma enfermeira para avaliar um paciente com anormalidades pupilares. Ao ver o paciente, você observa um quadro de dilatação rítmica e contração dos músculos do esfíncter pupilar. Qual é a causa desse quadro?

A. Resposta fisiológica normal
B. Hérnia uncal
C. Paralisia oculomotora diabética
D. Ataques isquêmicos transitórios
E. Lesão de cisalhamento do nervo oculomotor

9.
Você está cuidando de uma paciente na neuro-UTI após um quadro de hemorragia intracerebral. Ela tem demência progressiva básica. Na UTI o delírio piora significativamente à noite e na madrugada. De qual núcleo hipotalâmico degenerado se acredita que esse quadro seja causado?

A. Núcleo anterior
B. Núcleo ventromedial
C. Núcleo supraquiasmático
D. Núcleo supraóptico
E. Núcleo lateral

10.
Qual das opções a seguir não é um tipo de receptor de opioides?

A. Mu
B. Delta
C. Kappa
D. N/OFQ
E. Gama

11.
Qual dos seguintes fatores da cascata de coagulação é inibido pela varfarina?

A. 3
B. 5
C. 8
D. 9
E. 12

12.
Quanto tempo, aproximadamente, a Vitamina K intravenosa (IV) levará para normalizar a proporção internacional normalizada (INR) em um paciente anticoagulado com varfarina?

A. 4 horas
B. 8 horas
C. 12 horas
D. 18 horas
E. 24+ horas

13.
Em qual fator de coagulação a combinação de heparina/antitrombina exerce efeitos anticoagulantes?

A. III
B. VII
C. IX
D. Xa
E. XII

14.
Você está tratando uma paciente na UTI com insuficiência renal aguda e que precisa iniciar profilaxia para trombose venosa profunda (TVP). Infelizmente, ela desenvolveu quadro de trombocitopenia induzida por heparina e você precisa de outra opção. Qual dos anticoagulantes a seguir seria contraindicado para a situação atual dessa paciente?

A. Aspirina
B. Dabigatran
C. Argatroban
D. Varfarina
E. Clopidogrel

15.
Qual é a meia-vida aproximada da aspirina?

A. 30 minutos
B. 6 horas
C. 24 horas
D. 7 dias
E. 1 mês

16.
Por qual mecanismo o clopidogrel exibe um efeito antiplaquetário?

A. Inibição da síntese do tromboxano via inibição de COX 1
B. Adesão do receptor de P2Y$_{12}$ inibindo a agregação de plaquetas mediada por ADP (GPIIb/IIIa)
C. Bloqueio do receptor de ADP mediado por tienopiridina
D. Inibição do fator IIa
E. Adesão à antitrombina III

17.
Qual nível de débito urinário sugere a reposição de volume adequado?

A. 0,1 a 0,5 mL/kg/h
B. 0,5 a 1,0 mL/kg/h
C. 1,0 a 1,5 mL/kg/h
D. 1,5 a 2,0 mL/kg/h
E. 2,0 a 2,5 mL/kg/h

18.
Qual é o melhor agente de reversão imediata de um paciente com INR e ICH elevados e portador também de insuficiência cardíaca coexistente?

A. Concentrados do complexo de protrombina
B. Plasma fresco congelado
C. Vitamina K IV
D. Ácido tranexâmico
E. Protamina

19.
Você está prestes a dar alta a uma paciente hospitalizada que agora está no terceiro dia pós-operatório (POD 3) em decorrênvia de uma laminectomia lombar. A permanência da paciente foi complicada pelo desenvolvimento de uma TVP da extremidade inferior esquerda não provocada. Foi recomendado que ela seja dispensada com anticoagulante oral para tratamento da TVP. Por quanto tempo ela deve ficar nesse tratamento de anticoagulação para esse episódio?

A. 1 semana
B. 1 mês
C. 3 meses
D. 6 meses
E. 1 ano

20.
Você está cuidando de uma paciente de 33 anos que recebe tratamento com pílulas anticoncepcionais e é fumante intermitente. Ela desenvolveu cefaleia intensa e apresenta os achados demonstrados nas imagens a seguir. Qual é o melhor tratamento inicial para a condição da paciente?

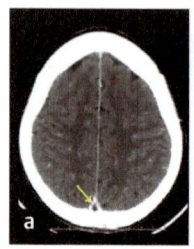

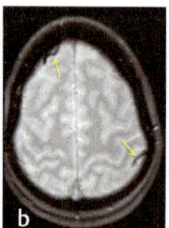

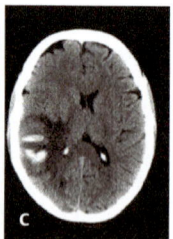

A. Heparina intravenosa
B. Observação
C. Aspirina
D. tPA transarterial
E. Administração de dabigatrana

21.
Qual nível de pressão parcial de oxigênio do tecido cerebral é considerado como o limiar sob o qual a respiração anaeróbia toma conta e uma lesão secundária via acidose láctica ocorre?

A. 50 mm Hg
B. 40 mm Hg
C. 30 mm Hg
D. 20 mm Hg
E. 10 mm Hg

22.
De acordo com as diretrizes para o manejo de uma lesão cerebral traumática grave, qual GCS é considerado como lesão craniana severa?

A. 12 ou menos
B. 10 ou menos
C. 8 ou menos
D. 6 ou menos
E. 3

23.
Você é solicitado para avaliar, no PS, um paciente com lesão craniana significativa após colisão automotiva. Ao chegar ao PS, você observa o residente do setor começando a intubar o paciente. Você é informado de que ele recebeu recurônio para paralisia logo antes da intubação. Quanto tempo você acha provável ter de esperar antes de poder obter um exame neurológico adequado?

A. 15 minutos
B. 30 minutos
C. 90 minutos
D. 6 horas
E. 24 horas

24.
Por qual mecanismo a hiperventilação do paciente intubado com a pressão intracraniana (PIC) elevada pode reduzir essa PIC?

A. pH reduzido
B. pH aumentado
C. Produção aumentada de LCR
D. Produção reduzida de LCR
E. Débito cardíaco reduzido

25.
Você está avaliando um paciente que sofreu lesão cerebral séria e, infelizmente, nenhuma medida tomada levou à melhora do quadro. Atualmente ele está sob cuidados de conforto e, como você pode observar, seu padrão de respiração consiste em uma pausa prolongada na respiração total. Onde esse padrão de respiração localiza a lesão?

A. Prosencéfalo difuso
B. Tálamo
C. Ponte
D. Medula
E. Coluna cervical superior

26.
Qual é o fluxo sanguíneo cerebral médio para o cérebro no adulto normal e sadio?

A. 20 mL/100 g/min
B. 35 mL/100 g/min
C. 50 mL/100 g/min
D. 75 mL/100 g/min
E. 100 mL/100 g/min

27.
Qual é o fluxo sanguíneo cerebral normal em uma criança de 4 anos normal e sadia?

A. 20 mL/100 g/min
B. 35 mL/100 g/min
C. 50 mL/100 g/min
D. 75 mL/100 g/min
E. 100 mL/100 g/min

28.
Qual dos tumores a seguir está associado à hiponatremia?

A. Carcinoma broncogênico
B. Câncer de pulmão de pequenas células
C. Câncer medular da tireoide
D. Neuroblastoma
E. Meduloblastoma

29.
Você está avaliando uma paciente de 38 anos que apresenta enxaquecas intensas, vários episódios de convulsão e derrame subclínico recente demonstrado em RM. Ela tem também transtorno de humor associado. O teste de diluição sugere a presença de um inibidor. Você suspeita de lúpus. Como você confirma o diagnóstico de lúpus eritematoso sistêmico (LES) neuropsiquiátrico?

A. Biópsia de pele
B. Anticorpos antineuronais do LCR
C. Anticorpos anti-Jo do LCR
D. Anticorpos anti-Ri do LCR
E. Glicose do LCR

30.
Você está avaliando uma paciente de 64 anos com fraqueza no braço e perna esquerdos. A RM mostra os achados a seguir. A testagem genética demonstra anormalidade no cromossomo 19. Qual é o diagnóstico?

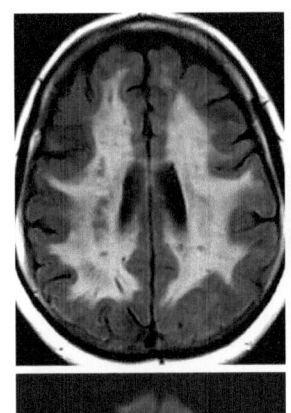

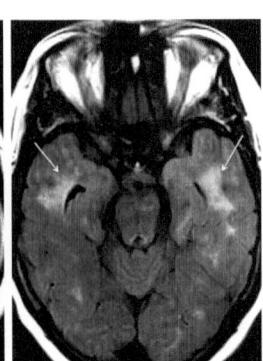

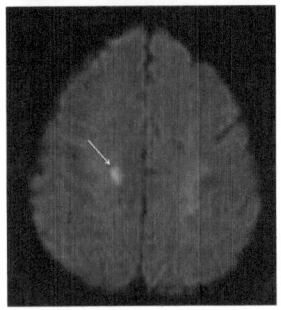

A. Doença de Alexander
B. CADASIL
C. Leucoencefalopatia multifocal progressiva (LMP)
D. Estenose sintomática da carótida
E. Infartos embólicos múltiplos

31.
Você está avaliando um paciente de 76 anos que manifesta cefaleias temporais persistentes, claudicação da mandíbula e sensibilidade da artéria temporal. Se esse paciente for desenvolver cegueira, qual mecanismo está subjacente à neuropatia óptica isquêmica?

A. Inflamação
B. Trombose
C. Infarto embólico
D. Ruptura arterial

32.
Você está cuidando de um paciente com arterite de células gigantes recentemente diagnosticada e está preocupado com o desenvolvimento de cegueira nesse paciente. Qual deverá ser seu tratamento inicial?

A. Clopidogrel
B. Heparina
C. Prednisona
D. Hidroxicloroquina
E. Infliximabe

33.
Qual osmolalidade sérica representa um limiar após o qual a administração de manitol é contraindicada em decorrência de risco elevado de necrose tubular aguda?

A. 300
B. 310
C. 320
D. 330
E. 340

34.
Você é solicitado a revisar a varredura por TC de um recém-nascido de 7 semanas e com massa craniana. Qual é o diagnóstico?

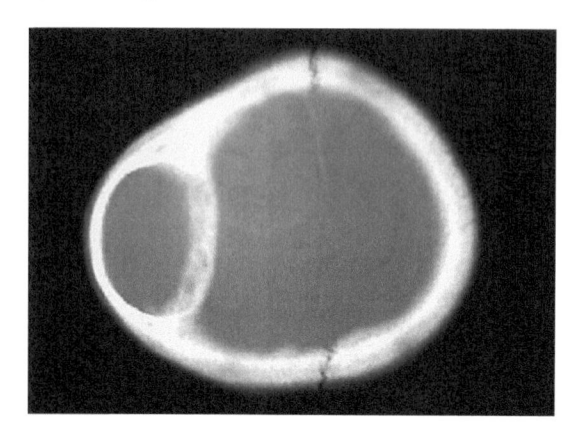

A. Cisto epidermoide
B. Granuloma eosinofílico
C. Fratura de crânio em evolução
D. Céfalo-hematoma calcificado
E. Trauma não acidental

35.
Você é solicitado a avaliar um recém-nascido de 5 dias que apresenta um céfalo-hematoma que até agora não se resolveu. A massa não parece ter aumentado de tamanho; a criança permanece sem febre e estável, tanto neurológica quanto sistemicamente. Qual tratamento você recomendaria?

A. Observação adicional
B. Descompressão cirúrgica
C. Aspiração por agulha
D. Varreduras por TC em série
E. Enfaixamento apertado da cabeça

36.
As hemorragias de retina são um sintoma clássico de traumatismo craniano pediátrico abusivo e grave ocorrendo em até 80% dos pacientes. Com que frequência essas hemorragias de retina se apresentam em casos de trauma acidental confirmado?

A. 5%
B. 15%
C. 35%
D. 55%
E. 75%

37.
Você está examinando um paciente no PS e foi chamado com urgência, pois esse paciente tem evidência de hematoma epidural e agora desenvolveu um quadro de anisocoria pupilar. Você decide enviar o paciente ao centro cirúrgico para drenagem. Com base na evidência corrente, após o início de alterações pupilares, dentro de quanto tempo você deverá atingir a descompressão do hematoma para promover bom resultado?

A. < 10 minutos
B. < 70 minutos
C. < 120 minutos
D. < 6 horas
E. < 24 horas

38.
Qual das medições a seguir de um hematoma subdural agudo cumpre os critérios para drenagem, independentemente da GCS?

A. Espessura 7 mm/desvio de 4 mm da linha média
B. Espessura 12 mm/desvio de 6 mm da linha média
C. Espessura 3 mm/desvio de 3 mm da linha média
D. Espessura 9 mm/desvio de 2 mm da linha média
E. Espessura 13 mm/desvio de 1 mm da linha média

39.
Você está cuidando de uma paciente que desenvolveu neurite braquial pós-cirúrgica (síndrome de Parsonage-Turner). Ela está sofrendo de dor significativa na cintura escapular. Qual medicamento você deverá usar para ajudar nos sintomas?

A. Prednisona
B. AINEs
C. Cetamina
D. Metotrexato
E. Temozolomida

40.
Em pacientes com neurite braquial não hereditária (síndrome de Parsonage-Turner), qual é o índice esperado de recuperação total em 3 anos?

A. 50%
B. 60%
C. 70%
D. 90%
E. 100%

41.
Qual das opções a seguir é um efeito colateral conhecido do uso da dexmedetomidina para sedação na neuro-UTI?

A. Convulsões
B. Agitação
C. Bradicardia
D. Hipertensão
E. Taquicardia

42.
Qual núcleo do tronco cerebral é considerado como mediado pela administração de dexmedetomidina?

A. Núcleo da rafe
B. *Nucleus accumbens*
C. Cinza periaquedutal
D. *Locus coeruleus*
E. Trato solitário

43.
Até quanto tempo a infusão contínua de dexmedetomidina é aprovada pela FDA?

A. 1 hora
B. 6 horas
C. 12 horas
D. 24 horas
E. 48 horas

44.
O que você observa como sintoma inicial da síndrome de infusão de propofol em um paciente que recebeu altas doses dessa substância nas últimas 72 horas?

A. Hipertensão
B. Novo bloqueio do ramo do feixe direito
C. Convulsões
D. Alcalose metabólica
E. Hipocalemia

45.
Qual dos agentes anestésicos a seguir inibe a formação do hormônio adrenocorticotrófico (ACTH)?

A. Propofol
B. Etomidato
C. Cetamina
D. Pentobarbital
E. Isoflurano

46.
Qual dos quadros a seguir seria uma contraindicação para executar uma abordagem supracerebelar e infratentorial a um tumor na região pineal na posição sentada?

A. Forame oval patente
B. TVP preexistente
C. Doença pulmonar restritiva
D. História de fusão cervical
E. Radiculopatia cervical contínua

47.
Qual dos medicamentos anestésicos a seguir pode atenuar o limiar de convulsão?

A. Propofol
B. Pentobarbital
C. Etomidato
D. Midazolam
E. Metoexital

48.
Você está avaliando um paciente de 38 anos com epilepsia do lobo temporal direito causada por presumida esclerose do hipocampo. De acordo com o estudo clínico controlado de referência focalizando a epilepsia do lobo temporal, qual porcentagem de pacientes cirúrgicos estaria completamente livre das convulsões após 1 ano?

A. ~ 25%
B. ~ 33%
C. ~ 40%
D. ~ 60%
E. ~ 90%

49.
Você está avaliando um paciente de 52 anos com epilepsia clinicamente refratária que parece estar localizada no córtex eloquente (córtex motor) do lado direito. Não há outras opções e você e o paciente estão considerando um procedimento para executar múltiplas transecções piais na tentativa de controlar a epilepsia. Sobre o que você aconselharia esse paciente durante o curso pós-operatório?

A. Déficit motor permanente
B. Déficit motor temporário
C. Piora inicial da convulsão
D. Alto risco de infecção
E. Alto risco de hemorragia pós-operatória

50.
Você tem uma paciente clínica com epilepsia resistente a medicamentos e que está sendo considerada para tratamento cirúrgico. Ela descreve o início das convulsões incluindo uma sensação epigástrica crescente logo antes do início do episódio de convulsão. Qual é o local mais provável da epilepsia dessa paciente?

A. Lobo frontal medial
B. Lobo occipital
C. Lobo temporal
D. Lobo frontal lateral
E. Lobo parietal

51.
Qual dos fatores a seguir é mais coerente com neuralgia do trigêmeo tipo II ou atípica?

A. Dor lancinante
B. Intervalos sem dor
C. Unilateral
D. Dor latejante

52
Qual porcentagem de pacientes com neuralgia do trigêmeo dolorida clássica do tipo I terá alívio da dor "de excelente a boa" a longo prazo com a descompressão microvascular?

A. 25%
B. 65%
C. 75%
D. 85%
E. 95%

53.
Qual porcentagem de pacientes com neuralgia do trigêmeo dolorida atípica do tipo II terá alívio da dor "de excelente a boa" a longo prazo com a descompressão microvascular?

A. 25%
B. 65%
C. 75%
D. 85%
E. 95%

54.
Você é solicitado a examinar uma paciente com episódio de dor intensa na mandíbula inferior direita. Ela descreve dor lancinante, que piora ao escovar os dentes. Você suspeita de neuralgia do trigêmeo. Qual é o melhor tratamento inicial desse quadro?

A. Compressão por balão
B. Rizotomia por radiofrequência
C. Descompressão microvascular
D. Tratamento clínico
E. Rizotomia com glicerol

55.
Qual é o mecanismo de ação para alívio da dor causada por neuralgia do trigêmeo via administração do medicamento oxcarbazepina?

A. Bloqueio de canal de sódio ligado à voltagem
B. Bloqueio do canal de cálcio ligado à voltagem
C. Agonista do receptor do opioide Mu
D. Agonista do receptor do NMDA
E. Agonista do GABA

56.
Você está executando uma compressão por balão do nervo trigêmeo em paciente com neuralgia desse nervo (NT). Se o paciente apresenta dor de distribuição principalmente V3, em qual sítio no forame oval você deverá tentar a colocação do cateter?

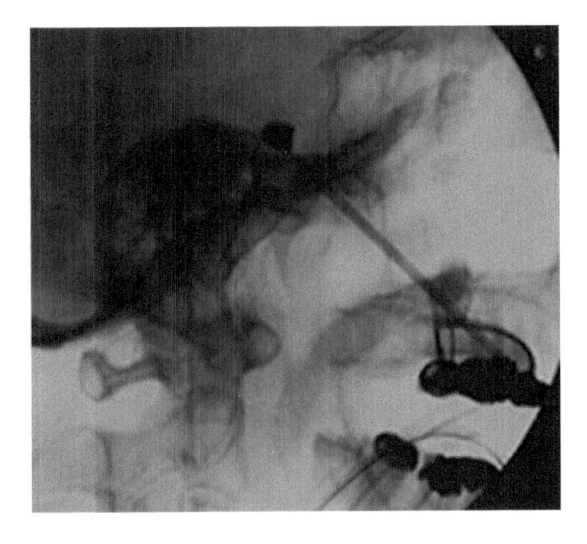

A. Superior
B. Inferior
C. Lateral
D. Medial
E. Intermediário

57.
Qual dos pacientes a seguir tem mais probabilidade de apresentar os achados demonstrados na RM?

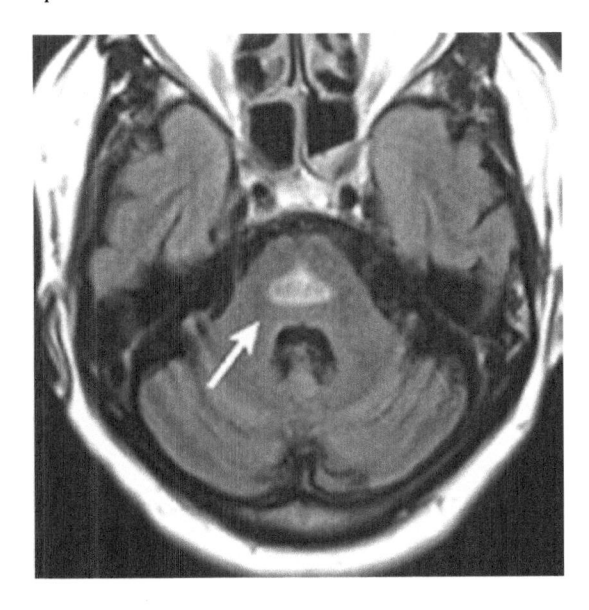

A. Paciente de 67 anos com câncer de mama
B. Homem alcoólatra de 55 anos
C. Homem de 42 anos usuário de drogas IV
D. Jovem de 18 anos com linfoma
E. Mulher de 80 anos com estenose da carótida

58.
Qual dos quadros a seguir causa pico de ondas T no ECG?

A. Hipocalemia
B. Hipercalemia
C. Hipomagnesemia
D. Hipercalcemia
E. Hipernatremia

59.
Você está lendo um ECG que demonstra prolongamento do intervalo PR. Qual anormalidade de eletrólitos pode causar esse achado no ECG?

A. Hiponatremia
B. Hipocalcemia
C. Hipercalemia
D. Hipernatremia
E. Hipermagnesemia

60.
Quais alterações no ECG a hipomagnesemia pode causar?

A. Intervalo PR prolongado
B. Elevação de ST
C. Multifocalidade
D. Prolongamento de QRS
E. Bloqueio do ramo do feixe

61.
Qual das opções a seguir é uma contraindicação ao uso de rtPA (alteplase) IV no tratamento de derrame isquêmico agudo?

A. Tumor de base cortical
B. Sintomas durante 4 horas
C. História de convulsões
D. Idade de 18 anos
E. Contagem de plaquetas em 115.000

62.
Em que ponto a oclusão da artéria cerebelar inferior posterior (PICA) proximal provavelmente resultará em uma síndrome medular lateral?

A. Alça caudal
B. Ponto coroidal
C. Alça craniana
D. Ponto espinal
E. Segmento extradural

63.
Qual é o primeiro ramo da artéria carótida externa?

A. Tireóideo superior
B. Faríngeo ascendente
C. Lingual
D. Facial
E. Occipital

64.
Qual artéria é o principal suprimento vascular para a cavidade nasal?

A. Oftálmica
B. Etmoidal anterior
C. Etmoidal posterior
D. Esfenopalatina
E. Vidiana

65.
Você está cuidando de um fumante de 42 anos que sofreu quadro de hemorragia subaracnóidea aneurismática. Os achados da TC estão demonstrados a seguir. Qual é o risco aproximado de novo sangramento do aneurisma nas primeiras 24 horas?

Usar a imagem a seguir para responder às Perguntas 65 e 69:

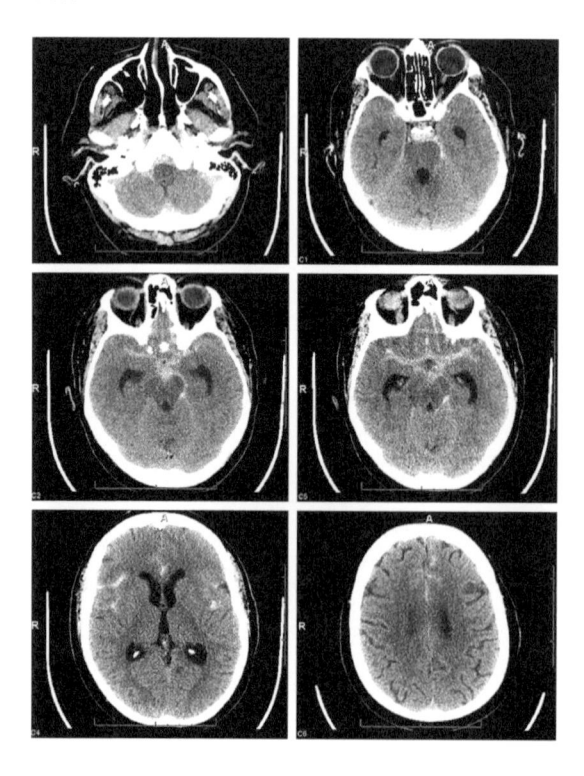

A. 4%
B. 8%
C. 12%
D. 20%
E. 33%

66.
Qual é o risco aproximado de um novo sangramento aneurismático nas primeiras duas semanas após um quadro de hemorragia subaracnóidea aneurismática?

A. 10 a 15%
B. 15 a 20%
C. 20 a 25%
D. 25 a 30%
E. 30 a 35%

67.
Acredita-se que o edema pulmonar neurogênico ocorra após uma hemorragia subaracnóidea aneurismática em virtude de qual mecanismo?

A. Sobrecarga de fluido iatrogênico
B. Surto de catecolamina
C. Insuficiência cardíaca
D. Embolia pulmonar
E. Ventilação mecânica prolongada

68.
Qual é o desarranjo de eletrólitos mais comum após hemorragia subaracnóidea aneurismática?

A. Hiponatremia
B. Hipernatremia
C. Hipocalcemia
D. Hipercalemia
E. Hipocalemia

69.
Você está cuidando de um paciente com hemorragia subaracnóidea demonstrada em varreduras de TC na Pergunta 65. Se o paciente apresentar hipernatremia, de onde você suspeitaria que o aneurisma subjacente fosse originário?

A. Artéria comunicante posterior
B. Bifurcação da artéria cerebral média (ACM)
C. Artéria comunicante anterior
D. Ponta basilar
E. Artéria cerebelar inferior posterior

70.
Qual das opções a seguir ajuda a reduzir a formação de úlcera de estresse em pacientes ventilados e com hemorragia subaracnóidea?

A. Controle agressivo de glicose
B. Redução de infusões IV
C. Administração de TNP
D. Nutrição enteral precoce
E. Férias regulares de sedação

71.
Você está avaliando uma paciente de 24 anos que era uma passageira sem proteção em uma colisão de veículo automotivo e que bateu a cabeça no para-brisa. Ela foi transferida para a neuro-UTI e foi intubada desde a admissão, por GCS deprimido. Foi instalado um monitor de pressão arterial e ela apresentou evidência de elevações refratárias da PIC. De acordo com o estudo DECRA (Craniectomia de Descompressão em Lesão Cerebral Traumática Difusa), qual é o resultado mais provável de uma hemicraniectomia de descompressão nessa paciente?

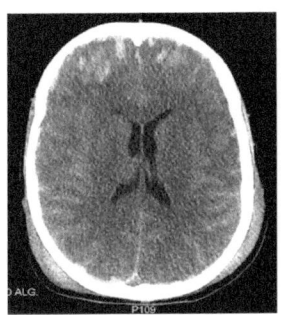

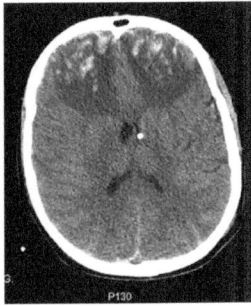

A. Mortalidade
B. Elevação continuada da PIC refratária
C. Resultado bom e PIC reduzida
D. Resultado ruim e PIC reduzida
E. Resultado bom, mas PIC aumentada

72.
Você admite, na neuro-UTI, um paciente de 80 anos que sofreu hemorragia cerebral de gânglios basais do lado direito, sem extensão intraventricular. Sua pressão arterial sistólica (PAS) de internação é 206. De acordo com a redução da pressão arterial intensiva no estudo clínico de hemorragia cerebral aguda (INTERACT), qual será o efeito do controle da pressão arterial intensiva (meta de 140 ou menos para PAS) nesse paciente?

A. Nenhum efeito
B. Volume reduzido do hematoma; sem efeito clínico
C. Volume reduzido do hematoma; melhora do curso clínico
D. Volume aumentado do hematoma; sem efeito clínico
E. Volume aumentado do hematoma; melhora do curso clínico

73.
Você está cuidando de uma paciente com hipertensão significativa na linha de base. A pressão arterial sistólica média dela é de 178 no consultório. Sua preocupação e a de que a pressão arterial permaneça superior a 160, e que ela tenha risco aumentado de HIC espontânea. Qual é o risco aumentado de HIC em pacientes com PAS > 160?

A. 2 vezes
B. 5 vezes
C. 10 vezes
D. 50 vezes
E. 100 vezes

74.
Qual é o índice de independência funcional aos 3 meses em pacientes que sofrem uma HIC espontânea?

A. 0%
B. 20%
C. 50%
D. 75%
E. 100%

75.
Você é chamado para consultar uma paciente de 82 anos com um grande hematoma cerebelar resultante de hemorragia cerebelar espontânea presumida, GCS 6 na admissão e com evidência de hemorragia intraventricular. O volume do hematoma foi medido em 31 mL e existe compressão do tronco cerebral. Qual é a índice de mortalidade de 30 dias de acordo com o escore HIC?

A. 13%
B. 26%
C. 72%
D. 97%
E. 100%

76.
Você está avaliando uma paciente de 76 anos que sofreu hemorragia cerebral espontânea do lado direito. O neurointensivista pede que você considere a ressecção cirúrgica do hematoma. Conforme a análise de subgrupo do estudo clínico original de tratamento cirúrgico para hemorragia intracerebral (STICH), qual característica do hematoma poderia demonstrar um benefício da ressecção cirúrgica?

A. Localização no hemisfério direito
B. Idade inferior a 80 anos
C. Localização cortical superficial (< 1 cm da superfície)
D. Sem desvio da linha média
E. Extensão intraventricular

77.
Você é solicitado para avaliar a imagem de TC de uma paciente de 83 anos com os achados a seguir. Qual é a causa subjacente mais comum dos achados na varredura da TC?

Usar as imagens a seguir para responder às Perguntas 77-79:

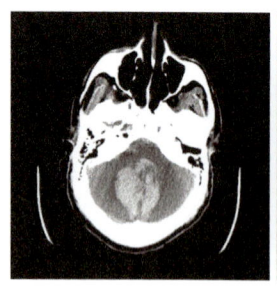

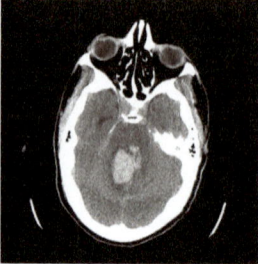

A. Hipertensão
B. Idade > 80 anos
C. Doença metastática
D. Tabagismo
E. Uso de drogas

78.
Você é convidado para discutir os possíveis resultados cirúrgicos com a família de um paciente com a varredura de TC demonstrada na Pergunta 77. Quando você comenta a possibilidade de ressecção cirúrgica e descompressão da fossa posterior, eles perguntam quais as chances de que esse paciente possa viver sem assistência diária. De acordo com a literatura atual, qual é o índice de resultado satisfatório (Escore de Resultados de Glasgow 4 ou 5) em pacientes tratados cirurgicamente para esse quadro?

A. 0%
B. 25%
C. 50%
D. 75%
E. 100%

79.
De acordo com as diretrizes, qual dos fatores a seguir presentes na admissão deveria fazer você executar uma descompressão cirúrgica e ressecar o hematoma demonstrado na varredura de TC na Pergunta 77?

A. Hipertensão (PAS > 160)
B. Dilatação do hematoma na varredura seriada de TC
C. GCS 15
D. Hidrocefalia
E. INR elevado

80.
Qual limiar de tamanho foi identificado para hemorragia cerebelar espontânea, mediante a que maioria dos pacientes tem menor probabilidade de deteriorar e precisar de descompressão cirúrgica?

A. 1 cm
B. 2 cm
C. 3 cm
D. 4 cm
E. 5 cm

81.
Você realizou uma biópsia estereotáxica com agulha em uma paciente de 56 anos que se apresentou, inicialmente, com cefaleia e cuja RM demonstrou realce multifocal por todo o córtex. O quadro da paciente começou a piorar e ela desenvolveu prejuízo cognitivo. Os resultados da biópsia são demonstrados a seguir. Qual é o diagnóstico mais provável?

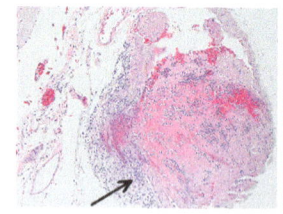

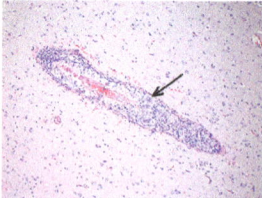

A. Glioblastoma
B. Hipertensão
C. Vasculite
D. Doença metastática
E. Derrame isquêmico

82.
O que é considerado como sendo o mecanismo subjacente da hidrocefalia com pressão normal?

A. Superprodução de LCR
B. Disfunção de granulação da aracnoide
C. Estenose do aqueduto
D. Múltiplas hemorragias subclínicas
E. Conformidade ventricular reduzida

83.
Qual teste diagnóstico pode aumentar o índice de resposta favorável à derivação ventriculoperitoneal (VP) em pacientes com hidrocefalia e pressão normal de aproximadamente 50 a 80% ou mais?

A. Ventriculomegalia na RM
B. Fluxo adequado de LCR na RM de fluxo
C. Leucocitose
D. Marcha melhorada após punção liquórica (PL) de alto volume
E. Melhora cognitiva percebida após liquórica (PL) de alto volume

84.
Qual é o diagnóstico nesta jovem de 18 anos que se apresenta com cefaleias holo-hemisféricas intermitentes do lado direito e a RM mostrada a seguir?

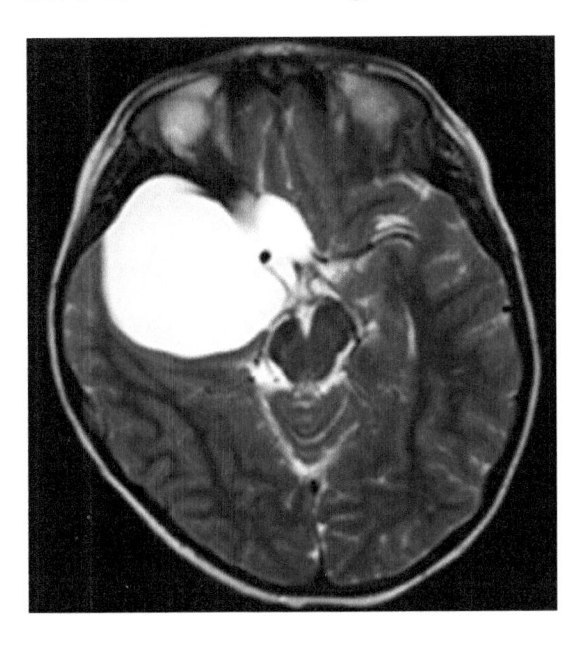

A. Astrocitoma pilocítico
B. Glioma óptico
C. Cisto epidermoide
D. Cisto aracnóideo
E. Doença metastática

85.
Você está cuidando de um menino de 3 anos admitido na UTI pediátrica após trauma não acidental pelo pai e que causou traumatismo cranioencefálico (TCE) significativo. A criança apresentou PIC elevada e um exame clínico insatisfatório. A equipe de pediatria pede informações sobre a administração de esteroides na tentativa de melhorar o quadro do edema cerebral. Que efeito os esteroides exercem em casos de TCE pediátrico grave?

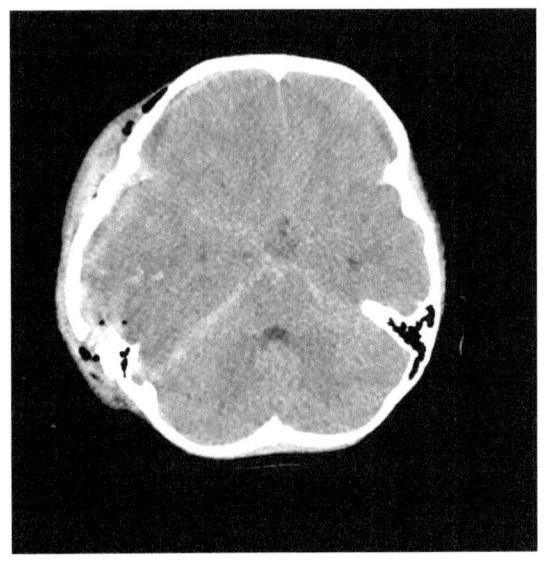

A. Melhora na PIC e no resultado clínico, sem complicações sistêmicas
B. Melhora na PIC e no resultado clínico, aumento das complicações sistêmicas
C. Sem melhora na PIC, melhora no resultado clínico, aumento nas complicações sistêmicas
D. Melhora na PIC, sem melhora clínica, aumento das complicações sistêmicas
E. Sem melhora na PIC, sem melhora clínica, aumento das complicações sistêmicas

86.
Quando é realizada a cirurgia fetal intrauterina para reparo de mielomeningocele?

A. 18 a 20 semanas de gestação
B. 24 a 26 semanas de gestação
C. 30 a 32 semanas de gestação
D. 36 a 38 semanas de gestação
E. 40 ou mais semanas de gestação

87.
Você é solicitado a avaliar uma paciente de 22 anos no PS que desenvolveu cefaleia súbita com alguma dificuldade de encontrar palavras e a TC na admissão é demonstrada a seguir. A paciente não tem história de uso de drogas ou de qualquer outro processo de doença sistêmica que seja do conhecimento da equipe do PS. O INR da paciente é 1.0. Qual é o melhor próximo passo no tratamento?

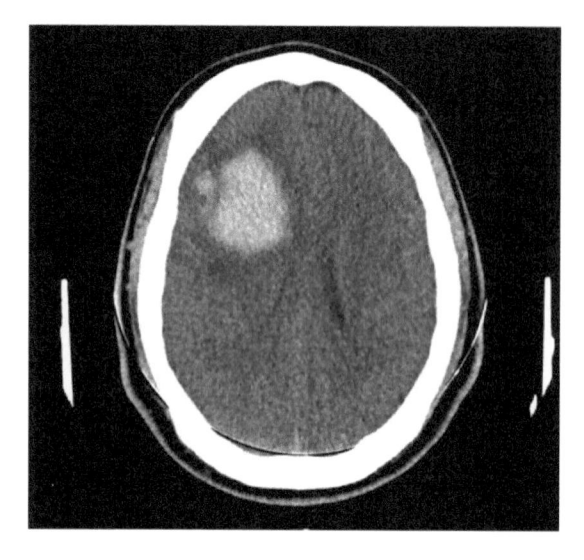

A. Admissão na UTI e observação
B. Tratamento intensivo da pressão arterial
C. Tratamento intensivo da glicose
D. Investigação complementar por imagens
E. Avaliação de polimialgia reumática (PMR)

88.
Você está tratando de um paciente de 33 anos com a lesão mostrada na angiografia cerebral. Qual condição genética poderia predispor o paciente ao desenvolvimento dessa lesão?

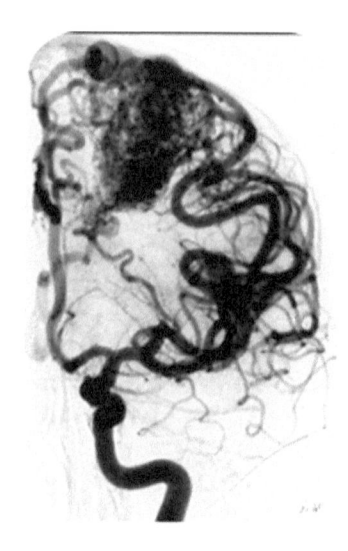

A. Neurofibromatose do tipo I
B. Doença de Kennedy
C. Telangiectasia hemorrágica hereditária
D. Ataxia-telangiectasia
E. Doença de von Hippel-Lindau

89.
Você tem um paciente de 38 anos diagnosticado com a doença de moyamoya bilateral. Ele tem sido informado que seu índice de derrame em 5 anos está entre 67 e 90% sem tratamento e foi encaminhado a você para a realização potencial de uma derivação indireta ou direta. Se sua cirurgia for bem-sucedida, qual será o novo índice de derrame nos próximos 5 anos?

A. < 10%
B. 11 a 20%
C. 21 a 30%
D. 31 a 40%
E. 41 a 50%

90.
Você está avaliando um menino de 5 anos com neurofibromatose tipo I conhecida e que desenvolveu perda visual no olho direito. A investigação por imagens demonstra suspeita de um glioma da via óptica direita. Qual característica determinará se você pode curar esse paciente por meio de cirurgia?

A. Testes básicos de campo visual
B. Envolvimento do quiasma óptico
C. Padrão de realce na RM
D. Localização (direito vs esquerdo)
E. Patência da artéria retinal no angiograma

91.
O que é criado quando um vetor de força é aplicado tangencialmente e de uma distância ao eixo instantâneo de rotação na coluna espinal?

A. Braço de momento
B. Fratura óssea
C. Dano ligamentoso
D. Carga
E. *Stress shield*

92.
Como é definida a tensão de propriedade do material na biomecânica da coluna?

A. Alteração na extensão da unidade/extensão original
B. Força aplicada por área de unidade
C. Extensão do braço de momento
D. Peso total (em kg) aplicado ao eixo de rotação instantâneo
E. Resistência do objeto à deformação

93.
Como é definida a rigidez de um implante espinal?

A. A área sob a curva de força de deformação
B. A inclinação da região mais linear da curva de força de deformação
C. O ponto de força máxima sobre a curva de força de deformação
D. O ponto de deformação máxima na curva de força de deformação

94.
Em uma curva de força de deformação, qual é o termo para o ponto no qual a linha desvia e penetra na zona elástica?

A. Fratura
B. Força máxima
C. Ponto de rendimento
D. Pré-carga
E. Ponto de ruptura

95.
Qual porcentagem de pacientes com 65 anos terá evidência de espondilose da coluna na investigação por imagens?

A. 10%
B. 25%
C. 50%
D. 75%
E. 95%

96.
O que se acredita ser o mecanismo da dor nas costas axial discogênica?

A. Hipertrofia de faceta e colisão da raiz do nervo
B. Hérnia de disco
C. Estimulação de terminações de nervo sinovertebral recorrente
D. Perda de altura do disco
E. Vascularidade aumentada do disco

97.
Fibras nervosas pequenas que inervam a articulação facetária foram implicadas na dor facetogênica nas costas. De onde se acredita que essas fibras se originam?

A. Nervo sinovertebral recorrente
B. Ramo anterior do nervo espinal
C. Ramo posterior do nervo espinal
D. Ramo cinza comunicante
E. Ramo branco comunicante

98.
De acordo com as diretrizes da National Osteoporosis Foundation, quanto de cálcio e de vitamina D uma mulher de 60 anos deve ingerir por dia?

A. 400 mg de cálcio, 400 UI de vitamina D
B. 800 mg de cálcio, 800 UI de vitamina D
C. 1.200 mg de cálcio, 1.000 UI de vitamina D
D. 2.000 mg de cálcio, 2.000 UI de vitamina D
E. 3.000 mg de cálcio, 4.000 UI de vitamina D

99.
Qual é o efeito da calcitonina?

Escolha de respostas:

A. Inibe os osteoblastos
B. Inibe os osteoclastos
C. Promove os osteoclastos
D. Promove os osteoblastos
E. Fornece estrutura para a formação óssea

100.
O medicamento raloxifeno é usado para prevenir a osteoporose em mulheres pós-menopausa que não podem tolerar a terapia com bifosfonatos. Ele atua inibindo os osteoclastos. Qual efeito colateral deve ser informado às pacientes que recebem raloxifeno?

A. Risco aumentado de ataque cardíaco
B. Risco aumentado de câncer de mama
C. Risco aumentado de TVP
D. Risco aumentado de esofagite
E. Aumento na tendência para sangramento

II Respostas

8 Neurocirurgia

1.

B Hematoma subdural

Esta TC pode demonstrar um hematoma subdural agudo, evidenciado pela coleção hiperdensa de sangue atravessando as linhas das suturas. Associa-se um desvio significativo da linha média. O sangue permanece hiperdenso na TC por 1 a 3 dias.

Leitura Complementar: Greenberg. Handbook of Neurosurgery, 8th edition, 2016, page 895.

2.

A 1 a 3 dias

Esta TC demonstra um hematoma subdural agudo, evidenciado pela coleção hiperdensa de sangue atravessando as linhas de suturas. Associa-se um desvio da linha média significativo. O sangue permanece hiperdenso na TC por 1 a 3 dias.

Leitura Complementar: Greenberg. Handbook of Neurosurgery, 8th edition, 2016, page 895.

3.

D Verifique o INR

Esta TC pode demonstrar um hematoma subdural agudo, evidenciado pela coleção hiperdensa de sangue atravessando as linhas de suturas. Este paciente tem história de valva aórtica mecânica e, provavelmente, fazia uso de anticoagulação crônica. Antes de escolher intervir, você deve conhecer o estado de coagulação do paciente e revertê-lo, se necessário.

Leitura Complementar: Greenberg. Handbook of Neurosurgery, 8th edition, 2016, page 895.

4.

C Hemicraniotomia/ectomia descompressiva

Esta TC demonstra um hematoma subdural agudo, evidenciado pela coleção hiperdensa de sangue atravessando as linhas de sutura. Este paciente precisará de cirurgia e, em razão da natureza aguda do coágulo, o paciente, provavelmente, não será drenado de forma adequada por orifícios de trepanação. Recomenda-se uma hemicraniotomia/ectomia descompressiva.

Leitura Complementar: Greenberg. Handbook of Neurosurgery, 8th edition, 2016, page 895.

5.

C Hemicraniotomia/ectomia descompressiva

Esta TC demonstra um hematoma subdural agudo, evidenciado pela coleção hiperdensa de sangue atravessando as linhas de sutura. De acordo com as diretrizes práticas no manejo do hematoma subdural agudo, todas as vezes em que o hematoma agudo tiver mais de 10 mm no diâmetro máximo ou que houver mais de 5 mm de desvio da linha média associado, a evacuação deverá ser realizada independentemente da GCS na apresentação.

Leitura Complementar: Greenberg. Handbook of Neurosurgery, 8th edition, 2016, page 896.

6.

C Hematoma epidural

Esta TC demonstra evidências de um hematoma epidural agudo, visualizado pela coleção de líquido hiperdenso que não atravessa as linhas de sutura.

Leitura Complementar: Greenberg. Handbook of Neurosurgery, 8th edition, 2016, page 892.

7.

C Forame espinhoso

Esta TC evidencia um hematoma epidural agudo, demonstrado pela coleção de líquido hiperdenso que não atravessa as linhas de sutura. Costuma ser causado por lesão da artéria meníngea média, que entra no crânio pelo forame espinhoso.

Leitura Complementar: Greenberg. Handbook of Neurosurgery, 8th edition, 2016, page 892.

8.

C Drenagem cirúrgica

Esta TC demonstra um hematoma epidural agudo, evidenciado pela coleção de líquido hiperdenso que não atravessa as linhas de suturas. Por ser um HED grande, deve ser evacuado como emergência, se possível por cirurgia aberta.

Leitura Complementar: Greenberg. Handbook of Neurosurgery, 8th edition, 2016, page 892.

9.

B Observação/repetição do exame

Esta TC demonstra um hematoma epidural agudo, evidenciado pela coleção de líquido hiperdenso que não atravessa as linhas de sutura. Trata-se de um pequeno hematoma epidural (< 15 mm), com menos de 30 cm^3 de volume total em paciente consciente com o exame a seguir. Esse paciente pode ser observado com um novo exame em curto tempo para demonstrar se há estabilidade do tamanho do hematoma epidural. Se houver expansão significativa ou piora do exame, o paciente deve ser submetido à evacuação cirúrgica.

Leitura Complementar: Greenberg. Handbook of Neurosurgery, 8th edition, 2016, page 893.

II Respostas

10.

D Intubação

Esta TC demonstra um hematoma epidural agudo, evidenciado pela coleção de líquido hiperdenso que não atravessa as linhas das sutura. Este paciente teve um intervalo lúcido e agora deteriorou. Por fim, ele precisará de evacuação cirúrgica de emergência, mas garantir as vias aéreas deve ser a prioridade principal.

Leitura Complementar: Greenberg. Handbook of Neurosurgery, 8th edition, 2016, page 893.

11.

B Novo exame em 6 horas

Essa paciente tem contusões bifrontais, provavelmente uma lesão do parênquima cerebral por desaceleração. Nesse ponto, ela tem um exame que pode ser seguido, mas um novo exame deve ocorrer pelo menos depois de algumas horas para procurar expansão das hemorragias intraparenquimatosas. Elas podem expandir-se de maneira lenta e tornarem-se sintomáticas. O novo exame deve ocorrer antes, se houver deterioração clínica.

Leitura Complementar: Greenberg. Handbook of Neurosurgery, 8th edition, 2016, page 891.

12.

D > 3 semanas

Esta RM demonstra um hematoma subdural crônico. É uniforme e tem aparência líquida. Provavelmente está presente há mais de 3 semanas.

Leitura Complementar: Greenberg. Handbook of Neurosurgery, 8th edition, 2016, page 895.

13.

B Drenagem por orifício de trepanação

Esta TC demonstra um hematoma subdural crônico. Tem aspecto uniforme e escuro. Provavelmente está presente há mais de 3 semanas e, muito provavelmente, pode ser completamente drenado por meio de drenagem por orifício de trepanação. É possível que não precise de uma craniotomia completa.

Leitura Complementar: Greenberg. Handbook of Neurosurgery, 8th edition, 2016, page 895.

14.

B 15%

Aproximadamente 15% dos pacientes submetidos a uma evacuação de líquido subdural têm uma coleção de líquido residual em 40 dias. Frequentemente essas coleções residuais não precisam de repetição da cirurgia e podem ser manejadas com observação e TCs em sequência.

Leitura Complementar: Greenberg. Handbook of Neurosurgery, 8th edition, 2016, page 901.

15.

C Trajetória biventricular

Voltando no tempo à pesquisa inicial feita por Harvey Cushing e estudada com mais detalhes recentemente, demonstra-se que a trajetória biventricular através do terceiro ventrículo é uniformemente fatal na literatura civil. Não se verifica que as trajetórias bifrontal, holo-hemisférica e cerebelar isolada sejam uniformemente fatais.

Leitura Complementar: Greenberg. Handbook of Neurosurgery, 8th edition, 2016, page 911.

16.

C Pneumoencéfalo tensional

Esta TC demonstra pneumocefalia tensional, com o clássico sinal do "Monte Fuji". Esta não é uma coleção de líquido, dado como são escuros os achados na TC, o que só pode ser ar.

Leitura Complementar: Greenberg. Handbook of Neurosurgery, 8th edition, 2016, page 888.

17.

A Descompressão

Esta TC demonstra uma pneumocefalia tensional, com o clássico sinal do "Monte Fuji". Esta paciente está sintomática em razão da coleção de ar e, quanto ao vazamento de LCS, que certamente precisa ser reparado, a paciente deve ser submetida a algum tipo de descompressão do ar pressurizado no interior do crânio, seguida, pouco tempo depois, por reparo do vazamento do LCR.

Leitura Complementar: Greenberg. Handbook of Neurosurgery, 8th edition, 2016, page 889.

18.

B Não

Esse jogador tem evidência de uma concussão, inclusive desorientação e amnésia para o evento. Com base nas atuais diretrizes para concussão, o jogador deve ser retirado do jogo e não se deve permitir que retorne até que seja mais bem avaliado por um prestador de assistência especializado e treinado para avaliar concussões.

Leitura Complementar: Greenberg. Handbook of Neurosurgery, 8th edition, 2016, page 844.

19.

C 10 a 15

A faixa normal da PIC para adultos e crianças em idade escolar é de 10 a 15 mm Hg. Nos pré-escolares, em geral, a variação é de 3 a 7 mm Hg e, nos lactentes, varia de 1,5 a 6 mm Hg.

Leitura Complementar: Greenberg. Handbook of Neurosurgery, 8th edition, 2016, page 857.

20.

C PPC = PAM − PIC

A pressão de perfusão cerebral é calculada subtraindo-se a pressão intracraniana da pressão arterial média. Com base na autorregulação, o cérebro pode manter o fluxo sanguíneo cerebral normal em ampla faixa de PPC, em geral, entre 50 e 150 mm Hg.

Leitura Complementar: Greenberg. Handbook of Neurosurgery, 8th edition, 2016, page 857.

21.

C Indicação cirúrgica/desbridamento

Este paciente tem evidências de uma fratura de crânio com afundamento e hematoma subjacente. Dada a preocupação com o hematoma subjacente e a profundida do segmento da fratura craniana com afundamento, essa fratura deve ser elevada, e o hematoma, abordado cirurgicamente.

Leitura Complementar: Greenberg. Handbook of Neurosurgery, 8th edition, 2016, page 882.

22.

A Longitudinal

Há dois tipos de fraturas do osso temporal, a longitudinal e a transversa. As fraturas longitudinais são paralelas ao conduto auditivo externo (CAE), sendo o tipo mais comum de fraturas do osso temporal. A fratura longitudinal não tende a exercer forças de estiramento sobre o gânglio geniculado e, portanto, é menos provável que levem à lesão do VII nervo craniano.

Leitura Complementar: Greenberg. Handbook of Neurosurgery, 8th edition, 2016, page 884.

23.

B Transversa

Há dois tipos de fraturas do osso temporal, a longitudinal e a transversa. As fraturas transversas são perpendiculares ao CAE e o tipo menos comum de fraturas do osso temporal (20-30%). A fratura transversa tende a atravessar a cóclea e pode exercer forças de estiramento sobre o gânglio geniculado, levando à lesão do VII nervo craniano.

Leitura Complementar: Greenberg. Handbook of Neurosurgery, 8th edition, 2016, page 884.

24.

C Iniciar esteroides

Com uma fratura transversa do osso temporal, pode ocorrer lesão do VII nervo craniano. Conquanto a eficácia atualmente não esteja comprovada, muitos cirurgiões iniciarão os glicocorticoides na presença de disfunção do nervo facial no contexto de uma fratura transversa do osso temporal. Deve-se considerar a consulta ao otorrinolaringologista (ORL), pois pode ser necessária a descompressão se a função do nervo facial não melhorar.

Leitura Complementar: Greenberg. Handbook of Neurosurgery, 8th edition, 2016, page 884.

25.

B Passagem de sonda nasogástrica (SNG)

As fraturas clivais são lesões graves, muitas vezes fatais. Podem associar-se a déficits de nervos cranianos, diabetes insípido e lesão vascular na circulação anterior/posterior. A passagem de uma SNG deve ser evitada, pois existem relatos de passagem intracraniana da SNG por uma fratura do clivo com diástase.

Leitura Complementar: Greenberg. Handbook of Neurosurgery, 8th edition, 2016, page 885.

26.

C Tipo III

Há três tipos de fraturas faciais de Lefort e, destas, o tipo III envolve os arcos zigomáticos, a sutura nasofrontal e os assoalhos orbitais. Dado o tipo de fratura e as forças requeridas, há alta incidência de lesão cerebral com o tipo III das fraturas de Lefort.

Leitura Complementar: Greenberg. Handbook of Neurosurgery, 8th edition, 2016, page 887.

27.

B Observação

Em um lactente neurologicamente normal, esta fratura deve ser tratada sem cirurgia. Esta é a clássica fratura "em pingue-pongue" e, com o passar do tempo, as pulsações do LCR irão remodelar o osso e cicatrizar a fratura. A intervenção cirúrgica, em geral, não é necessária.

Leitura Complementar: Greenberg. Handbook of Neurosurgery, 8th edition, 2016, page 915.

II Respostas

28.

A Crescimento de fratura do crânio

Esta TC demonstra alargamento da fratura do crânio com evidência de líquido abaixo dela. Isso é compatível com uma fratura craniana crescendo e costuma ser visto com uma laceração dural e vazamento de LCR que não seja reparado. É diferente de um cisto de aracnoide e deve ser tratado por meio de cirurgia com fechamento dural.

Leitura Complementar: Greenberg. Handbook of Neurosurgery, 8th edition, 2016, page 915.

29.

D Craniotomia circunferencial e reparo dural

Esta TC demonstra alargamento da fratura de crânio com evidência de líquido abaixo dela. Isso é compatível com uma fratura de crânio que esteja crescendo e costuma ser vista com uma laceração dural e vazamento de LCR que não seja reparado. É diferente de um cisto de aracnoide e deve ser tratado por meio de cirurgia com fechamento dural.

Leitura Complementar: Greenberg. Handbook of Neurosurgery, 8th edition, 2016, page 915.

30.

B Hematomas subdurais bilaterais

A investigação na suspeita de trauma não acidental deve incluir algum tipo de lesão intracraniana. Quando uma criança é sacudida, podem-se desenvolver hematomas subdurais bilaterais em consequência de forças de pressão por deslocamento exercidas sobre o cérebro, levando à laceração de veias de transição.

Leitura Complementar: Greenberg. Handbook of Neurosurgery, 8th edition, 2016, page 916.

31.

A Trauma não acidental

Conquanto todas as opções relacionadas possam causar hemorragias retinianas, o trauma não acidental é a causa mais comumente vista em um lactente. De 26 crianças com menos de 3 anos de idade que sofreram violência, 16 tinham hemorragias retinianas à fundoscopia, enquanto 1/32 crianças que não sofreram violência e com traumatismo craniano tinha hemorragia retiniana. O único falso-positivo foi causado por parto traumático.

Leitura Complementar: Greenberg. Handbook of Neurosurgery, 8th edition, 2016, page 916.

32.

B Proteína ácida fibrilar glial (GFAP)

A GFAP, um marcador de neurônios, demonstra estar associada à lesão cerebral traumática aguda e pode vir a ser usada no futuro para determinar quais pacientes precisem ser submetidos à TC do cérebro.

Leitura Complementar: Brain injury biomarkers may improve the predictive power of the IMPACT outcome calculator. J Neurotrauma. 2012, 1770-1778.

33.

A Manejo clínico contínuo

De acordo com os resultados iniciais do ensaio clínico DECRA, a hemicraniectomia descompressiva, no contexto de HIC elevado em pacientes com menos de 60 anos de idade em até 72 horas depois de lesão refratária ao manejo clínico de primeira escolha, associou-se a uma taxa mais alta de desfechos desfavoráveis do que o grupo-controle que não passou por cirurgia. Em uma análise de subgrupos, não houve diferença quando os pacientes que tinham pupilas não reagentes bilateralmente foram controlados (a análise inicial teve taxa significativamente mais alta de pupilar não reagentes bilateralmente no braço cirúrgico). Conquanto alguns profissionais optassem por realizar a descompressão, estritamente de acordo com os resultados do ensaio clínico DECRA, isso levará a desfechos desfavoráveis. Estão em andamento outros ensaios cirúrgicos, e os resultados dependem da definição de desfecho favorável.

Leitura Complementar: Kolias AG. Traumatic brain injury in adults. Pract Neurol. 2013, 228-235.

34.

C Perfuração até o assoalho da fossa média

É importante ter certeza de que a craniectomia descompressiva seja grande o suficiente não apenas para descomprimir o hemisfério cerebral, mas também para evitar complicações que já tenham sido demonstradas quando o diâmetro AP da craniectomia for inferior a 12 cm. A herniação subsequente do cérebro pelo defeito da craniectomia pode levar à lesão vascular e, mais adiante, ao infarto cerebral. Quando houver suspeita de hérnia do unco, é importante ter certeza de que a craniectomia chegue até o assoalho da linha média para a descompressão completa do lobo temporal.

Leitura Complementar: Wagner S. Suboptimum hemicraniectomy as a cause of additional cerebral lesions in patients with malignant infarction of the MCA. J Neurosurg. 2001, 693-696.

35.

A Hipotensão

A tríade de Cushing é vista, frequentemente, durante a elevação terminal da PIC imediatamente antes da herniação. Consiste em bradicardia, hipertensão e irregularidades respiratórias. Se esses achados forem vistos conjuntamente em um paciente com HIC, devem ser tomadas providências imediatas para diminuir a PIC, pois o paciente, provavelmente, está para herniar.

Leitura Complementar: Greenberg. Handbook of Neurosurgery, 8th edition, 2016, page 858.

36.

B ~ 30 minutos

O CO_2 é potente vasodilatador e se pode usar hiperventilação para diminuir a pressão intracraniana diminuindo o CO_2. O cérebro é capaz de tamponar eficientemente e, portanto, essa técnica pode diminuir apenas transitoriamente a PIC, pois o cérebro ajustar-se-á aos novos níveis de CO_2 em 20 a 30 minutos.

Leitura Complementar: Greenberg. Handbook of Neurosurgery, 8th edition, 2016, page 868.

37.

D 31 a 35 mm Hg

O CO_2 é um potente vasodilatador e pode-se usar hiperventilação para diminuir a pressão intracraniana diminuindo o CO_2. O cérebro é capaz de tamponar eficientemente e, portanto, essa técnica pode diminuir apenas transitoriamente a PIC, pois o cérebro ajustar-se-á aos novos níveis de CO_2 em 20 a 30 minutos. O seu alvo é uma $PaCO_2$ de 31 a 35 mm Hg.

Leitura Complementar: Greenberg. Handbook of Neurosurgery, 8th edition, 2016, page 868.

38.

D 324

O manitol é um diurético osmótico muito efetivo, frequentemente usado para diminuir a pressão intracraniana. Quando utilizado de maneira programada, deve ocorrer o monitoramento da osmolalidade sérica. Quando esta ficar acima de 320, devem-se considerar outras opções para tratamento clínico da HIC.

Leitura Complementar: Greenberg. Handbook of Neurosurgery, 8th edition, 2016, page 868.

39.

B 11 cm, posteriormente, a partir do násio na linha pupilar média

Acredita-se que o ponto de Kocher esteja localizado, em geral, entre 10,5 e 11,5 cm posteriormente a partir do násio e aproximadamente 3 a 3,5 cm lateralmente ou na linha pupilar média. Falando de maneira geral, essa é uma boa localização para fazer um orifício de trepanação para colocação de uma derivação ventricular externa (DVE) para hidrocefalia aguda. Em muitas situações, simplesmente colocar DVE perpendicular ao crânio levará à punção ventricular, dependendo do tamanho do ventrículo.

Leitura Complementar: Citow, Macdonald, Refai. Comprehensive Neurosurgery Board Review, 2nd edition, 2010, page 473.

40.

B 3%

Solução salina hipertônica pode ser usada para manejo da PIC como agente de primeira escolha ou no paciente refratário à administração de manitol. O paciente pode receber solução salina a 3% em infusão contínua por veia periférica, mas devem ser administrados 7 e 23,4% em bolo por meio de acesso central para evitar os efeitos deletérios às extremidades.

Leitura Complementar: Greenberg. Handbook of Neurosurgery, 8th edition, 2016, page 875.

41.

B 150 mL

O volume aproximado de LCR no sistema é de 150 mL em qualquer tempo. Aproximadamente 450 a 500 mL de LCR são produzidos a cada dia, e o LCS faz trocas 3 vezes ao dia.

Leitura Complementar: Greenberg. Handbook of Neurosurgery, 8th edition, 2016, page 856.

42.

B 10

Este paciente tem GCS de 10. O = 2, V = 3, M = 5.

Leitura Complementar: Citow, Macdonald, Refai. Comprehensive Neurosurgery Board Review, 2nd edition, 2010, page 496.

43.

A 4t

Este paciente tem GCS de 4t. O = 1, V = 1t, M = 2. Está em postura de descerebração (M = 2), não abre os olhos (O = 1) e está intubado (V = 1t).

Leitura Complementar: Citow, Macdonald, Refai. Comprehensive Neurosurgery Board Review, 2nd edition, 2010, page 496.

44.

C 13,6 cm H_2O

Existe uma falta de convenção entre os neurocirurgiões quanto a qual sistema deva ser utilizado, mm Hg ou cm H_2O. 1 mm Hg = 1,36 cm H_2O, significando que 10 mm Hg = 13,6 cm H_2O.

Leitura Complementar: Greenberg. Handbook of Neurosurgery, 8th edition, 2016, page 861.

II Respostas

45.

A Ondas A de Lundberg

Há três tipos de ondas de Lundberg vistas durante o monitoramento da PIC: A, B e C. As ondas A de Lundberg (ondas de platô) se associam à elevação extremamente alta da PIC, que chega a platôs por 5 a 20 minutos e depois diminui para aproximadamente 20 mm Hg por 30 a 45 minutos, seguindo-se mais uma elevação. Também podem ser vistos aumentos da PAM. Essas ondas não são frequentemente vistas no contexto da UTI enquanto o manejo ativo da PIC estiver ocorrendo.

Leitura Complementar: Greenberg. Handbook of Neurosurgery, 8th edition, 2016, page 865.

46.

B P2

A segunda onda da PIC, P2, representa a pressão quando o pulso aórtico quica contra a parede ventricular (P1 é o próprio pulso aórtico). Quando as paredes ventriculares ficarem enrijecidas pela hidrocefalia e ficarem sem complacência, a onda P2 aumentará muito e levará à clássica onda da PIC indicativa de hipertensão intracraniana.

Leitura Complementar: Greenberg. Handbook of Neurosurgery, 8th edition, 2016, page 864.

47.

B > 50

A pressão de perfusão cerebral é calculada pela subtração da PIC da pressão arterial média. O cérebro pode autorregular a PPC para manter estável o fluxo sanguíneo cerebral em 55 a 60 mL/100 mg/min. Essa curva de autorregulação, em um cérebro normal, mantém o fluxo estável entre PPCs de 50 e 150.

Leitura Complementar: Greenberg. Handbook of Neurosurgery, 8th edition, 2016, page 869.

48.

B 85

A pressão de perfusão cerebral é calculada pela subtração da PIC da pressão arterial média. O cérebro pode autorregular a PPC para manter estável o fluxo sanguíneo cerebral em 55 a 60 mL/100 mg/min. Essa curva de autorregulação, em um cérebro normal, mantém o fluxo estável entre PPCs de 50 e 150. Acredita-se que, durante um traumatismo craniencefálico (TCE) grave, essa autorregulação falha e que o FSC se equipara de modo mais próximo à PPC. Nesse contexto, uma PAM de 85 com PCI de 25 dar-lhe-á uma PPC de 60, correspondendo, exatamente, ao FSC padrão do cérebro em condições normais.

Leitura Complementar: Greenberg. Handbook of Neurosurgery, 8th edition, 2016, page 869.

49.

B 3

Este paciente tem uma GCS de 3t. O = 1, V = 1t, M = 1. Não é possível uma GCS de 0. Três pontos são o mínimo que se pode mostrar.

Leitura Complementar: Citow, Macdonald, Refai. Comprehensive Neurosurgery Board Review, 2nd edition, 2010, page 496.

50.

D Pentobarbital

O pentobarbital é um último recurso na estratégia de manejo clínico para reduzir a HIC aumentada. Oferece redução máxima da taxa metabólica cerebral de oxigênio ($CMRO_2$) e do LCR, em comparação com outros agentes, mas deve ser usado como último recurso. Deve ser titulado até a supressão de ondas no EEG. Pode causar hipotensão grave e íleo paralítico. Também é depositado na gordura, de modo que a dose precisa ser ajustada. Pode confundir as tentativas de exame de morte cerebral até que tenha sido completamente metabolizado do sistema, o que pode levar dias.

Leitura Complementar: Greenberg. Handbook of Neurosurgery, 8th edition, 2016, page 875.

51.

C Mapeamento da linguagem com o paciente consciente

Estas imagens demonstram um provável astrocitoma com baixo grau frontal à esquerda. A preocupação é com potencial envolvimento da área de Broca e se pode considerar realizar o procedimento com o paciente consciente com mapeamento da linguagem.

Leitura Complementar: Bernstein, Berger. Neuro-oncology: The Essentials. 3rd edition, 2015, page 160.

52.

C RM funcional

Esta RM demonstra provável astrocitoma com baixo grau na região frontal esquerda. A preocupação é com o potencial envolvimento da área de Broca e se pode considerar a realização de uma RMf para localizar estruturas de linguagem antes da tomada de decisão cirúrgica.

Leitura Complementar: Bernstein, Berger. Neuro-oncology: The Essentials. 3rd edition, 2015, page 160.

53.

A Mapeamento motor

Esta RM demonstra provável astrocitoma anaplásico do lobo frontal posterior à direita. A preocupação é que o tumor envolva a faixa motora e, desse modo, o mapeamento motor intraoperatório poderia ser útil durante essa ressecção.

Leitura Complementar: Bernstein, Berger. Neuro-oncology: The Essentials. 3rd edition, 2015, page 160.

54.

C   Inversão de fase

Quando faz o mapeamento motor para ressecção tumoral próximo à área motora, você procura a inversão de fase do sinal no monitoramento. Isso mostra a alteração do córtex sensitivo para o córtex motor.

Leitura Complementar: Bernstein, Berger. Neuro-oncology: The Essentials. 3rd edition, 2015, page 160.

55.

D   5

Estes registros intraoperatórios demonstram a inversão de fase entre os eletrodos 3 e 5. Isso significa que, nesse cenário, a área motora provavelmente se localiza sob o eletro 5. O eletrodo 4, muito provavelmente, está localizado diretamente sobre o sulco central, dada a falta de resposta.

Leitura Complementar: Bernstein, Berger. Neuro-oncology: The Essentials. 3rd edition, 2015, page 160.

56.

B   Metástases

Metástases são os tumores mais comuns no sistema nervoso central, sendo responsáveis por pouco mais de 50% dos tumores intracranianos.

Leitura Complementar: Bernstein, Berger. Neuro-oncology: The Essentials. 3rd edition, 2015, page 451.

57.

B   Pulmão

De modo geral, o câncer de pulmão tem a mais alta incidência de metástases cerebrais, com base em dados de autópsias atualmente à disposição.

Leitura Complementar: Greenberg. Handbook of Neurosurgery, 8th edition, 2016, page 801.

Bernstein, Berger. Neuro-oncology: The Essentials. 3rd edition, 2015, page 451.

58.

D   Mama

As metástases de câncer de mama são os tumores metastáticos mais comuns no cérebro feminino.

Leitura Complementar: Schouten LJ. Incidence of brain metastases in a co-hort of patients with carcinoma of the breast, colon, kidney, lung and melanoma. Cancer, 2002.

Bernstein, Berger. Neuro-oncology: The Essentials. 3rd edition, 2015, page 451.

59.

B   TC do tórax, abdome e pelve

Esta RM demonstra evidências de doença metastática. Em um paciente sem história prévia de câncer primário, a investigação deve prosseguir com TC de tórax, abdome e pelve para procurar a doença primária.

Leitura Complementar: Bernstein, Berger. Neuro-oncology: The Essentials. 3rd edition, 2015, page 451.

60.

B   Carcinoma de células renais

O carcinoma de células renais tem propensão mais alta para conversão hemorrágica de uma lesão metastática cerebral.

Leitura Complementar: Greenberg. Handbook of Neurosurgery, 8th edition, 2016, page 805.

Bernstein, Berger. Neuro-oncology: The Essentials. 3rd edition, 2015, page 451.

61.

A   Mieloma múltiplo

Dos tipos de tumores relacionados aqui, o mieloma múltiplo é radiossensível. As outras lesões são altamente resistentes.

Leitura Complementar: Greenberg. Handbook of Neurosurgery, 8th edition, 2016, page 809.

62.

D   Carcinoma de células renais

Dos tipos de tumores relacionados aqui, o carcinoma de células renais é altamente resistente à radiação. As outras lesões são consideradas radiossensíveis em graus variáveis.

Leitura Complementar: Greenberg. Handbook of Neurosurgery, 8th edition, 2016, page 809.

63.

A   70

A Escala de Karnofsky (KPS) é usada para determinar a função do paciente no acompanhamento de muitas ressecções tumorais. KPS de 70 ou mais significa que o paciente é capaz de pelo menos cuidar de si mesmo sem assistência.

Leitura Complementar: Greenberg. Handbook of Neurosurgery, 8th edition, 2016, page 1358.

II Respostas

64.

A Ressecção cirúrgica

Em pacientes com metástase cerebral única (de qualquer tipo) com KPS > 70 e sem evidências de doença extracraniana, cirurgia mais radiação aumentou a mediana da sobrevida em 25 semanas. A ressecção cirúrgica deve ser oferecida nesse caso a fim de obter diagnóstico tecidual se não tiver sido encontrado o primário.

Leitura Complementar: Greenberg. Handbook of Neurosurgery, 8th edition, 2016, page 804.

65.

B Leptomeninges

Encontram-se melanócitos nas leptomeninges e acredita-se que sejam o provável ponto de origem para o melanoma primário do SNC.

Leitura Complementar: Greenberg. Handbook of Neurosurgery, 8th edition, 2016, page 701.

66.

B 33%

Quase 33% dos pacientes com meningiomas descobertos incidentalmente não exibirão crescimento ao longo de um período de acompanhamento de 3 anos. Muitos desses pacientes podem ser simplesmente observados, dependendo da sintomatologia.

Leitura Complementar: Greenberg. Handbook of Neurosurgery, 8th edition, 2016, page 690.

67.

B Células da aracnoide

Os meningiomas se originam de células da aracnoide do SNC. Podem originar-se onde quer que se encontrem células da aracnoide, inclusive entre o cérebro e o crânio, ventrículos e em torno da medula espinal.

Leitura Complementar: Greenberg. Handbook of Neurosurgery, 8th edition, 2016, page 690.

68.

A ~1 a 3%

Acredita-se que os meningiomas tenham uma incidência de aproximadamente 1 a 3% na população geral acima de 60 anos de idade, com base em estudos de autópsias.

Leitura Complementar: Greenberg. Handbook of Neurosurgery, 8th edition, 2016, page 690.

69.

B Parassagital

Acredita-se que os meningiomas parassagitais sejam os de localização mais comum, seguidos pelos meningiomas da convexidade, com base em uma série de 336 casos.

Leitura Complementar: Greenberg. Handbook of Neurosurgery, 8th edition, 2016, page 691.

70.

C Meningioma do sulco olfatório

A síndrome de Foster-Kennedy (anosmia, atrofia óptica ipsilateral e papiledema contralateral) foi classicamente descrita no contexto de um meningioma do sulco olfatório.

Leitura Complementar: Greenberg. Handbook of Neurosurgery, 8th edition, 2016, page 691.

71.

D Fibrilar

O astrocitoma fibrilar é o mais comum subtipo de astrocitoma grau II segundo a OMS.

Leitura Complementar: Greenberg. Handbook of Neurosurgery, 8th edition, 2016, page 615.

72.

D Ressecção cirúrgica

A ressecção cirúrgica é considerada o tratamento principal para gliomas com baixo grau tanto para estabelecer o diagnóstico como para a citorredução. A excisão cirúrgica mais agressiva se mostra associada ao melhor desfecho e a um tempo mais longo até uma transformação maligna. Radioterapia e quimioterapia podem vir a seguir mais tarde na evolução da doença.

Leitura Complementar: Greenberg. Handbook of Neurosurgery, 8th edition, 2016, page 620.

73.

C Aumento de 5 anos da sobrevida livre de progressão (SLP)

Em gliomas com baixo grau ressecados de modo subtotal, a radioterapia de 54 Gy se associa a aumento da SLP de 3,4 para 5,3 anos e é recomendada como tratamento adjuvante precoce.

Leitura Complementar: Greenberg. Handbook of Neurosurgery, 8th edition, 2016, page 620.

74.

A Nenhuma diferença na sobrevida livre de progressão

Em gliomas com baixo grau macroscópicos totalmente removidos, a radioterapia de 54 Gy se associa a nenhum aumento da SLP e deve ser adiada até que ocorra progressão.

Leitura Complementar: Greenberg. Handbook of Neurosurgery, 8th edition, 2016, page 620.

75.

E > 97%

A extensão da ressecção importa quando se realiza uma tentativa de ressecção total macroscópica de um GBM. A extensão da ressecção > 97% se mostra associada a um prolongamento da sobrevida total.

Leitura Complementar: Greenberg. Handbook of Neurosurgery, 8th edition, 2016, page 621.

76.

D RT de 60 Gy + quimioterapia com temozolomida

O esquema de Stupp de quimiorradiação para GBM consiste em RT de 60 Gy em frações juntamente com TMZ concomitante e quimioterapia adjuvante. Tentou-se quimioterapia com PCV (procarbazina, CCNU e vincristina), o que não evidenciou benefício em um ensaio clínico randomizado e controlado prévio à publicação do esquema de Stupp.

Leitura Complementar: Greenberg. Handbook of Neurosurgery, 8th edition, 2016, page 622.

77.

B 14,6 meses

O esquema de Stupp de quimiorradiação para GBM consiste em RT de 60 Gy em frações juntamente com TMZ concomitante e quimioterapia adjuvante. No artigo clássico, a mediana da sobrevida aumentou de 12,1 meses para 14,6 meses.

Leitura Complementar: Greenberg. Handbook of Neurosurgery, 8th edition, 2016, page 622.

78.

B 10,8 meses

O esquema de Stupp de quimiorradiação para GBM consiste em RT de 60 Gy em frações juntamente com TMZ concomitante e quimioterapia adjuvante. No artigo clássico, a mediana da sobrevida aumentou de 12,1 meses para 14,6 meses. Quando um subgrupo de paciente com metilação do promotor do gene MGMT foi estudado, verificou-se que esses pacientes tinham uma mediana de sobrevida de 23,4 meses, em comparação com 12,6 em pacientes não metilados para MGMT, levando a uma mediana do benefício total em sobrevida de 10,8 meses.

Leitura Complementar: Greenberg. Handbook of Neurosurgery, 8th edition, 2016, page 622.

79.

B Mielossupressão

O principal efeito colateral da quimioterapia com TMZ é a mielossupressão, sendo, caso contrário, um recurso quimioterapêutico bem tolerado. Os pacientes são submetidos a testes de neutrófilos de rotina e devem apresentar uma contagem de neutrófilos > 1,5 x 10^9/L e uma contagem de plaquetas > 100.

Leitura Complementar: Greenberg. Handbook of Neurosurgery, 8th edition, 2016, page 622.

80.

C Pseudoprogressão

Em pacientes com GBM metilados com promotor do gene MGMT, pode-se ver realce por contraste aproximadamente 3 meses após a ressecção macroscópica total e o esquema de Stupp. Isso é compatível com pseudoprogressão e costuma diminuir em imagens subsequentes, e os sintomas podem-se resolver com esteroides. Associa-se à morte do tumor pela radiação. Atualmente, não há estudos por imagens definitivos que provem pseudoprogressão *versus* recorrência tumoral, mas essa é uma área ativa de pesquisa.

Leitura Complementar: Greenberg. Handbook of Neurosurgery, 8th edition, 2016, page 623.

81.

D Mielossupressão

O bevacizumabe é um anticorpo monoclonal contra VEGF, tendo sido aprovado pela FDA para o tratamento de GBM recorrente. Seu perfil de efeitos colaterais consiste em hipertensão, tromboembolismo arterial, hemorragia, perfurações gastrointestinais, complicações na cicatrização de feridas e formação de fístulas.

Leitura Complementar: Greenberg. Handbook of Neurosurgery, 8th edition, 2016, page 624.

82.

A 1 a 20 anos

O astrocitoma pilocítico é um tumor grau I pela classificação da OMS, tendo predileção por pacientes mais jovens. Aproximadamente 75% desses tumores se apresentam em pacientes com menos de 20 anos de idade.

Leitura Complementar: Greenberg. Handbook of Neurosurgery, 8th edition, 2016, page 630.

83.

A Observação

Os astrocitomas pilocíticos na população pediátrica que sejam incompletamente removidos devem ser inicialmente observados, pois a taxa de crescimento ao longo de 5, 10 ou até 20 anos pode ser mínima. Radioterapia e quimioterapia devem ser reservadas para recorrência óbvia com crescimento demonstrado em estudos sequenciais por imagens.

Leitura Complementar: Greenberg. Handbook of Neurosurgery, 8th edition, 2016, page 631.

II Respostas

84.

D Idade do paciente no diagnóstico + 9 meses

A lei de Collins sugere que os pacientes pediátricos com astrocitomas pilocíticos podem ser considerados curados se não houver recorrência depois de haver passado tempo suficiente, acrescentando-se a idade do paciente na ocasião do diagnóstico + 9 meses. Isso é controverso, mas costuma ser citado.

Leitura Complementar: Greenberg. Handbook of Neurosurgery, 8th edition, 2016, page 631.

85.

B Glioma óptico

Os gliomas ópticos são encontrados em pacientes com neurofibromatose e costumam apresentar-se com proptose indolor unilateral. A perda visual ocorre quando o glioma chega ao quiasma ou se estiver causando efeito de massa significativo sobre o nervo óptico. Essas lesões podem ser curadas se ocorrer a excisão completa do nervo óptico e do olho antes que o tumor tenha invadido o quiasma óptico.

Leitura Complementar: Greenberg. Handbook of Neurosurgery, 8th edition, 2016, page 632.

86.

D Observação

Esta RM demonstra aumento de volume difuso do tronco encefálico, compatível com um glioma pontino intrínseco difuso. O diagnóstico costuma ser feito com base em exames por RM e deve-se evitar ressecção cirúrgica/biópsia, a menos que esteja presente um componente exofítico óbvio. As crianças com esse diagnóstico morrem em 6 a 12 meses, e uma radioterapia não prolonga a sobrevida.

Leitura Complementar: Greenberg. Handbook of Neurosurgery, 8th edition, 2016, page 634.

87.

B Lobo temporal

Os xantoastrocitomas pleomórficos (XAPs) tendem a ocorrer no lobo temporal, são císticos e têm um nódulo contrastado, apresentando-se com crises convulsivas.

Leitura Complementar: Greenberg. Handbook of Neurosurgery, 8th edition, 2016, page 636.

88.

C Unicamente quimioterapia com PCV

Para oligodendrogliomas comprovados por exame anatomopatológico, a quimioterapia pós-operatória com PCV se mostra benéfica. A radioterapia é controversa e costuma ficar reservada para transformação maligna ou crescimento recorrente. Atualmente, a radioterapia imediata pós-ressecção não costuma ser recomendada.

Leitura Complementar: Greenberg. Handbook of Neurosurgery, 8th edition, 2016, page 640.

89.

C Paresia facial

Os ependimomas costumam apresentar-se no quarto ventrículo, originando-se do assoalho do quarto ventrículo. Dada sua invasividade, podem envolver o colículo facial, que se localiza no assoalho do quarto ventrículo, tornando a paresia facial um déficit provável de nervo craniano. Também se pode ver paralisia do reto lateral (envolvimento do VI NC).

Leitura Complementar: Greenberg. Handbook of Neurosurgery, 8th edition, 2016, page 643.

90.

C Eixo vertebral na RM

Os ependimomas costumam apresentar-se no quarto ventrículo, originando-se do assoalho do quarto ventrículo. Podem causar metástases por queda no canal vertebral e, desse modo, deve-se realizar RM do neuroeixo inteiro antes da intervenção.

Leitura Complementar: Greenberg. Handbook of Neurosurgery, 8th edition, 2016, page 644.

91.

C Unicamente radioterapia

Os ependimomas costumam apresentar-se no quarto ventrículo, originando-se do assoalho do quarto ventrículo. Tendem a ser radiossensíveis e não demonstram se beneficiar do acréscimo de quimioterapia. A radioterapia tradicional incluía 45 a 48 Gy ao leito tumoral, ficando 15 a 20 Gy reservados para recorrência. Com o desenvolvimento da radioterapia conformacional 3D, têm sido dadas doses de 59,4 Gy ao leito tumoral. Geralmente se dá radioterapia vertebral profilática somente se houver evidência de queda de metástases nas imagens.

Leitura Complementar: Greenberg. Handbook of Neurosurgery, 8th edition, 2016, page 644.

92.

B Neurocitoma central

Neurocitomas centrais são tumores neuronais grau II pela classificação da OMS, muitas vezes encontrados fixados ao septo pelúcido no corno frontal dos ventrículos laterais.

Leitura Complementar: Greenberg. Handbook of Neurosurgery, 8th edition, 2016, page 645.

93.

C Terceiro ventrículo

Crises gelásticas se caracterizam por riso inapropriado e costumam ser vistas com hamartomas hipotalâmicos ou gliomas hipotalâmicos com massa no terceiro ventrículo.

Leitura Complementar: Baltuch, Villemure. Operative Techniques in Epilepsy Surgery, 2009, page 83.

94.

D Observação

Os tumores neuroepiteliais disembrioplásicos (DNETs) costumam ser vistos no lobo temporal e parecem ter realce por contraste nodular na RM. São tumores grau I pela classificação da OMS e se associam à epilepsia intratável clinicamente. Depois de ressecção total macroscópica, recomenda-se observação, pois a RT e a quimioterapia não mostram benefício nesses tumores benignos.

Leitura Complementar: Greenberg. Handbook of Neurosurgery, 8th edition, 2016, page 647.

95.

A Arritmia cardíaca

Paragangliomas (tumores do glomo) podem secretar epinefrina e norepinefrina com base em seu subtipo histológico e, portanto, a manipulação agressiva pode levar à liberação dessas catecolaminas e podem ocorrer hipertensão/arritmias cardíacas.

Leitura Complementar: Greenberg. Handbook of Neurosurgery, 8th edition, 2016, page 653.

96.

D Tumor do corpo carotídeo

O tumor do corpo carotídeo é o paraganglioma mais comum dentre os aqui relacionados. De modo geral, o feocromocitoma é o paraganglioma mais comum.

Leitura Complementar: Greenberg. Handbook of Neurosurgery, 8th edition, 2016, page 653.

97.

A Gânglio simpático

Os neuroblastomas são tumores agressivos que se originam do gânglio simpático. Costumam apresentar-se na glândula suprarrenal (40%), mas podem apresentar-se em qualquer ponto ao longo da cadeia simpática e, em certas apresentações, podem causar a síndrome de Horner.

Leitura Complementar: Greenberg. Handbook of Neurosurgery, 8th edition, 2016, page 657.

98.

B Coriocarcinoma

Os marcadores do LCR são importantes para tumores na região da pineal. Neste caso, há uma elevação isolada de B-HCG, o que leva ao diagnóstico de coriocarcinoma.

Leitura Complementar: Greenberg. Handbook of Neurosurgery, 8th edition, 2016, page 660.

99.

A Germinoma

Os marcadores do LCR são importantes para tumores na região da pineal. Neste caso há uma elevação tanto de B-HCG como a fosfatase alcalina placentária (PLAP), o que é sugestivo de germinoma. Conquanto a PLAP costuma ser positiva em germinomas, a B-HCG se mostra positiva em 10 a 50% dos casos, com base na microarquitetura do tumor e na presença ou ausência de sinciciotrofoblastos.

Leitura Complementar: Greenberg. Handbook of Neurosurgery, 8th edition, 2016, page 660.

100.

D Teratoma maduro

Os marcadores do LCR são importantes para tumores na região da pineal. Neste caso, os marcadores são todos negativos, e esse pode ser o caso com um tumor misto de células germinativas ou de um teratoma maduro.

Leitura Complementar: Greenberg. Handbook of Neurosurgery, 8th edition, 2016, page 660.

101.

C Carcinoma embrionário

Os marcadores do LCR são importantes para tumores na região da pineal. Neste caso a AFP está elevada, enquanto os outros marcadores são negativos. Isso é sugestivo de carcinoma embrionário, de carcinoma do saco vitelino ou de teratoma imaturo.

Leitura Complementar: Greenberg. Handbook of Neurosurgery, 8th edition, 2016, page 660.

102.

B Hipoestesia facial

Os pacientes com schwannomas vestibulares realmente têm mais probabilidade de se apresentarem com hipoestesia facial do que com paresia. Muito frequentemente, o nervo facial é distorcido pelo tumor, mas não está presente uma paresia. No entanto, com uma compressão razoavelmente menos importante do nervo trigêmeo, pode ocorrer hipoestesia facial. Isso provavelmente se deve à resiliência dos nervos motores, em comparação com os nervos sensitivos.

Leitura Complementar: Greenberg. Handbook of Neurosurgery, 8th edition, 2016, page 671.

II Respostas

103.

D Perda auditiva

Perda auditiva unilateral é, no total, a apresentação mais comum dos schwannomas vestibulares.

Leitura Complementar: Greenberg. Handbook of Neurosurgery, 8th edition, 2016, page 672.

104.

C Observação

Em pacientes com um schwannoma vestibular com tamanho inferior a 15 mm e audição intacta, a observação com exames sequenciais a cada 6 meses deve ser a próxima etapa inicial. Se/quando o tumor for documentado com mais de 2 mm, recomenda-se tratamento.

Leitura Complementar: Greenberg. Handbook of Neurosurgery, 8th edition, 2016, page 676.

105.

A Anterior

O nervo facial é deslocado anteriormente em até 75% dos casos, mas também pode ser visto deslocado superiormente. Pode ficar completamente comprimido sobre a superfície do tumor e, por isso, recomenda-se o monitoramento.

Leitura Complementar: Greenberg. Handbook of Neurosurgery, 8th edition, 2016, page 679.

106.

A 20%

Os hemangioblastomas podem-se associar à síndrome de von Hippel-Lindau (VHL), mas também podem ocorrer esporadicamente. Parecem associar-se à VHL aproximadamente 20% das vezes.

Leitura Complementar: Greenberg. Handbook of Neurosurgery, 8th edition, 2016, page 701.

107.

C Paraganglioma

VHL é uma doença associada a anormalidades no cromossomo 3. Associa-se a múltiplos tipos de tumores, inclusive hemangioblastomas, hemangioblastomas da retina, feocromocitomas, carcinoma de células renais, cistadenomas, tumores neuroendócrinos pancreáticos e tumores do saco endolinfático.

Leitura Complementar: Greenberg. Handbook of Neurosurgery, 8th edition, 2016, page 705.

108.

B RT + quimioterapia com metotrexato

O linfoma primário do SNC não relacionado com a AIDS e comprovado por biópsia é mais bem tratado com RT e quimioterapia com metotrexato. Não existe papel para desbastamento cirúrgico, pois isso não demonstrou melhora da sobrevida nessa população de pacientes.

Leitura Complementar: Greenberg. Handbook of Neurosurgery, 8th edition, 2016, page 713.

109.

A 3 a 4%

O linfoma primário do SNC não relacionado com a AIDS e comprovado por biópsia é mais bem tratado com RT e quimioterapia com metotrexato. Não existe papel para desbastamento cirúrgico, pois isso não demonstrou melhora da sobrevida nessa população de pacientes.

Aproximadamente 5 anos de sobrevida é de 3 a 4%.

Leitura Complementar: Greenberg. Handbook of Neurosurgery, 8th edition, 2016, page 713.

110.

B > 1 cm

Adenomas da hipófise são considerados macroadenomas depois de terem crescido até um tamanho > 1 cm.

Leitura Complementar: Greenberg. Handbook of Neurosurgery, 8th edition, 2016, page 718.

111.

D 65%

Aproximadamente 65% dos tumores hipofisários secretam um hormônio ativo, sendo a prolactina o hormônio mais comumente secretado (48%), seguido pelo hormônio do crescimento (10%), ACTH (6%) e TSH (1%).

Leitura Complementar: Greenberg. Handbook of Neurosurgery, 8th edition, 2016, page 719.

112.

D Hemianopsia bitemporal

Os macroadenomas hipofisários causam compressão do quiasma óptico e, dada sua localização na linha média, levam à hemianopsia bitemporal.

Leitura Complementar: Greenberg. Handbook of Neurosurgery, 8th edition, 2016, page 720.

113.

C Sódio

Os germinomas suprasselares podem levar à compressão do pedúnculo hipofisário e ao diabetes insípido. Com a elevação do sódio sérico em massa suprasselar, deve-se considerar um germinoma.

Leitura Complementar: Schwartz, Anand. Endoscopic Pituitary Surgery, 2012, page 53.

114.

B Corte do campo visual

Ocorre apoplexia hipofisária quando um tumor hipofisário provoca hemorragias para o interior da sela. Esses pacientes muitas vezes precisam da administração de corticosteroides em emergência, mas o déficit progressivo do campo visual é uma razão para descomprimir a sela em esquema de emergência. Isso deve ser realizado, de maneira ideal, em até 7 dias depois da instalação do quadro para promover recuperação completa.

Leitura Complementar: Greenberg. Handbook of Neurosurgery, 8th edition, 2016, page 721.

115.

A Doença de Cushing

A síndrome de Cushing descreve as características gerais de hipercortisolismo, enquanto a doença de Cushing é a síndrome de Cushing causada por um adenoma hipofisário secretor de ACTH.

Leitura Complementar: Greenberg. Handbook of Neurosurgery, 8th edition, 2016, page 723.

116.

C Síndrome de Nelson

A síndrome de Nelson ocorre quando células de adenomas hipofisários produtoras de ACTH ainda persistem depois de adrenalectomia bilateral para a doença de Cushing. Dada a reatividade cruzada entre o ACTH e o hormônio estimulante dos melanócitos, os pacientes notam hiperpigmentação e sinais/sintomas de massa hipofisária aumentando de volume. Ela deve ser submetida à ressecção cirúrgica da massa.

Leitura Complementar: Greenberg. Handbook of Neurosurgery, 8th edition, 2016, page 725.

117.

B Câncer de colo

Os pacientes com tumores secretores do hormônio do crescimento e acromegalia têm duas vezes mais risco de câncer de colo, em comparação com a população normal.

Leitura Complementar: Greenberg. Handbook of Neurosurgery, 8th edition, 2016, page 726.

118.

B Receptor D2 da dopamina

A principal medicação usada para prolactinomas atualmente é a cabergolina, um agonista do receptor D2, em comparação com a bromocriptina, que é um agonista não seletivo (D1 e D2) da dopamina.

Leitura Complementar: Greenberg. Handbook of Neurosurgery, 8th edition, 2016, page 740.

119.

C Insuficiência mitral

A principal medicação usada para prolactinomas, atualmente, é a cabergolina, um agonista do receptor D2, que pode levar à insuficiência de valva cardíaca.

Leitura Complementar: Greenberg. Handbook of Neurosurgery, 8th edition, 2016, page 740.

120.

C Análogo da somatostatina

Conquanto muitos adenomas de hipófise secretores de hormônio do crescimento possam ser tratados com cirurgia, ocasionalmente, tenta-se o tratamento clínico usando octreotida, que é um análogo da somatostatina. O volume tumoral diminui em aproximadamente 30% dos pacientes.

Leitura Complementar: Greenberg. Handbook of Neurosurgery, 8th edition, 2016, page 742.

121.

A Antagonista do receptor do GH

Conquanto muitos adenomas de hipófise secretores de hormônio do crescimento possam ser tratados com cirurgia, ocasionalmente, tenta-se o tratamento clínico usando pegvisomanto, que é um antagonista do receptor do hormônio do crescimento. Em pacientes tratados por 12 meses, veem-se níveis normais de IGF em 97% dos pacientes, mas o tamanho do tumor permanece o mesmo.

Leitura Complementar: Greenberg. Handbook of Neurosurgery, 8th edition, 2016, page 742.

122.

B Síndrome de Garnder

A síndrome de Garnder compreende polipose colônica, múltiplos osteomas cranianos e tumores de tecidos moles. Os osteomas do crânio consistem em tecido osteoide no interior de tecido osteoblástico e formação de osso reativo em torno dessa região.

Leitura Complementar: Greenberg. Handbook of Neurosurgery, 8th edition, 2016, page 775.

123.

B Hemangioma

Os hemangiomas do crânio podem causar áreas de protrusão craniana com evidências de osso trabeculado aos raios X. Durante a cirurgia têm uma coloração azulada sob o pericrânio. Devem ser removidos completamente para evitar recorrência.

Leitura Complementar: Greenberg. Handbook of Neurosurgery, 8th edition, 2016, page 776.

II Respostas

124.

A Diabetes insípido

A tríade de Hand-Schüller-Christian é uma série de sintomas clínicos causados por um diagnóstico subjacente de histiócitos de células de Langerhans. Quando isso ocorre na região suprasselar, uma massa emanada do pedúnculo hipofisário pode causar diabetes insípido.

Leitura Complementar: Greenberg. Handbook of Neurosurgery, 8th edition, 2016, page 777.

125.

C Síndrome de McCune-Albright

A displasia fibrosa é uma condição benigna em que o osso é substituído por tecido conjuntivo fibroso, sendo comumente vista na síndrome de McCune-Albright juntamente com uma disfunção endócrina, manchas café com leite em um lado da linha média e puberdade precoce.

Leitura Complementar: Greenberg. Handbook of Neurosurgery, 8th edition, 2016, page 781.

126.

D Aspiração com agulha de conteúdo cístico

Conquanto todas as opções anteriores sejam razoáveis para diminuir a pressão intracraniana, quando uma massa tem componente cístico grande, a simples drenagem do cisto pode levar à descompressão rápida da fossa posterior.

127.

B Não

Em geral a parede da cavidade do cisto associado no interior de um hemangioblastoma não precisa ser ressecada, a menos que haja uma parte que capte contraste. A remoção do nódulo mural contrastado deve levar à ressecção suficiente.

128.

A Sim

Em geral a parede da cavidade do cisto associado deve ser ressecada se isso puder ser feito com segurança. Certos astrocitomas pilocíticos podem ter pseudocistos que, na realidade, são mais tecido tumoral e devem ser feitas tentativas para ressecção da parede, se possível. Certamente, quaisquer áreas que se contrastem devem ser ressecadas se isso puder ser feito com segurança.

129.

C Fórnice

Quando o endoscópio é avançado pelo forame interventricular (de Monro), é preciso cuidado em evitar manipulação significativa, se possível, dado que o fórnix pode ser facilmente comprimido na face superior do forame por um endoscópio rígido.

Leitura Complementar: Torres-Corzo, Rangel-Castilla, Nakaji. Neuroendoscopic surgery, 2016, page 232.

130.

B 3 a 4,5 cm

Aproximadamente 3 a 4,5 cm do lobo temporal dominante podem ser removidos com segurança. Ressecção mais posterior traz risco à função da linguagem.

Leitura Complementar: Baltuch, Villemure. Operative Techniques in Epilepsy Surgery, 2009, page 40.

131.

B 2

O grau WFNS (World Federation of Neurosurgical Societies) é um modo de avaliar os sintomas clínicos depois de HSA (hemorragia subaracnóidea). Um paciente com GCS de 13 para 14 sem déficit motor importante seria considerado WFNS grau 2.

Leitura Complementar: Greenberg. Handbook of Neurosurgery, 8th edition, 2016, page 1163.

132.

C 33%

A escala de Fisher modificada avalia a quantidade e a localização da HSA para predizer o risco de vasospasmo. Grau 1 é um coágulo fino (< 3 mm), sem hemorragia intraventricular – 24% de risco. O grau 2 é um coágulo fino (< 3 mm) com hemorragia intraventricular – risco de 33%. O grau 3 é um coágulo espesso (> 3 mm) sem hemorragia intraventricular – risco de 33%; e o grau 4 é um coágulo espesso com hemorragia intraventricular – risco de 40%.

Leitura Complementar: Spetzler, Kalani, Nakaji. Neurovascular Surgery, 2nd edition, 2015, page 471.

133.

A 1,5%

Depois da ruptura de um aneurisma, há um risco de aproximadamente 1,5% por dia de novo sangramento até 13 dias pós-sangramento. Após 6 meses, o risco é de 50%.

Leitura Complementar: Greenberg. Handbook of Neurosurgery, 8th edition, 2016, page 1168.

134.

C Vasospasmo

Esta paciente provavelmente está apresentando um vasospasmo que ocorre, geralmente, entre os dias 3 e 14 pós-sangramento. É raro o vasospasmo ocorrer antes de 3 dias.

Leitura Complementar: Greenberg. Handbook of Neurosurgery, 8th edition, 2016, page 1178.

135.

A Artéria comunicante anterior

Os aneurismas na artéria comunicante anterior são a localização mais comum para aneurismas intracranianos (30%).

Leitura Complementar: Greenberg. Handbook of Neurosurgery, 8th edition, 2016, page 1191.

136.

B Artéria comunicante posterior

Os aneurismas da artéria comunicante posterior se apresentam, classicamente, com uma paralisia do terceiro nervo craniano que acomete também a pupila (a causa é a compressão, e não doença microvascular, o que pouparia a pupila). Conquanto apenas 9% dos aneurismas da artéria comunicante posterior se apresentem desse modo, dada a localização da artéria comunicante posterior com relação ao III nervo craniano, é um assunto comumente testado.

Leitura Complementar: Greenberg. Handbook of Neurosurgery, 8th edition, 2016, page 1192.

137.

C Controle proximal

Conseguir o controle proximal antes de dissecar o aneurisma ou colocar um clipe. Quando se consegue o controle proximal, pode ocorrer a dissecção menos proximal. Se o aneurisma se romper, podem ser aplicados clipes temporários às áreas de controle proximal a fim de diminuir o sangramento.

Leitura Complementar: Spetzler, Kalani, Nakaji. Neurovascular Surgery, 2nd edition, 2015, page 1106.

138.

B Quadrantanopsia nasal superior direita

Aneurismas do segmento oftálmico podem crescer e causar compressão do nervo óptico. Dado que comprimirão o nervo a partir do lado temporal inferior, deve-se esperar que o paciente tenha uma quadrantanopsia nasal superior ipsilateral.

Leitura Complementar: Greenberg. Handbook of Neurosurgery, 8th edition, 2016, page 1214.

139.

A Ligamento falciforme

O ligamento falciforme é uma prega dural que fica sobre a face superior do nervo óptico. Quando um aneurisma empurra o nervo óptico superiormente, a compressão pode ocorrer de cima, pois o nervo é pressionado contra o ligamento falciforme. Depois de uma clinoidectomia, a abertura do ligamento falciforme pode descomprimir o nervo óptico.

Leitura Complementar: Greenberg. Handbook of Neurosurgery, 8th edition, 2016, page 1214.

140.

C TC de crânio

Ocasionalmente, os pacientes podem ter uma ponte óssea entre os processos clinoides anterior e posterior, o chamado "processo clinoide médio". Se o cirurgião não estiver ciente da presença dessa ponte óssea do processo clinoide médio, a remoção agressiva do processo clinoide anterior pode levar à transecção da artéria carótida, pois a ponte óssea, muitas vezes, encerra a artéria carótida em certo grau. Uma TC de crânio pode descartar a presença da ponte óssea clinoide média.

Leitura Complementar: Spetzler, Kalani, Nakaji. Neurovascular Surgery, 2nd edition, 2015, page 17.

141.

B 3

O sistema de graduação Spetzler-Martin se aplica a MAVs e leva em conta o tamanho do *nidus* (< 3 cm, 3-6 cm, > 6 cm), a drenagem venosa (profunda/superficial) e a localização (córtex eloquente/não eloquente). A escala vai de 1 a 5.

Leitura Complementar: Greenberg. Handbook of Neurosurgery, 8th edition, 2016, page 1243.

142.

B 84%

Com base no sistema de graduação Spetzler-Martin, MAVs grau 3 têm uma chance de 84% de um desfecho favorável depois de ressecção cirúrgica (grau 1 = 100%, grau 2 = 95%, grau 3 = 84%, grau 4 = 73%, grau 5 = 69%).

Leitura Complementar: Greenberg. Handbook of Neurosurgery, 8th edition, 2016, page 1243.

143.

B 3,5%

O risco anual aproximado de hemorragia para MAVs dos graus 1 a 3 é de 3,5%.

Leitura Complementar: Greenberg. Handbook of Neurosurgery, 8th edition, 2016, page 1240.

144.

B Falsa

Muitas malformações cavernosas do cérebro se associam a anomalias venosas do desenvolvimento. É importante ter em mente que esses canais venosos podem drenar tecido cerebral normal e não devem ser removidos para se evitar o risco de acidente vascular encefálico venoso no pós-operatório.

Leitura Complementar: Greenberg. Handbook of Neurosurgery, 8th edition, 2016, page 1245.

II Respostas

145.

A Verdadeira

Quando as malformações cavernosas têm hemorragias, podem causar um tingimento de hemossiderina no parênquima cerebral em torno, o que lhe dá uma coloração amarelada. Muitos cirurgiões acreditam que essa hemossiderina que tinge o cérebro possa ser um foco epiléptico e que deve ser retirada se isso puder ser feito com segurança.

Leitura Complementar: Greenberg. Handbook of Neurosurgery, 8th edition, 2016, page 1250.

146.

D Zumbido pulsátil

A grande maioria das fístulas arteriovenosas durais apresenta zumbido pulsátil.

Leitura Complementar: Greenberg. Handbook of Neurosurgery, 8th edition, 2016, page 1251.

147.

C Drenagem sinusal retrógrada e venosa cortical retrógrada

Existem dois sistemas de classificação principais para as fístulas arteriovenosas durais, a classificação de Borden e a classificação de Cognard. Esta última consiste em tipo I (drenagem anterógrada por meio de um seio), tipo IIa (drenagem sinusal retrógrada apenas), tipo IIb (drenagem sinusal anterógrada com refluxo venoso cortical retrógrado), tipo II a + b (refluxo sinusal retrógrado e venoso cortical retrógrado), tipo III (drenagem venosa cortical direta sem ectasia), tipo IV (drenagem venosa cortical direta com ectasia) e tipo V (drenagem direta para as veias perimedulares espinais).

Leitura Complementar: Greenberg. Handbook of Neurosurgery, 8th edition, 2016, page 1254.

148.

A Tipo IIa + b

O tipo IIa + b (refluxo sinusal e venoso cortical retrógrado) traz o risco mais alto de hemorragia, aproximadamente 66%. Vem, a seguir, o tipo IV, com drenagem venosa cortical direta com ectasia, 65%.

Leitura Complementar: Greenberg. Handbook of Neurosurgery, 8th edition, 2016, page 1254.

149.

C Insuficiência cardíaca

Malformações da veia cerebral magna (de Galeno) se apresentam em neonatos com evidências de insuficiência cardíaca de alto débito.

Leitura Complementar: Greenberg. Handbook of Neurosurgery, 8th edition, 2016, page 1256.

150.

D Fístula carotidocavernosa

As fístulas carotidocavernosas traumáticas podem ocorrer depois de acidentes com veículos automotores ou outro trauma intracraniano. Apresentam-se com dor orbital, quemose, proptose, oftalmoplegia e perda visual. Os pacientes devem realizar imagens vasculares e podem precisar de tratamento intervencional ou cirúrgico da fístula.

Leitura Complementar: Greenberg. Handbook of Neurosurgery, 8th edition, 2016, page 1257.

151.

B Falsa

A radioterapia danifica as células, disparando partículas para um átomo e deixando elétrons livres que causam dano à frente. Em células inteiramente oxigenadas, o oxigênio se combina com os elétrons livres não pareados e forma peróxidos, que são mais estáveis e letais do que os radicais livres e, portanto, uma célula oxigenada é mais sensível ao dano pela radioterapia.

Leitura Complementar: Greenberg. Handbook of Neurosurgery, 8th edition, 2016, page 1566.

152.

B > 3 anos

Crianças com menos de 3 anos de idade são particularmente sensíveis à radiação craniana e podem ter efeitos colaterais graves para o desenvolvimento. Elas devem ter mais de 3 anos de idade para serem elegíveis à irradiação craniana. Podem haver alterações demonstráveis do QI (diminuição de 25 pontos) em crianças que recebam radiação até os 7 anos de idade.

Leitura Complementar: Keating, Goodrich, Packer. Tumors of the Pediatric Central Nervous System, 2nd edition, 2013, page 138.

153.

B 3 cm ou menos

A radiocirurgia com *gamma knife* pode ser usada para massas cranianas, mas deve ficar reservada a pacientes com tumores cerebrais que tenham 3 cm ou menos em seu diâmetro máximo. Esse ponto de corte de tamanho diminui o risco de efeitos colaterais prejudiciais da radiação às estruturas cerebrais em torno.

Leitura Complementar: Greenberg. Handbook of Neurosurgery, 8th edition, 2016, page 1564.

154.

B 10 Gy

Acredita-se que, em geral, as doses seguras de radiação para o aparelho óptico sejam de 8 a 10 Gy. Doses além dessas podem levar à perda visual.

Leitura Complementar: Greenberg. Handbook of Neurosurgery, 8th edition, 2016, page 1567.

Lunsford, Sheehan. Intracranial Stereotactic Radiosurgery, 2016, page 52.

155.

B 13 Gy ou menos

As doses de radiocirurgia estereotática (SRS) para schwannomas vestibulares têm sido alteradas com base na literatura recente e, atualmente, 12 a 13 Gy para o nervo facial parecem ser uma dose de radiação que causa bom controle tumoral, mas diminui grandemente os efeitos colaterais para o VII e o VIII nervos cranianos.

Lunsford, Sheehan. Intracranial Stereotactic Radiosurgery, 2016, page 150.

156.

C 10 Gy ou menos

A lente do olho pode tolerar 10 Gy ou menos de radiação com efeitos colaterais mínimos. Ocorrerá formação de catarata com doses de até 50 Gy.

Leitura Complementar: Greenberg. Handbook of Neurosurgery, 8th edition, 2016, page 1567.

Lunsford, Sheehan. Intracranial Stereotactic Radiosurgery, 2016, page 52.

157.

D 40 a 50%

Aos 10 anos pós-tratamento, aproximadamente 40 a 50% dos pacientes que recebem radiação selar apresentarão hipopituitarismo como efeito colateral pela radiação.

Leitura Complementar: Greenberg. Handbook of Neurosurgery, 8th edition, 2016, 2016, page 744.

Lunsford, Sheehan. Intracranial Stereotactic Radiosurgery, 2016, page 107.

158.

B 4 a 6 Gy

Com base na literatura atual, considera-se que a dose média segura de radiação à cóclea seja de aproximadamente 4,2 Gy, mas também se tem mostrado que varia de 4 a 6 Gy. Há certa controvérsia sobre este tópico atualmente, mas, com base nos dados disponíveis, doses de 4 a 6 Gy devem ser consideradas ideais.

Leitura Complementar: Greenberg. Handbook of Neurosurgery, 8th edition, 2016, page 1570.

Lunsford, Sheehan. Intracranial Stereotactic Radiosurgery, 2016, page 52.

159.

C 24 Gy

Para tumores que tenham 10 a 20 mm, doses de SRS até 24 Gy podem ser usadas com risco aceitável de efeitos colaterais.

Leitura Complementar: Greenberg. Handbook of Neurosurgery, 8th edition, 2016, page 1570.

Lunsford, Sheehan. Intracranial Stereotactic Radiosurgery, 2016, page 235.

160.

B 18 Gy

Para tumores com 21 a 30 mm, podem-se usar doses de SRS de até 18 Gy com risco aceitável de efeitos colaterais.

Leitura Complementar: Greenberg. Handbook of Neurosurgery, 8th edition, 2016, page 1570.

Lunsford, Sheehan. Intracranial Stereotactic Radiosurgery, 2016, page 235.

161.

C Irradiação cerebral integral

A literatura atual sustenta o uso de irradiação cerebral integral em pacientes que tenham sido submetidos à ressecção de uma metástase cerebral. Doses de até 50 Gy têm demonstrado controlar mais de 90% das micrometástases, mas, nessa dose, há uma chance muito alta de efeitos colaterais precoces da radiação.

Leitura Complementar: Greenberg. Handbook of Neurosurgery, 8th edition, 2016, page 808.

162.

B 10 ou menos

Com base em estudos atuais, até 10 metástases cerebrais concomitantes podem ser tratadas com radiocirurgia estereotática com bons resultados e baixo risco de efeitos colaterais. Há cirurgiões que pensam que até esse número possa ser seguramente estendido, dependendo das pesquisas.

Leitura Complementar: Greenberg. Handbook of Neurosurgery, 8th edition, 2016, page 1568.

Lunsford, Sheehan. Intracranial Stereotactic Radiosurgery, 2016, page 243.

II Respostas

163.

D < 3 anos

A radiocirurgia estereotática pode ser boa opção para as MAVs com baixo grau com nicho bem formado que faz limite com o córtex eloquente. A radiação funciona causando dano ao endotélio e, finalmente, causando fibrose. Esse processo pode levar 2 a 3 anos para se desenvolver, de modo que o risco de hemorragia precisa ser discutido com o paciente ao longo desse prazo de tratamento.

Leitura Complementar: Greenberg. Handbook of Neurosurgery, 8th edition, 2016, page 1568.

Lunsford, Sheehan. Intracranial Stereotactic Radiosurgery, 2016, page 68.

164.

C 23 a 25 Gy

A literatura atual sugere que doses de radiação de 23 a 25 Gy para MAVs levem a taxas altas de obliteração com baixo risco de complicações. Doses mais altas de radiação se associam a aumento do risco de complicações sem melhora significativa das taxas de obliteração.

Leitura Complementar: Greenberg. Handbook of Neurosurgery, 8th edition, 2016, page 1568.

Lunsford, Sheehan. Intracranial Stereotactic Radiosurgery, 2016, page 68.

165.

D 70 a 80%

A literatura atual sugere que 70 a 80% de todas as MAVs tratadas com radiocirurgia estereotática possam chegar à obliteração completa em 2 a 3 anos depois do tratamento.

Leitura Complementar: Greenberg. Handbook of Neurosurgery, 8th edition, 2016, page 1568.

166.

C 65%

Conquanto até 86% dos pacientes venha a apresentar uma diminuição de sua dor depois de SRS para neuralgia do trigêmeo (NT), a taxa de ausência de dor em longo prazo é de aproximadamente 65%.

Leitura Complementar: Greenberg. Handbook of Neurosurgery, 8th edition, 2016, page 485.

Lunsford, Sheehan. Intracranial Stereotactic Radiosurgery, 2016, page 160.

167.

D Demência

Demência é a principal complicação da irradiação cerebral integral depois do uso para metástases intracranianas. Os sintomas podem-se desenvolver rapidamente em até 1 ano depois de realizada a radioterapia cerebral integral. A incidência se mostra mais alta quando os pacientes que recebem doses de 25 a 39 Gy recebem essas doses em fracionamentos > 300 c Gy.

Leitura Complementar: Greenberg. Handbook of Neurosurgery, 8th edition, 2016, page 1561.

Lunsford, Sheehan. Intracranial Stereotactic Radiosurgery, 2016, page 52.

168.

A 8 Gy

A irradiação de emergência pode ser oferecida a tumores vertebrais radiossensíveis quando houver evidências de compressão. Em muitas circunstâncias, uma dose inicial de 8 Gy será dada para reduzir o volume do tumor, sendo seguida por radiação fracionada depois de resolvida a situação aguda.

Leitura Complementar: Greenberg. Handbook of Neurosurgery, 8th edition, 2016, page 1562.

169.

C 30 Gy em 10 frações

Radiação na coluna vertebral para doença metastática no contexto de tumores radiossensíveis costuma ser administrada em uma dose de 30 Gy oferecidos ao longo de 10 frações.

Leitura Complementar: Greenberg. Handbook of Neurosurgery, 8th edition, 2016, page 1562.

170.

C 75%

Conquanto a NT possa ser tratada clinicamente, aproximadamente 75% dos pacientes precisarão de um procedimento direcionado ao seu tratamento.

Leitura Complementar: Greenberg. Handbook of Neurosurgery, 8th edition, 2016, page 479.

171.

A Anestesia dolorosa

A anestesia dolorosa é uma complicação temida do dano intencional do nervo trigêmeo. Ocorre depois do dano do segmento V1 do nervo e pode levar à anestesia da córnea, fazendo com que os pacientes sofram abrasões recorrentes da córnea. Deve-se ter muito cuidado em evitar lesionar o segmento V1.

Leitura Complementar: Greenberg. Handbook of Neurosurgery, 8th edition, 2016, page 479.

172.

B RM cerebral com sequências FIESTA

Esta paciente parece ter sintomas compatíveis com neuralgia do trigêmeo. Inicialmente, devem ser realizadas imagens do cérebro para descartar lesões expansivas ou evidências de esclerose múltipla.

Leitura Complementar: Greenberg. Handbook of Neurosurgery, 8th edition, 2016, page 479.

173.

A Inicie carbamazepina

Esta paciente parece ter sintomas compatíveis com neuralgia do trigêmeo. Inicialmente, devem ser realizadas imagens do cérebro para descartar lesões expansivas ou evidências de esclerose múltipla. Após isso, uma opção razoável é tentar manejo clínico utilizando carbamazepina na dose de 100 mg 2×/d.

Leitura Complementar: Greenberg. Handbook of Neurosurgery, 8th edition, 2016, page 479.

174.

C 70%

Após 10 anos, a descompressão microvascular tem uma taxa de cura da dor de 70%. É uma excelente opção para pacientes que tolerem pequena craniotomia e tenham uma expectativa de vida superior a 5 anos.

Leitura Complementar: Greenberg. Handbook of Neurosurgery, 8th edition, 2016, page 479.

175.

C Condições hídricas

A SIHAD e a síndrome cerebral perdedora de sal (SCPS) são, ambas, condições que causam hiponatremia e podem ser vistas depois do rompimento de aneurismas. É importante determinar a diferença entre as duas, pois o tratamento é diferente. A SCPS faz com que os pacientes fiquem hipovolêmicos, enquanto na SIHAD os pacientes são euvolêmicos.

Leitura Complementar: Greenberg. Handbook of Neurosurgery, 8th edition, 2016, page 110.

176.

B Restrição hídrica

Na SIHAD, os pacientes são euvolêmicos ou hipervolêmicos e hiponatrêmicos. Em um paciente que tolere consumo por VO e esteja consciente, a restrição hídrica é um bom passo inicial no manejo, admitindo-se que a hiponatremia não seja grave.

Leitura Complementar: Greenberg. Handbook of Neurosurgery, 8th edition, 2016, page 118.

177.

D Demeclociclina

A demeclociclina é um antibiótico tetraciclina que tem efeitos colaterais, inclusive antagonismo ao HAD. Pode ser usada para o manejo clínico da SIHAD se a restrição hídrica não estiver normalizando o sódio.

Leitura Complementar: Greenberg. Handbook of Neurosurgery, 8th edition, 2016, page 118.

178.

B Fludrocortisona

A fludrocortisona atua diretamente nos túbulos renais, aumentando a absorção de sódio, e pode ser medicação útil como adjunto ao tratar a síndrome cerebral perdedora de sal.

Leitura Complementar: Greenberg. Handbook of Neurosurgery, 8th edition, 2016, page 119.

179.

A Infusão de solução salina normal

Na perda de sal de causa cerebral, os pacientes são hipovolêmicos e hiponatrêmicos. A reposição volêmica com soro fisiológico normal em taxa de 100 a 125 mL/hora deve ser instituída na tentativa de normalizar as condições hídricas.

Leitura Complementar: Greenberg. Handbook of Neurosurgery, 8th edition, 2016, page 119.

180.

B Desidratação grave

A principal complicação do diabetes insípido não tratado é a desidratação grave.

Leitura Complementar: Greenberg. Handbook of Neurosurgery, 8th edition, 2016, page 120.

181.

C 85%

Aproximadamente 85% da capacidade de secretar ADH, necessariamente, é perdida antes que os sintomas de DI fiquem evidentes.

Leitura Complementar: Greenberg. Handbook of Neurosurgery, 8th edition, 2016, page 120.

182.

A Beber sempre que tiver sede

Em um paciente ambulatorial consciente e orientado com diabetes insípido leve, os níveis de sódio devem ser monitorados, mas se deve permitir que os pacientes bebam sempre que tiverem sede. Eles costumam ser capazes de lidar, efetivamente, com seu sódio por meio de mecanismos de sede. A utilização de DDAVP (desmopressina) ocorre em pacientes inconscientes ou naqueles que não consigam se compensar adequadamente usando os mecanismos regulares de sede.

Leitura Complementar: Greenberg. Handbook of Neurosurgery, 8th edition, 2016, page 123.

II Respostas

183.

C > 10 μg/kg/min

Em doses de 2-10 μg/kg/min, a dopamina é um inotropo positivo, mas lembre-se de que pelo menos 25% da dopamina IV são convertidos em norepinefrina, de modo que, em doses > 10 μg/kg/min, você está dando, essencialmente, norepinefrina e que os receptores alfa/beta/dopaminérgicos estão todos ativados.

Leitura Complementar: Greenberg. Handbook of Neurosurgery, 8th edition, 2016, page 128.

184.

D 72 horas

A dobutamina aumenta o débito cardíaco por inotropia positiva, mas os pacientes exibirão taquifilaxia depois de aproximadamente 72 horas da administração.

Leitura Complementar: Greenberg. Handbook of Neurosurgery, 8th edition, 2016, page 128.

185.

C < 3 semanas

Falando de modo geral, os pacientes que fazem uso diário de medicamentos esteroides devem receber profilaxia GI para prevenir úlceras induzidas por esteroides depois que estejam em uso da medicação há 3 semanas ou mais. Pacientes hospitalizados de maneira aguda, ou pacientes em pós-operatório em uso de esteroides, devem fazer profilaxia GI, pois o estresse da hospitalização pode levar à formação de úlceras por estresse.

Leitura Complementar: Greenberg. Handbook of Neurosurgery, 8th edition, 2016, page 129.

186.

B 5 a 10 K

Uma unidade de plaquetas (de uma embalagem regular com 6 unidades) elevará a contagem de plaquetas aproximadamente 5 a 10 K.

Leitura Complementar: Greenberg. Handbook of Neurosurgery, 8th edition, 2016, page 155.

187.

A 10 K

Na ausência de evidência de sangramento, as plaquetas devem ser transfundidas profilaticamente quando a contagem cair a 10 K.

Leitura Complementar: Greenberg. Handbook of Neurosurgery, 8th edition, 2016, page 154.

188.

B 1 mg de protamina/100 U de heparina

O sulfato de protamina pode ser usado para reverter os efeitos da heparina não fracionada e deve ser administrado em doses de 1 mg de protamina/100 U de heparina.

Leitura Complementar: Greenberg. Handbook of Neurosurgery, 8th edition, 2016, page 158.

189.

B 4 horas

O idarucizumabe (Praxbind) é um agente de reversão efetivo para o inibidor direto da trombina Dabigatrana (Pradaxa). Reverte os efeitos em 4 horas e dura 24 horas.

Leitura Complementar: Greenberg. Handbook of Neurosurgery, 8th edition, 2016, page 165.

190.

C Hipertermia maligna

A hipertermia maligna pode ocorrer depois do uso de anestésicos voláteis, especificamente o halotano, ou relaxantes musculares como a succinilcolina. Caracteriza-se por rigidez, taquicardia, taquipneia e febre alta.

Leitura Complementar: Keating, Goodrich, Packer. Tumors of the Pediatric Central Nervous System, 2nd edition, 2013, page 131.

191.

C Dantrolene

A hipertermia maligna pode ocorrer depois do uso de anestésicos voláteis, especificamente o halotano, ou relaxantes musculares como a succinilcolina. Caracteriza-se por rigidez, taquicardia, taquipneia e febre alta. Deve ser tratada com a administração de dantroleno.

Leitura Complementar: Keating, Goodrich, Packer. Tumors of the Pediatric Central Nervous System, 2nd edition, 2013, page 131.

192.

B Rianodina

A hipertermia maligna pode ocorrer depois do uso de anestésicos voláteis, especificamente o halotano, ou relaxantes musculares como a succinilcolina. Caracteriza-se por rigidez, taquicardia, taquipneia e febre alta. Deve ser tratada com a administração de dantroleno. Acredita-se que ocorra, em alguns casos, em decorrência de defeitos genéticos no receptor de rianodina no retículo sarcoplasmático.

Leitura Complementar: Keating, Goodrich, Packer. Tumors of the Pediatric Central Nervous System, 2nd edition, 2013, page 131.

193.

C 17%

Com base no NASCET (North American Symptomatic Carotid Endarterectomy Trial), em pacientes com estenose sintomática de alto grau que sejam submetidos à endarterectomia carotídea (EAC) com risco perioperatório aceitável, a redução da taxa de acidente vascular encefálico é de 17% após 18 meses.

Leitura Complementar: Greenberg. Handbook of Neurosurgery, 8th edition, 2016, page 1290.

Harbaugh, Shaffrey, Couldwell, Berger. Neurosurgery Knowledge Update, 2015, page 96.

194.

B 3% ou menos

A literatura atual sugere que se deva ter taxa de complicações total de 3% ou menos para justificar a realização de uma endarterectomia carotídea.

Leitura Complementar: Greenberg. Handbook of Neurosurgery, 8th edition, 2016, page 1292.

Harbaugh, Shaffrey, Couldwell, Berger. Neurosurgery Knowledge Update, 2015, page 96.

195.

B Angiotomografia computadorizada

Esta paciente está apresentando o retorno dos sintomas pré-operatórios depois de uma EAC. É possível que o ponto de EAC esteja sofrendo trombose e deva ser avaliado como emergência com angiotomografia computadorizada para determinar a patência do vaso. Se ocluído, ela deve retornar à sala de cirurgia para reabertura e tratamento da oclusão.

Leitura Complementar: Greenberg. Handbook of Neurosurgery, 8th edition, 2016, page 1293.

Harbaugh, Shaffrey, Couldwell, Berger. Neurosurgery Knowledge Update, 2015, page 96.

196.

C Controle da pressão arterial

Esta paciente, provavelmente, esteja apresentando a síndrome de hiperperfusão cerebral, dado que o fluxo sanguíneo para o hemisfério ipsilateral agora aumentou muito. Esse é um assunto controverso, mas o controle rígido da pressão arterial pode ajudar a diminuir os sintomas da síndrome de hiperperfusão cerebral. Devem ser pedidas imagens, bem como garantir que não tenha ocorrido hemorragia.

Leitura Complementar: Greenberg. Handbook of Neurosurgery, 8th edition, 2016, page 1293.

Harbaugh, Shaffrey, Couldwell, Berger. Neurosurgery Knowledge Update, 2015, page 96.

197.

A Paralisia do hipoglosso

O nervo hipoglosso distal costuma ser visto durante a dissecção para uma endarterectomia carotídea e há relatos de paralisia pós-operatória com uma incidência que chegue a 8% em algumas séries. É preciso cuidado em evitar lesar o nervo hipoglosso durante a dissecção.

Leitura Complementar: Greenberg. Handbook of Neurosurgery, 8th edition, 2016, page 1293.

Harbaugh, Shaffrey, Couldwell, Berger. Neurosurgery Knowledge Update, 2015, page 96.

198.

B Descompressão no leito

Esta paciente tem óbvia ruptura do fechamento de arteriotomia, que está causando desvio da traqueia e comprometimento respiratório. Ainda que você possa pensar na intubação como opção inicial de manejo, pode ser difícil ou impossível nos pacientes com desvio traqueal importante, portanto, a descompressão do coágulo no leito deve ocorrer imediatamente, seguida por intubação e retorno à sala de cirurgia.

Leitura Complementar: Greenberg. Handbook of Neurosurgery, 8th edition, 2016, page 1294.

199.

B 2 semanas

A análise agrupada de ensaios clínicos de estenose carotídea sintomática tem demonstrado que há benefício para pacientes que receberam uma EAC em até 2 semanas depois de acidente vascular encefálico, em comparação com os pacientes submetidos à EAC depois de 2 semanas.

Leitura Complementar: Greenberg. Handbook of Neurosurgery, 8th edition, 2016, page 1291.

Harbaugh, Shaffrey, Couldwell, Berger. Neurosurgery Knowledge Update, 2015, page 96.

200.

D Não inferioridade

O ensaio clínico CREST (Carotid Revascularization Endarterectomy vs. Stenting Trial) demonstrou não inferioridade da angioplastia carotídea e implantação de *stent* e endarterectomia carotídea aberta. Em muitos serviços os cirurgiões utilizam a angioplastia carotídea e implantação de *stent* em pacientes com bifurcações carotídeas de posicionamento alto ou em estenoses aparentemente difíceis que poderiam ter taxa mais alta de complicações operatórias.

Leitura Complementar: Harbaugh, Shaffrey, Couldwell, Berger. Neurosurgery Knowledge Update, 2015, page 96.

9 Neurologia

1.

B Canal de aquaporina

Esta paciente tem neuromielite óptica (doença de Devic), que é uma variante da esclerose múltipla que envolve os nervos ópticos e costuma apresentar-se com alteração de sinal em T2 na medula espinal longitudinal, envolvendo três níveis (em comparação com a mielite transversa, que não envolve tantos segmentos assim).

Leitura Complementar: Borsody. Comprehensive Board Review in Neurology, 2007, page 110.

2.

D Infecção pelo vírus JC

Esta paciente tem sinais e sintomas clássicos de leucoencefalopatia multifocal progressiva, causada por infecção pelo vírus JC, que destrói os oligodendrócitos em pacientes com AIDS. Costuma apresentar-se como área de desmielinização parietoccipital assimétrica.

Leitura Complementar: Borsody. Comprehensive Board Review in Neurology, 2007, page 259.

Forsting, Jansen. MR Neuroimaging Brain, Spine, Peripheral Nerves, 2017, page 184.

3.

B Botulismo

Tanto a miastenia grave como o botulismo podem afetar os músculos extraoculares, mas as pupilas são poupadas na miastenia grave e envolvidas no botulismo.

Leitura Complementar: Borsody. Comprehensive Board Review in Neurology, 2007, page 235.

4.

C Mesencéfalo dorsal

Este paciente tem nistagmo com retração da convergência, que pode ser um tipo de síndrome de Parinaud, causada por compressão ou destruição de núcleos mesencefálicos dorsais.

Leitura Complementar: Alberstone, Benzel, Najm, Steinmetz. Anatomic Basis of Neurologic Diagnosis, 2009, page 453.

5.

D Miose

Hemorragia pontina leva a pupilas puntiformes bilateralmente. Isso ocorre porque os tratos simpáticos descendentes se rompem, enquanto os tratos parassimpáticos para a pupila permanecem intactos.

Leitura Complementar: Alberstone, Benzel, Najm, Steinmetz. Anatomic Basis of Neurologic Diagnosis, 2009, pages 502-503.

6.

C Neurônio de terceira ordem

O neurônio de terceira ordem envolvido na dilatação pupilar precisa estar intacto para a Paredrine (hidroxianfetamina) causar dilatação da pupila.

Leitura Complementar: Laws, Sheehan. Sellar and Parasellar Tumors, 2012, page 99.

7.

A Autossômica recessiva

A ataxia de Friedrich é causada por uma mutação no gene da frataxina, e a disfunção falha no transporte do ferro para as mitocôndrias. Envolve, frequentemente, uma repetição de trinucleotídeo e causa degeneração do núcleo dentado e do trato espinocerebelar. É herdada de maneira autossômica recessiva.

Leitura Complementar: Borsody. Comprehensive Board Review in Neurology, 2007, page 199.

8.

A Neurofibromatose tipo 1

A hipoplasia do esfenoide costuma ser vista em pacientes com NF1.

Leitura Complementar: Harbaugh, Shaffrey, Couldwell, Berger. Neurosurgery Knowledge Update, 2015, page 431.

9.

B Vírus de Epstein-Barr/células B

Acredita-se que o linfoma se desenvolva em até 5% dos pacientes com HIV. Associa-se ao vírus de Epstein-Barr. É um linfoma de células B. O tratamento envolve quimioterapia e dexametasona, bem como irradiação cerebral integral. A sobrevida é curta, sendo a mediana de 3 meses.

Leitura Complementar: Siddiqi. Neurosurgical Intensive Care, 2017, page 376.

10.

C Proteína tau

Os emaranhados neurofibrilares são encontrados em pacientes com demência de Alzheimer. Compreendem a proteína tau.

Leitura Complementar: Borsody. Comprehensive Board Review in Neurology, 2007, page 156.

11.

D Córtex occipital

A demência de Alzheimer é patologicamente graduada e, quando os emaranhados neurofibrilares e placas são encontrados no córtex occipital, faz-se o diagnóstico do grau mais alto (doença em grau IV).

Leitura Complementar: Borsody. Comprehensive Board Review in Neurology, 2007, page 155.

12.

C Distrofina/completamente ausente

Isso descreve um paciente com a distrofia muscular de Duchenne, uma distrofia muscular rapidamente progressiva, causando atrofia dos músculos proximais. É causada, em muitos casos, por mutação do tipo *frameshift*, que leva à ausência completa do gene da distrofina. A distrofia muscular de Becker causa disfunção parcial do gene da distrofina, mas tem sintomas semelhantes aos de Duchenne, exceto por progredir de maneira muito mais lenta.

Leitura Complementar: Borsody. Comprehensive Board Review in Neurology, 2007, page 238.

13.

E Anti-Ma

Em pacientes com encefalite límbica, podem-se encontrar autoanticorpos (Anti-Ma). É importante descartar encefalite herpética nesses pacientes.

Leitura Complementar: Citow, Macdonald, Refai. Comprehensive Neurosurgery Board Review, 2nd edition, 2010, page 223.

14.

C Falha na bomba de ATP

Acredita-se que a disfunção cognitiva que ocorre na síndrome pós-concussiva ocorra em razão de falha na bomba de ATP no nível celular. Há múltiplos eventos celulares que também se acredita se associarem a essa condição.

Leitura Complementar: Harbaugh, Shaffrey, Couldwell, Berger. Neurosurgery Knowledge Update, 2015, page 757.

15.

B Repouso cognitivo

Pacientes que apresentam uma concussão devem passar por um esquema de repouso cognitivo e físico até que passem por estágios de aumento de atividade sem sintomas.

Leitura Complementar: Harbaugh, Shaffrey, Couldwell, Berger. Neurosurgery Knowledge Update, 2015, page 759.

16.

B Hemisferectomia funcional

A encefalite de Rasmussen é um processo patológico debilitante que causa epilepsia parcial contínua em alguns pacientes. As crises prolongadas levam à deficiência intelectual e a uma disfunção cerebral significativa. A hemisferectomia funcional tem sido utilizada para tratar essa condição.

Leitura Complementar: Albright, Pollack, Adelson. Principles and Practice of Pediatric Neurosurgery, 3rd edition, 2015, page 986.

17.

C Etossuximida

Este EEG demonstra um período de atividade generalizada com pontas e ondas de 3 Hz associada a crises de ausência. Essas crises são mais bem tratadas com etossuximida.

Leitura Complementar: Borsody. Comprehensive Board Review in Neurology, 2007, page 95.

18.

A < 5%

Em pacientes que apresentam convulsão febril simples, pouquíssimos (< 5%) terão o desenvolvimento de epilepsia depois da convulsão febril inicial.

Leitura Complementar: Borsody. Comprehensive Board Review in Neurology, 2007, page 91.

19.

C Síndrome de Joubert

Esta RM demonstra malformação no "dente molar", comumente vista na síndrome de Joubert. Há hipoplasia do pedúnculo cerebelar, mesencéfalo pequeno e quarto ventrículo com formato em asa de morcego.

Leitura Complementar: Forsting, Jansen. MR Neuroimaging Brain, Spine, Peripheral Nerves, 2017, page 316.

II Respostas

20.

A Dor antes da paresia

A neurite braquial ocorre depois de infecção viral e, algumas vezes, no contexto pós-operatório. A fisiopatologia completa ainda não foi bem compreendida, mas se acredita que seja uma reação inflamatória em múltiplas distribuições de nervos. Apresenta-se com intensa dor no ombro, seguida por resolução e, então, desenvolvimento de paresia motora da extremidade afetada.

Leitura Complementar: Mackinnon, Yee. Nerve Surgery, 2015, page 403.

21.

C Síndrome do nevo em bolha de borracha azul

Este paciente apresenta conexão persistente entre as veias extracranianas e o seio sagital superior, conhecida como seio pericrânio. Isso é frequentemente visto em pacientes com a síndrome do nervo em bolha de borracha azul.

Leitura Complementar: Meyers. Differential Diagnosis in Neuroimaging: Head and Neck, 2017, page 43.

22.

B Arsênico

Linhas brancas transversais de Mees nas unhas das mãos associam-se à exposição ao arsênico.

Leitura Complementar: Citow, Macdonald, Refai. Comprehensive Neurosurgery Board Review, 2nd edition, 2010, page 296.

23.

A Gangliocitoma disembrioplásico do cerebelo

O gangliocitoma disembrioplásico do cerebelo (doença de Lhermitte-Duclos) é um achado associado a mutações do gene PTEN e à síndrome de Cowden. Essa síndrome também se associa a triquilemomas múltiplos e carcinomas de mama e do endométrio.

Leitura Complementar: Bernstein, Berger. Neuro-oncology: The Essentials, 3rd edition, 2015, page 309.

24.

C Sono REM

Pacientes com narcolepsia exibem REM no início do sono. Isso é clássico para a condição.

Leitura Complementar: Borsody. Comprehensive Board Review in Neurology, 2007, page 167.

25.

B F2

Eletrodos de EEG são colocados de maneira padrão com as letras correspondentes ao seguinte: F = frontal, C = central, P = parietal, O = occipital. Até números correspondem ao lado direito da cabeça, e os números ímpares correspondem ao lado esquerdo da cabeça.

Leitura Complementar: Blume WT, Buza RC, Okazaki H. Anatomic correlates of the ten-twenty electrode placement system in infants. Electroencephalogr Clin Neurophysiol 1974; 36(3):303-307.

http://faculty.washington.edu/chudler/1020.html

26.

D Destruição bitalâmica

Ainda que os padrões respiratórios sejam difíceis e não confiáveis para diagnosticar as localizações das lesões, padrões respiratórios de Cheyne-Stokes (padrões respiratórios com aumento e diminuição) podem ser vistos em pacientes com lesão bitalâmica.

Leitura Complementar: Rohkamm. Color Atlas of Neurology, 2007, page 118.

27.

A Aumento de volume de adenoma hipofisário

A síndrome de Nelson ocorre quando um paciente com adenoma hipofisário secretor de ACTH previamente desconhecido sofre adrenalectomia bilateral. A perda da inibição do *feedback* da produção do ACTH leva ao aumento rápido do adenoma hipofisário.

Leitura Complementar: Gasco, Nader. The Essential Neurosurgery Companion, 2013, page 533.

28.

A Ceruloplasmina baixa no sangue, cobre alto na urina

Esta imagem demonstra anéis de Kayser-Fleischer e confirma o diagnóstico de doença de Wilson. Seria de se esperar que este paciente tivesse ceruloplasmina baixa no sangue e excreção urinária alta de cobre.

Leitura Complementar: Borsody. Comprehensive Board Review in Neurology, 2007, page 195.

29.

B Compressão do plexo braquial relacionada com a posição

O ponto de Erb fica perto do ombro e, quando a latência sensorial se prolonga no ponto de Erb, deve-se considerar uma paralisia do plexo braquial causada por posicionamento. Neste caso, com um ACDF baixo, tração nos ombros para obter uma linha de raios X melhor da tomada pode levar à tração do plexo braquial.

Leitura Complementar: Newton, O'Brien, Shufflebarger, Betz, Dickson, Harms. Idiopathic Scoliosis, 2011, page 373.

30.

B Dolorosa e temporária

As paralisias diabéticas do III nervo craniano costumam poupar a pupila (o centro do nervo é envolvido, e não as fibras parassimpáticas que caminham na parte periférica do nervo). São dolorosas e temporárias.

Leitura Complementar: Borsody. Comprehensive Board Review in Neurology, 2007, page 43.

31.

D Bloqueio simpático

Esta paciente tem a síndrome da dor regional complexa tipo I (ausência de lesão nervosa). Muitas vezes usam-se medicações para tratar essa condição, mas quando elas falham pode-se considerar o bloqueio simpático. Neurectomia e cordotomia podem piorar a condição.

Leitura Complementar: Harbaugh, Shaffrey, Couldwell, Berger. Neurosurgery Knowledge Update, 2015, page 740.

32.

C Homocistinúria

Este paciente tem uma trombose no seio transverso, que resultou em infarto do lobo temporal. Pacientes com homocistinúria podem ter estados protrombóticos que levem à trombose de seios intracranianos.

Leitura Complementar: Kanekar. Imaging of Neurodegenerative Disorders, 2016 page 213.

33.

C 48 horas

O pentobarbital é um sedativo de longa ação que pode ser usado para elevação refratária da PIC. Quando a terapia cessa, pode levar 48 horas para a função neurológica retornar.

Leitura Complementar: Siddiqi. Neurosurgical Intensive Care, 2017, page 162.

34.

C Gânglio da raiz posterior

O reflexo H é usado no nervo S1 e aproxima o arco reflexo da medula espinal. O sinal é enviado por meio dos nervos sensitivos periféricos e se registra a resposta motora. A onda F envolve estimulação supramáxima dos nervos motores periféricos, e a onda se propaga proximalmente por meio da raiz nervosa para o canal vertebral, também estimulando várias outras raízes nervosas no processo. É um modo de determinar a integridade das raízes motoras. Se o reflexo H estiver ausente, mas a onda F for normal, o problema provavelmente está no gânglio da raiz posterior.

Leitura Complementar: Fehlings, Boakye, Ditunno, Vaccaro, Rossignol, Burns. Essentials of Spinal Cord Injury, 2013, page 449.

35.

C Vesículas na orelha

A síndrome de Ramsay-Hunt (zoster auricular) pode-se apresentar de modo semelhante ao da paralisia de Bell com paresia facial, mas se deve prestar atenção ao desenvolvimento de erupção vesicular na orelha, pois isso leva ao diagnóstico de zóster auricular.

Leitura Complementar: Di Ieva, Lee, Cusimano. Handbook of Skull Base Surgery, 2016, page 194.

36.

D RM cerebral

Esta paciente tem vertigem e há vários sinais de que fariam pensar que tenha origem central, e não periférica. Tem dificuldade em ficar em pé e caminhar, foi um início razoavelmente agudo, há poucas náuseas e ela tem tanto desvio oblíquo quanto nistagmo espontâneo que muda de direção. A RM, provavelmente, demonstrará um AVE isquêmico cerebelar.

Leitura Complementar: Adunka, Buchman. Otology, Neurotology, and Lateral Skull Base Surgery: An Illustrated Handbook, 2011, page 70.

37.

B Células ciliares internas

As células ciliares internas da orelha são extremamente sensíveis ao volume alto, e a exposição repetida a altos volumes pode levar à perda das células ciliares internas.

Leitura Complementar: Greenstein. Greenstein Color Atlas of Neuroscience, 2000, page 258.

38.

A Fascículo longitudinal medial

A oftalmoplegia internuclear pode ser vista em pacientes com EM. É causada pela ruptura do fascículo longitudinal medial, que conecta o núcleo abducente ao núcleo oculomotor contralateral a fim de preservar movimentos oculares conjugados.

Leitura Complementar: Alberstone, Benzel, Najm, Steinmetz. Anatomic Basis of Neurologic Diagnosis, 2009, page 225.

II Respostas

39.

C Mononeuropatia múltipla

Envolvimento de múltiplos nervos distintos é considerado uma mononeuropatia múltipla.

Leitura Complementar: Rohkamm. Color Atlas of Neurology, 2007, Page 316.

40.

B Resposta incremental

A síndrome de Eaton-Lambert envolve autoanticorpos dirigidos contra os canais de cálcio na membrana pré-sináptica. Isso diminui a liberação de neurotransmissores em razão da falta de cálcio. A EMG, inicialmente, será isoelétrica, mas com ações repetitivas, haverá uma resposta incremental à medida que aumentam os níveis de cálcio.

Leitura Complementar: Borsody. Comprehensive Board Review in Neurology, 2007, page 237.

41.

D Toxoplasmose

Esta RM demonstra sinais clássicos de toxoplasmose. A toxo é o processo expansivo mais comum em pacientes com AIDS conhecida.

Leitura Complementar: Hall, Kim. Neurosurgical Infectious Disease, 2014, page 255.

42.

C Leucoencefalopatia

A complicação neurológica mais comum da infecção pelo HIV é a leucoencefalopatia por HIV.

Leitura Complementar: Kanekar. Imaging of Neurodegenerative Disorders, 2016, page 22.

43.

B Neuropatia periférica

As articulações de Charcot (osteoartropatia neuropática) comumente são vistas em pacientes com diabetes que apresentem neuropatia periférica. A neuropatia leva à destruição da articulação com o passar do tempo.

Leitura Complementar: Borsody. Comprehensive Board Review in Neurology, 2007, page 293.

44.

C Neuroblastoma

A síndrome de opsoclonia-mioclonia é uma doença rara, vista em alguns pacientes com neuroblastoma. Acredita-se que seja mediada por um fenômeno autoimune.

Leitura Complementar: Borsody. Comprehensive Board Review in Neurology, 2007, page 136.

45.

B Calosotomia

A calosotomia é um procedimento cirúrgico paliativo em pacientes com *drop attacks* intratáveis. Pode diminuir significativamente a frequência dos *drop attacks* nesses pacientes.

Leitura Complementar: Harbaugh, Shaffrey, Couldwell, Berger. Neurosurgery Knowledge Update, 2015, page 409.

46.

A Ligada ao X

Esta criança tem a síndrome dos cabelos torcidos de Menkes, que é uma deficiência do transporte e do metabolismo do cobre, causando deficiência de cobre. É herdada de maneira ligada a X. Os pacientes desenvolvem hematomas subdurais e se verifica que têm vasculatura tortuosa.

Leitura Complementar: Choudhri. Pediatric Neuroradiology: Clinical Practice Essentials, 2017, page 121.

47.

C Persistência das imagens quando os olhos estão fechados.

Palinopsia se refere à preservação visual quando os olhos estão fechados.

Leitura Complementar: Tsementzis. Differential Diagnosis in Neurology and Neurosurgery, 2000, page 169.

48.

E Esclerose tuberosa

Esta imagem demonstra fibromas na úngula, que podem ser vistos em pacientes com esclerose tuberosa.

Leitura Complementar: Borsody. Comprehensive Board Review in Neurology, 2007, page 277.

49.

B Fibras de Rosenthal

A doença de Alexander é uma leucodistrofia que pode causar significativos déficits em lactentes. Envolve um defeito no gene GFAP e, em uma peça anatomopatológica, comumente se veem as fibras de Rosenthal.

Leitura Complementar: Forsting, Jansen. MR Neuroimaging Brain, Spine, Peripheral Nerves, 2017, page 250.

50.

D Afasia

A encefalopatia de Wernicke pode ocorrer em pacientes com deficiência intensa de tiamina, e a tríade clássica inclui ataxia, oftalmoplegia e confusão. Afasia não é um componente da tríade.

Leitura Complementar: Rohkamm. Color Atlas of Neurology, 2007, Page 312.

10 Neuroanatomia

1.

B P2

Subindo profundamente ao restante da artéria cerebral posterior (ACP), a artéria corióidea posterior medial irriga o tegmento, o mesencéfalo, o tálamo posterior e a glândula pineal como segmento cisternal. Penetra, então, no véu interpósito, correndo no teto do terceiro ventrículo e irrigando o plexo corióideo.

Leitura Complementar: Greenberg. Handbook of Neurosurgery, 8th edition, 2016, vascular anatomy section.

2.

C Troclear

Estruturas que atravessam a cisterna circundante incluem a artéria cerebral posterior, a artéria supracerebelar, as veias basais basilares (de Rosenthal) e o nervo troclear (IV NC).

Leitura Complementar: Binder, Sonne, Fischbein. Cranial Nerves: Anatomy, Pathology, Imaging, 2010, chapter 4, trochlear nerve.

3.

D Petroso

A artéria do canal pterigoide se origina no segmento C2 da artéria carótida interna (ACI), o segmento petroso. Atravessa o canal pterigoide e pode fazer anastomose com um ramo da artéria maxilar interna, formando um ponto de anastomose ACI/artéria carótida externa (ACE). O outro ramo do C2 (segmento petroso) é a artéria caroticotimpânica.

Leitura Complementar: Greenberg. Handbook of Neurosurgery, 8th edition, 2016, 2016, vascular anatomy section.

4.

A Crista etmoidal

A crista etmoidal é uma estrutura que se origina da superfície do osso etmoide, servindo como ponto de fixação para a foice. É uma estrutura da linha média e se projeta à fossa anterior do crânio.

Leitura Complementar: Wanibuchi, Friedman, Fukushima. Photo Atlas of Skull Base Dissection, 2009, bifrontal transbasal approach.

5.

C Artéria calcarina

A área 17 de Brodmann é o córtex visual primário (V1), também conhecido como córtex calcarino, sendo o local de aferência primária dos sinais que vêm da retina. Essa região cortical se situa inferiormente ao sulco calcarino na borda medial do lobo occipital.

Leitura Complementar: Greenberg. Handbook of Neurosurgery, 8th edition, 2016, vascular anatomy section.

6.

B Giro frontal inferior

A área 44 de Brodmann corresponde ao giro frontal inferior, ou área de Broca. É composta por três estruturas, da parte anterior para a posterior: a parte orbital, a parte triangular e a parte opercular. Acredita-se que a área de Broca seja formada, principalmente, pelas partes triangular e opercular.

Leitura Complementar: Greenberg. Handbook of Neurosurgery, 8th edition, 2016, gross anatomy cranial and spine.

7.

B Putâmen e globo pálido

O núcleo lentiforme é a combinação do putâmen e do globo pálido. Ele vem da palavra que significa biconvexo, semelhante a uma lente. Essas estruturas têm a aparência de uma lente, daí seu nome.

Leitura Complementar: Greenberg. Handbook of Neurosurgery, 8th edition, 2016, gross anatomy cranial and spine.

8.

D Cápsula externa e cápsula extrema

O claustro é uma camada fina de neurônios que separa a cápsula externa da cápsula extrema. Recebe aferência de quase todas as regiões do córtex e projeta de volta para quase todas as regiões do córtex. Ainda que não se conheça inteiramente sua função exata, atualmente se pensa que tenha um papel na comunicação entre os hemisférios cerebrais e que possa ter papel na atenção.

Leitura Complementar: Greenberg. Handbook of Neurosurgery, 8th edition, 2016, gross anatomy cranial and spine.

9.

A Fascículo arqueado

O fascículo arqueado é um conjunto de fibras de associação que conecta o giro temporal superior/giro angular (região de Wernicke) ao giro frontal inferior (área de Broca). Lesões que rompam essas fibras levam a uma afasia de condução, pela qual os pacientes têm dificuldade em repetir frases, mas a linguagem produtiva e receptiva permanece intacta.

Leitura Complementar: Greenberg. Handbook of Neurosurgery, 8th edition, 2016, gross anatomy cranial and spine.

10.

D Cegueira monocular ipsilateral

A artéria corióidea anterior se origina na carótida interna no segmento comunicante (C7). Sua origem fica aproximadamente 3 mm distal à artéria comunicante posterior e 3 mm proximal à terminação da ACI. Tem uma curva superior característica ao cruzar a borda tentorial. Infartos da artéria corióidea anterior levam a uma síndrome característica, incluindo hemiparesia contralateral, hemianestesia contralateral e hemianopsia contralateral. Como a lesão é posterior ao quiasma óptico, a cegueira monocular não faz parte da síndrome da artéria corióidea anterior.

Leitura Complementar: Greenberg. Handbook of Neurosurgery, 8th edition, 2016, vascular anatomy section.

11.

B Dia 24

A lâmina terminal se situa imediatamente posterior ao quiasma óptico e pode ser perfurada durante exposição para drenagem de LCR do terceiro ventrículo e relaxamento do cérebro. A lâmina terminal é formada depois do fechamento do neuroporo anterior no dia 24 do desenvolvimento. O neuroporo posterior se fecha no dia 26 e forma elementos neurais da coluna lombar.

Leitura Complementar: Torres-Corzo, Rangel-Castilla, Nakaji. Neuroendoscopic Surgery, 2016, lamina terminalis fenestration.

12.

D Núcleos posterolaterais ventrais – Córtex somatossensitivo

O tálamo compreende múltiplos núcleos de retransmissão, e suas projeções aferentes/eferentes costumam ser testadas nos quadros escritos. Os núcleos anteriores recebem aferência do trato mamilotalâmico e do fórnix e se projetam amplamente para o córtex cingulado. Os núcleos mediodorsais recebem aferência da amígdala, da parte reticular da substância negra, do hipocampo, do hipotálamo e do córtex pré-frontal inteiro. Eles se projetam ao córtex frontal orbital e aos campos oculares frontais. Os núcleos VPL são a estação de retransmissão sensorial primária, recebem aferência do lemnisco medial e de ambos os tratos espinotalâmicos (anterior e lateral). Os núcleos VPL se projetam ao córtex somatossensitivo. O pulvinar recebe aferência do colículo superior e do córtex estriado occipital, enviando projeções para os córtices visuais primário e secundário.

Leitura Complementar: Moore e Psaaros. Definitive neurologic surgery board review, 2005, page 39.

Greenstein B, Greenstein A. Color Atlas of Neuroscience, 2000, thalamic nuclei section.

13.

C CA3

O hipocampo é composto por 4 regiões: A CA1, também conhecida como setor de Sommer, é extremamente sensível à hipóxia, enquanto a CA3 se localiza no joelho da formação hipocampal e é relativamente resistente à hipóxia.

Leitura Complementar: Greenstein B, Greenstein A. Color Atlas of Neuroscience, 2000, the hippocampus.

14.

A Forame espinhoso

A artéria primária que irriga as paquimeninges é a artéria meníngea média, que entra no crânio atravessando o forame espinhoso.

Leitura Complementar: Moore e Psaaros. Definitive Neurologic Surgery Board Review, 2005, page 54.

Greenstein B, Greenstein A. Color Atlas of Neuroscience, 2000, brain vascularization, arterial supply.

15.

B Superior

No teto do terceiro ventrículo, o corpo do fórnix se localiza superiormente ao par de veias cerebrais internas.

Leitura Complementar: Greenstein B, Greenstein A. Color Atlas of Neuroscience, 2000, venous drainage of the brain.

16.

B Fórnix

Parte do circuito de Papez, o hipotálamo recebe aferência do hipocampo através do fórnix, que se projeta às regiões septal hipotalâmica e pré-ópticas posterior e lateral através das fibras pré-comissurais, projetando-se também aos corpos mamilares através das fibras pós-comissurais. A informação é então enviada ao tálamo por meio do trato mamilotalâmico.

Leitura Complementar: Moore e Psaaros. Definitive Neurologic Surgery Board Review, 2005, pages 44, 45.

Greenstein B, Greenstein A. Color Atlas of Neuroscience, 2000, the hippocampus.

17.

D Córtex da ínsula

A amígdala faz parte do sistema límbico e recebe aferência de todas as estruturas já mencionadas. De longe, a maior aferência para a amígdala se faz através do córtex da ínsula.

Leitura Complementar: Moore e Psaaros. Definitive Neurologic Surgery Board Review, 2005, page 48.

Greenstein B, Greenstein A. Color Atlas of Neuroscience, 2000, functions of the amygdaloid complex.

18.

A Corpo geniculado medial

As áreas 41 e 42 de Brodmann correspondem ao giro temporal transverso, ou córtex auditivo primário, localizado no giro temporal superior. A aferência primária é o corpo geniculado medial. O corpo geniculado lateral e o colículo superior estão envolvidos nas vias visuais, enquanto o colículo inferior fornece projeções ao corpo geniculado medial via braço do colículo inferior.

Leitura Complementar: Moore e Psaaros. Definitive Neurologic Surgery Board Review, 2005, page 28.

Greenstein B, Greenstein A. Color Atlas of Neuroscience, 2000, the special senses: auditory cortical areas and descending auditory pathways.

19.

C Quadrantanopsia superior à esquerda

A semiologia das crises convulsivas apresentada neste caso é clássica para a epilepsia do lobo temporal, muitas vezes causada pela esclerose temporal mesial. Os sintomas dessa paciente se localizam no lobo temporal direito. Essa condição pode ser tratada com amígdala-hipocampectomia ou até lobectomia temporal completa. No lado esquerdo, a ressecção do córtex não deve exceder 4 a 5 cm para evitar prejudicar a função da linguagem, supostamente no lado esquerdo perto do giro angular. No lado direito, a ressecção pode, muitas vezes, ser executada de modo seguro 6 a 7 cm, posteriormente, dado que a função da linguagem supostamente não se localiza no lado direito. É preciso cuidado na face posterosuperior da ressecção nessa região, pois a ressecção agressiva pode envolver as radiações ópticas (alça de Meyer), causando o clássico corte de campo visual do tipo "torta no céu", uma quadrantanopsia superior contralateral.

Leitura Complementar: Greenstein B, Greenstein A. Color Atlas of Neuroscience, 2000, the visual fields and pathways.

20.

A Lateral

O paciente apresenta doença de Parkinson, e você está realizando uma estimulação cerebral profunda do núcleo subtalâmico (NST), bilateralmente. Se for notado desvio ocular ipsilateral durante a estimulação de teste, seu eletrodo estará medial demais e precisará ser movido lateralmente. As fibras eferentes que finalmente formam o III NC passam em posição imediatamente medial ao NST e podem ser estimuladas, causando desvio ocular se o eletrodo estiver medial demais.

Leitura Complementar: Greenstein B, Greenstein A. Color Atlas of Neuroscience, 2000, oculomotor nuclei and nerves.

21.

B Posteromedial

Os tratos dos neurônios motores corticospinais descendentes provenientes da cápsula interna correm anterolateralmente ao NST. Se for observada tração facial ou contração muscular contralateral durante a estimulação teste, o eletrodo estará longo demais na posição anterior ou lateral e deve ser movido em direção posteromedial.

Leitura Complementar: Greenstein B, Greenstein A. Color Atlas of Neuroscience, 2000, descending motor tracts and cranial nerve nuclei.

22.

A Lateral

O núcleo mais comumente visado para pacientes com distonia é o globo pálido interno (GPI). Se o eletrodo de estimulação cerebral profunda (ECP) estiver em posição medial demais, a corrente de estimulação poderá se propagar para a cápsula interna, que fica medial ao núcleo GPI. O eletrodo deve ser movido lateralmente.

Leitura Complementar: Greenstein B, Greenstein A. Color Atlas of Neuroscience, 2000, cerebral hemispheres: internal structures.

23.

B Superior

Se um paciente desenvolver fosfenos em seu campo visual (luzes piscando), indica que o eletrodo está profundo demais. As vias ópticas correm inferiormente aos núcleos do GPI, e o eletrodo deve ser movido superiormente.

Leitura Complementar: Greenstein B, Greenstein A. Color Atlas of Neuroscience, 2000, cerebral hemispheres: internal structures.

II Respostas

24.

C Medial

Para tremor essencial, a colocação do eletrodo de DBS no núcleo intermediário ventral do tálamo (VIM) bilateral tem mostrado excelentes resultados. A cápsula interna é lateral ao tálamo e, se os seus pacientes desenvolverem contrações musculares, você deve mover o eletrodo medialmente.

Leitura Complementar: Greenstein B, Greenstein A. Color Atlas of Neuroscience, 2000, origin of the pyramidal tract.

25.

A Anterior

O núcleo VIM do tálamo é imediatamente anterior ao núcleo VPL do tálamo, o principal núcleo de retransmissão sensitiva do tálamo. Se o eletrodo for colocado corretamente no VIM, os pacientes podem desenvolver parestesias transitórias durante a estimulação de teste, mas esses sintomas costumam se resolver rapidamente. Se o paciente desenvolver parestesias persistentes, a corrente, provavelmente, estará se propagando ao núcleo VPL do tálamo, e o eletrodo deverá ser movido anteriormente.

Leitura Complementar: Israel, Burchiel. Microelectrode Recording in Movement Disorder Surgery, 2004, targe selection using microelectrode recording.

26.

D Anteroinferior

Utilizar o segmento M1 da ACM (artéria cerebral média) para chegar ao término da ACI é uma técnica para expor um aneurisma da ACI terminal. A principal preocupação ao dissecar ao longo do segmento M1 da ACM é a preservação das artérias perfurantes lenticuloestriadas laterais, que se localizam na face posterossuperior do segmento M1. A zona de segurança de dissecção fica na superfície anteroinferior do vaso.

Leitura Complementar: Spetzler, Kalani, Nakaji. Neurovascular Surgery, 2nd edition, 2015, surgical therapies for saccular aneurysms of the internal carotid artery.

27.

B Límen da ínsula

O límen da ínsula é uma estrutura que conecta as regiões corticais temporal e orbital. Costuma marcar a bifurcação da ACM e, lateralmente, é contínuo com o córtex da ínsula. Medialmente, é limitado pela substância perfurada anterior.

Leitura Complementar: Starr, Barbaro, Larson. Neurosurgical Operative Atlas: Functional Neurosurgery, 2nd edition, 2009, surgical anatomy of the temporal lobe.

28.

A Giro do cíngulo

O giro do cíngulo se localiza imediatamente superior ao corpo caloso e precisa ser delicadamente retraído para exposição do corpo caloso para secção. É preciso cuidado em evitar lesionar as artérias pericalosas, que também estão correndo imediatamente acima do corpo caloso.

Leitura Complementar: Sekhar, Fessler. Atlas of Neurosurgical Techniques: Brain, Vol. 2, 2016, surgical approaches to lesions located in the lateral, third, and fourth ventricles.

29.

D Veia talamoestriada

A veia cerebral magna (de Galeno) pode ter numerosas veias que contribuem para ela, porém, mais frequentemente, recebe o par de veias cerebrais internas, o par de veias basilares e a veia cerebelar pré-central. A veia talamoestriada do ventrículo lateral drena para a veia cerebral interna no ângulo venoso próximo ao forame interventricular, mas essa veia não drena diretamente para a veia cerebral magna.

Leitura Complementar: Spetzler, Kalani, Nakaji. Neurovascular Surgery, 2nd edition, 2015, microsurgical treatment of vein of Galen malformations.

30.

A Anterior

Durante uma ventriculostomia endoscópica do terceiro ventrículo, uma das estruturas mais fáceis de identificar é o par de corpos mamilares. Em posição imediatamente anterior aos corpos mamilares, encontra-se a zona segura para punção. É preciso cuidado para não lesar a artéria basilar ou as artérias cerebelares posteriores, que estão imediatamente profundas e discretamente posteriores à localização da punção.

Leitura Complementar: Torres-Corzo, Rangel-Castilla, Nakaji. Neuroendoscopic Surgery, 2016, lateral and third ventricle anatomy.

31.

B Lâmina terminal

No assoalho anterior do terceiro ventrículo, a lâmina terminal se localiza superiormente ao recesso supraóptico. É formada durante o fechamento do neuroporo anterior no dia embriológico 24. A secção da lâmina terminal dá acesso ao terceiro ventrículo para drenagem de LCR e relaxamento cerebral, se necessário, durante cirurgia para aneurisma da fossa anterior.

Leitura Complementar: Torres-Corzo, Rangel-Castilla, Nakaji. Neuroendoscopic Surgery, 2016, lateral and third ventricle anatomy.

32.

C Lambdóidea

A sutura lambdóidea conecta os ossos occipital e parietal ao descer lateralmente atravessando a parte posterior do crânio.

Leitura Complementar: Greenberg. Handbook of Neurosurgery, 8th edition, 2016, gross anatomy, cranial and spine.

33.

D Coronal-sagital

O bregma é uma estrutura craniana da linha média que se localiza onde as suturas coronal e sagital se unem. É a localização da fontanela anterior, que se fecha, na maioria dos pacientes pediátricos, em torno dos 18 meses de idade.

Leitura Complementar: Greenberg. Handbook of Neurosurgery, 8th edition, 2016, gross anatomy, cranial and spine.

34.

D Vestibular

Os núcleos cerebelares profundos são o dentado, o emboliforme, o globoso e o fastigial, indo da parte lateral à medial. Uma estratégia mnemônica para lembrança é ***Don't Eat Greasy Foods***. Como os núcleos cerebelares profundos controlam toda a eferência do cerebelo, a lesão dessas estruturas pode simular uma ressecção cerebelar completa do que é considerado por alguns o "córtex eloquente".

Leitura Complementar: Psarros. The Definitive Neurosurgical Board Review.

Alberstone, Benzel, Najm, Steinmetz. Anatomic Basis of Neurologic Diagnosis, 2009, cerebellum.

35.

A Pedúnculo cerebelar superior

O 4º ventrículo tem paredes laterais, formadas, superiormente pelo pedúnculo cerebelar superior (*brachium conjunctivis*), e as paredes laterais formadas, inferiormente, pelo pedúnculo cerebelar inferior (corpo restiforme). O pedúnculo cerebelar médio (*brachium pontis*) não forma uma parede lateral do 4º ventrículo. O teto do 4º ventrículo é formado tanto pelo véu medular superior quanto pelo inferior, e o assoalho é formado pelo tronco encefálico.

Leitura Complementar: Psarros. The Definitive Neurosurgical Board Review.

Alberstone, Benzel, Najm, Steinmetz. Anatomic Basis of Neurologic Diagnosis, 2009, cerebellum.

36.

B Pedúnculo cerebelar inferior (corpo restiforme)

O 4º ventrículo tem as paredes laterais formadas superiormente pelo pedúnculo cerebelar superior (*brachium conjunctivis*), e as paredes laterais formadas inferiormente pelo pedúnculo cerebelar inferior (corpo restiforme). O pedúnculo cerebelar médio (*brachium pontis*) não forma uma parede lateral do 4º ventrículo. O teto do 4º ventrículo é formado tanto pelo véu medular superior como pelo inferior, e o assoalho é formado pelo tronco encefálico.

Leitura Complementar: Psarros. The Definitive Neurosurgical Board Review.

Alberstone, Benzel, Najm, Steinmetz. Anatomic Basis of Neurologic Diagnosis, 2009, cerebellum.

37.

D Lóbulo floculonodular

O cerebelo pode ser dividido em três segmentos funcionais o vestibulocerebelo, o espinocerebelo e o cerebrocerebelo. O vestibulocerebelo é formado pelo lobo floculonodular e recebe projeções dos núcleos vestibulares, dos colículos superiores e do córtex visual. Esse sistema controla os movimentos da cabeça e dos olhos, bem como os ajustes posturais e do equilíbrio.

Leitura Complementar: Psarros. The Definitive Neurosurgical Board Review, page 37.

Alberstone, Benzel, Najm, Steinmetz. Anatomic Basis of Neurologic Diagnosis, 2009, cerebellum.

38.

B Hemisfério lateral

A divisão funcional do cerebelo, conhecida como cerebrocerebelo, compreende os hemisférios laterais. Projeta-se ao núcleo dentado dos núcleos cerebelares profundos. Outras conexões incluem os núcleos VL do tálamo e o núcleo rubro, seguidos pelo córtex motor, e ajuda a oferecer *feedback* ao córtex motor com referência à precisão do movimento.

Leitura Complementar: Psarros. The Definitive Neurosurgical Board Review, page 37.

Alberstone, Benzel, Najm, Steinmetz. Anatomic Basis of Neurologic Diagnosis, 2009, cerebellum.

39.

C Verme

A divisão funcional do cerebelo, conhecida como o espinocerebelo, compreende principalmente o verme. Projeta-se ao núcleo fastigial dos núcleos cerebelares profundos. Recebe conexões aferentes do trato espinocerebelar. As conexões eferentes do núcleo fastigial se projetam à formação reticular e aos núcleos vestibulares laterais, bem como ao córtex motor contralateral via tálamo VL.

Leitura Complementar: Psarros. The Definitive Neurosurgical Board Review, page 37.

Alberstone, Benzel, Najm, Steinmetz. Anatomic Basis of Neurologic Diagnosis, 2009, cerebellum.

40.

B Núcleo do abducente

A formação reticular pontina paramediana também é conhecida como o centro do olhar lateral e se localiza próxima ao núcleo do abducente. Recebe aferências do colículo superior para coordenar os movimentos oculares e dos campos visuais frontais via fibras frontopontinas para coordenar o olhar lateral. O movimento ocular contralateral, de maneira conjugada, é mediado por fibras cruzadas do fascículo longitudinal medial.

Leitura Complementar: Psarros. The Definitive Neurosurgical Board Review, page 33.

Alberstone, Benzel, Najm, Steinmetz. Anatomic Basis of Neurologic Diagnosis, 2009, cerebellum.

41.

B Fascículo longitudinal medial

Neste cenário, o paciente não é capaz de aduzir o olho direito ao tentar olhar para a esquerda, enquanto o olho esquerdo é capaz de abduzir. Isso provavelmente representa uma lesão do fascículo longitudinal medial.

Leitura Complementar: Psarros. The Definitive Neurosurgical Board Review, page 32.

Alberstone, Benzel, Najm, Steinmetz. Anatomic Basis of Neurologic Diagnosis, 2009, vestibular system.

42.

B Colículo do facial

O par de colículos do facial forma estruturas que chamam a atenção na superfície do assoalho do 4° ventrículo. Localizam-se acima da estria medular, bilateralmente. É preciso cuidado para não violar o assoalho do 4° ventrículo.

Leitura Complementar: Binder, Sonne, Fischbein. Cranial Nerves: Anatomy, Pathology, Imaging, 2010, facial nerve.

43.

B Lateral

Há várias estruturas observáveis na superfície do assoalho do 4° ventrículo. O par de colículos faciais é composto por proeminências que podem ser vistas acima das fibras que se projetam lateralmente apartir da estria medular. Abaixo da estria, o trígono do hipoglosso está mais próximo da linha média, localizando-se o trígono vagal lateralmente ao trígono do hipoglosso.

Leitura Complementar: Binder, Sonne, Fischbein. Cranial Nerves: Anatomy, Pathology, Imaging, 2010, vagus nerve.

44.

B Fibras arqueadas internas

Os núcleos grácil e cuneiforme recebem aferência sensitiva das colunas posteriores da medula espinal. No bulbo, elas decussam e formam o lemnisco medial. As fibras que decussam atravessam a linha média como fibras arqueadas internas.

Leitura Complementar: Psarros. The Definitive Neurosurgical Surgery Board Review, page 30.

Citow, Macdonald, Refai. Comprehensive Neurosurgery Board Review, 2nd edition, 2010, anatomy.

45.

A Área postrema

Os órgãos periventriculares são a região do cérebro localizada nos limites do sistema ventricular e são regiões com barreira hematoencefálica incompleta. Isso permite que essas regiões percebam os níveis de peptídeos no cérebro sem necessidade de mecanismos de transporte ativo. Esses órgãos periventriculares incluem a eminência mediana, hipófise posterior, órgão subcomissural, órgão subfornical, área postrema, plexo corióideo, órgão vascular da lâmina terminal e glândula pineal. O único órgão periventricular par é a área postrema.

Leitura Complementar: Psarros. The definitive Neurosurgical Board Review, page 30.

Yasargil, Adamson, Cravens, Johnson, Reeves, Teddy, Valavanis, Wichmann, Wild, Young. Microneurosurgery IV A, 1994, neurophysiology.

46.

C Lateralmente

Os pedúnculos cerebrais contêm tratos corticospinais descendentes organizados de maneira somatotópica com as fibras sacrais, ocupando o aspecto mais lateral dos tratos corticospinais, e fibras controlando a cabeça/membros superiores são as mais mediais.

Leitura Complementar: Psarros. The Definitive Neurosurgical Surgery Board Review, page 34.

Alberstone, Benzel, Najm, Steinmetz. Anatomic Basis of Neurologic Diagnosis, 2009, brainstem.

47.

B Colículos superiores

O núcleo do III nervo craniano, o núcleo do oculomotor, localiza-se aproximadamente no mesmo nível horizontal que os colículos superiores.

Leitura Complementar: Psarros. The Definitive Neurosurgical Surgery Board Review, page 34.

Alberstone, Benzel, Najm, Steinmetz. Anatomic Basis of Neurologic Diagnosis, 2009, brainstem.

48.

C Pré-tectal

O núcleo pré-tectal controla o reflexo fotomotor direto e o consensual pupilar.

Leitura Complementar: Psarros. The Definitive Neurosurgical Surgery Board Review, page 34.

Alberstone, Benzel, Najm, Steinmetz. Anatomic Basis of Neurologic Diagnosis, 2009, visual system.

49.

A Órgão subcomissural

O órgão subcomissural é feito de células ependimárias que secretam somatostatina. É o único órgão periventricular com barreira hematoencefálica intacta.

Leitura Complementar: Psarros. The Definitive Neurosurgical Surgery Board Review, page 34.

Yasargil, Adamson, Cravens, Johnson, Reeves, Teddy, Valavanis, Wichmann, Wild, Young. Microneurosurgery IV A, 1994, neurophysiology.

50.

D Lemnisco medial

O lemnisco medial aparece como estrutura curva que se projeta lateralmente a partir do núcleo rubro em um corte horizontal do mesencéfalo.

Leitura Complementar: Psarros. The Definitive Neurosurgical Surgery Board Review, page 35.

Alberstone, Benzel, Najm, Steinmetz. Anatomic Basis of Neurologic Diagnosis, 2009, brainstem.

51.

C Artéria cerebelar superior

Os núcleos cerebelares profundos se localizam muito próximos ao pedúnculo cerebelar superior, nas vizinhanças da parede lateral superior do 4º ventrículo. A artéria cerebelar superior fornece irrigação sanguínea à superfície superior do cerebelo, bem como para o pedúnculo cerebelar superior e a maioria dos núcleos cerebelares profundos.

Leitura Complementar: Psarros. The Definitive Neurosurgical Surgery Board Review, page 38.

Spetzler, Kalani, Nakaji. Neurovascular Surgery, 2nd edition, 2015, cranial vascular anatomy of the posterior circulation.

52.

C Medial

No nível do mesencéfalo, os tratos corticospinais descendentes se localizam na região anterior do mesencéfalo e se dispõem de maneira somatotópica. Os tratos que controlam a extremidade superior se localizam medialmente aos tratos que controlam a função das extremidades inferiores.

Leitura Complementar: Alberstone, Benzel, Najm, Steinmetz. Anatomic Basis of Neurologic Diagnosis, 2009, brainstem.

53.

A Medial

No nível do bulbo, depois de as fibras arqueadas internas terem cruzado e formado o lemnisco medial, as fibras que carregam informações da extremidade superior se localizam posteriormente, e as fibras da extremidade inferior se localizam anteriormente. À medida que essas fibras sobem até o nível do mesencéfalo, o lemnisco medial se torna uma estrutura curva que se estende lateralmente desde o núcleo rubro. Nessa região, as fibras da extremidade superior são as mais mediais, enquanto as fibras da extremidade inferior se localizam lateralmente.

Leitura Complementar: Alberstone, Benzel, Najm, Steinmetz. Anatomic Basis of Neurologic Diagnosis, 2009, brainstem.

54.

D Nervo nasociliar

O anel tendíneo comum (anel de Zinn) é uma estrutura localizada na fissura orbital superior, dividindo-a em seções. Há múltiplas estruturas que atravessam o anel tendíneo comum, incluindo o nervo oculomotor, o nervo nasociliar, o nervo abducente e as raízes do gânglio ciliar. O nervo frontal, o nervo troclear e o nervo lacrimal todos passam fora do anel tendíneo comum.

Leitura Complementar: Citow, Macdonald, Refai. Comprehensive Neurosurgery Board Review, 2nd edition, 2010, anatomy.

55.

C Paralisia do oblíquo superior

O IV NC (nervo troclear) corre na borda da incisura tentorial na cisterna circundante e corre risco durante a secção completa do tentório.

Leitura Complementar: Binder, Sonne, Fischbein. Cranial Nerves: Anatomy, Pathology, Imaging, 2010, trochlear nerve.

56.

B Nistagmo para a esquerda

Prova calórica com água fria envolve colocar soro fisiológico frio na orelha do paciente e observar os movimentos dos olhos. O recurso mnemônico COWS (*cold-opposite, warm-same*) é útil para lembrança, mas é preciso observar que ele se refere à parte do nistagmo dos movimentos oculares. Neste paciente, você irriga a orelha direita com soro fisiológico frio e esperaria um desvio lento dos olhos para a direita, seguido por um nistagmo rápido de volta à esquerda. O soro fisiológico frio diminui a temperatura da membrana timpânica e hiperpolariza as células vestibulares, enganando o sistema, fazendo-o pensar que a cabeça está se movendo para a esquerda.

Leitura Complementar: Alberstone, Benzel, Najm, Steinmetz. Anatomic Basis of Neurologic Diagnosis, 2009, vestibular system.

57.

A Base

A cóclea é um órgão em espiral que processa a aferência auditiva. Dispõe-se de maneira tonotópica, sendo as altas frequências processadas na base, e os sons com baixa frequência, no ápice.

Leitura Complementar: Alberstone, Benzel, Najm, Steinmetz. Anatomic Basis of Neurologic Diagnosis, 2009, auditory system.

58.

A Membrana tectória

À medida que o som trafega pela cóclea, causa movimento da membrana basilar, que, por sua vez, movimenta o órgão espiral (de Corti) em locais específicos. Esse movimento causa um movimento de força lateral contra a membrana tectória, à qual se conectam os processos ciliares das células ciliadas. Esse movimento causa abertura desses processos e despolarização das células ciliadas.

Leitura Complementar: Alberstone, Benzel, Najm, Steinmetz. Anatomic Basis of Neurologic Diagnosis, 2009, auditory system.

59.

C Núcleo coclear anterior-oliva superior

O corpo trapezoide carrega informações do núcleo coclear para a oliva superior. As fibras, então, percorrem o trajeto até o colículo inferior e, subsequentemente, ao corpo geniculado medial.

Leitura Complementar: Alberstone, Benzel, Najm, Steinmetz. Anatomic Basis of Neurologic Diagnosis, 2009, auditory system.

60.

C Lemnisco lateral

O lemnisco lateral conecta o núcleo coclear posterior com o colículo inferior por meio do lemnisco lateral. Está envolvido na resposta a ruídos intensos súbitos.

Leitura Complementar: Alberstone, Benzel, Najm, Steinmetz. Anatomic Basis of Neurologic Diagnosis, 2009, auditory system.

61.

A Núcleo espinal do trigêmeo

A via do reflexo de piscamento da córnea envolve informações sensitivas da córnea, passando por meio do nervo trigêmeo ao núcleo e trato espinais do trigêmeo. Outras conexões incluem os núcleos faciais bilaterais, que medeiam o fechamento dos olhos.

Leitura Complementar: Rohkamm. Color Atlas of Neurology, 2007, normal and abnormal function of the nervous system.

62.

B Nervo facial

As fibras que saem do núcleo do facial rodeiam o núcleo do abducente no tronco encefálico.

Leitura Complementar: Binder, Sonne, Fischbein. Cranial Nerves: Anatomy, Pathology, Imaging, 2010, facial nerve.

63.

B Ventromedial

O núcleo ventromedial do hipotálamo controla a saciedade. Um modo de lembrar-se disso é "se o núcleo ventromedial for destruído, você cresce ventral e medialmente".

Leitura Complementar: Alberstone, Benzel, Najm, Steinmetz. Anatomic Basis of Neurologic Diagnosis, 2009, hypothalamus.

64.

D Supraópticos

Os núcleos supraópticos do hipotálamo estão envolvidos na regulação do equilíbrio hídrico.

Leitura Complementar: Alberstone, Benzel, Najm, Steinmetz. Anatomic Basis of Neurologic Diagnosis, 2009, hypothalamus.

65.

A Trato tegmentar central

As informações gustatórias da língua e da orofaringe atravessam os nervos corda do tímpano e o VII nervo craniano, bem como os IX/X nervos. Os neurônios de primeira ordem fazem sinapse no núcleo do trato solitário. Depois, neurônios de segunda ordem passam pelo trato tegmentar central e vão ao VPM do tálamo, e neurônios de terceira ordem vão do VPM do tálamo ao giro pós-central.

Leitura Complementar: Greenstein B, Greenstein A. Color Atlas of Neuroscience, 2000, transverse section of medulla oblongata II.

66.

C Núcleo olivar superior

O reflexo de abafamento auditivo é mediado pelo núcleo olivar superior e envolve contração do estapédio (VII nervo) e do tensor do tímpano (V nervo).

Leitura Complementar: Psarros. Intensive neurosurgery board review.

Greenstein B, Greenstein A. Color Atlas of Neuroscience, 2000, localization of sound.

67.

B Osso etmoide

A placa cribriforme é uma estrutura óssea que faz parte do osso etmoide na fossa anterior do crânio. Sustenta o bulbo olfatório e tem numerosos forames, através dos quais passam os nervos olfatórios para chegar ao nariz.

Leitura Complementar: Wanibuchi, Friedman, Fukushima. Photo Atlas of Skull Base Dissection, 2009, craniofacial anatomy.

68.

B Nervo maxilar

O nervo maxilar, ou V2, não atravessa a fissura orbital superior.

Leitura Complementar: Di Ieva, Lee, Cusimano. Handbook of Skull Base Surgery, 2016, clinical and neurologic findings in skull base pathology.

69.

B Parte vascular do forame jugular

O nervo vago sai do crânio pelo forame jugular, dividido em duas regiões pela espinha jugular: a parte nervosa (composta pelo nervo glossofaríngeo e o seio petroso inferior) e a parte vascular (composta pelo bulbo jugular, o nervo vago e o nervo acessório espinal).

Leitura Complementar: Binder, Sonne, Fischbein. Cranial Nerves: Anatomy, Pathology, Imaging, 2010, vagus nerve.

70.

C Forame espinhoso

A artéria meníngea média é a mais comumente traumatizada em casos de hematoma epidural. Ela entra no crânio como ramo da artéria maxilar interna através do forame espinhoso.

Leitura Complementar: Wanibuchi, Friedman, Fukushima. Photo Atlas of Skull Base Dissection, 2009, middle fossa rhomboid approach (anterior petrosectomy).

71.

D Artéria oftálmica

As artérias etmoidais anterior e posterior dão a irrigação sanguínea das superfícies mucosas do osso etmoide e ambas os ramos da artéria oftálmica.

Leitura Complementar: Spetzler, Kalani, Nakaji. Neurovascular Surgery, 2nd edition, 2015, microsurgical anatomy of the internal carotid and vertebral arteries.

72.

D Artéria esfenopalatina

A artéria esfenopalatina irriga a concha média, que pode ser removida por um cirurgião de acesso para permitir um acesso expandido para abordagens endoscópicas da sela túrcica e da parte anterior da base do crânio.

Leitura Complementar: Stamm. Transnasal Endoscopic Skull Base and Brain Surgery, 2011, anatomy of the nasal cavity and paranasal sinuses.

73.

A Suporte óptico

O suporte óptico une a asa menor do esfenoide ao corpo do osso esfenoide. Forma as paredes inferior e lateral do canal óptico. Separa o canal óptico da fissura orbital superior. Por uma abordagem endonasal, localiza-se inferiormente à protuberância óptica, superomedialmente à protuberância carotídea e medialmente ao recesso opticocarotídeo lateral.

Leitura Complementar: Laws, Sheehan. Sellar and Parasellar Tumors, 2012, anatomy of the sellar e parasellar region.

74.
B Plano esfenoidal

Imediatamente anterossuperior à sela túrcica está o plano esfenoidal. Esse pode ser um local de crescimento de meningiomas, e se pode ter acesso aos tumores dessa região via abordagem endonasal expandida.

Leitura Complementar: Di Ieva, Lee, Cusimano. Handbook of Skull Base Surgery, 2016, anatomy of the skull base and related structures: elements of surgical anatomy.

75.
B Nervo petroso superficial maior

O nervo do canal pterigóideo (vidiano) é contínuo com o nervo petroso superficial maior e atravessa o canal pterigóideo lateral até as células aéreas do etmoide. O nervo do canal pterigóideo carrega fibras sensitivas do nervo facial que inervam o palato mole. É um ponto de referência importante em cirurgia endonasal endoscópica, pois conduz diretamente à artéria carótida.

Leitura Complementar: Di Ieva, Lee, Cusimano. Handbook of Skull Base Surgery, 2016, anatomy of the skull base and related structures: elements of surgical anatomy.

76.
B Forame redondo

O forame redondo é imediatamente lateral ao canal pterigóideo e contém o nervo maxilar. Tanto o canal pterigóideo como o forame redondo são aberturas na asa maior do osso esfenoide. Nessa localização, eles conectam a fossa média do crânio à fossa pterigopalatina.

Leitura Complementar: Di Ieva, Lee, Cusimano. Handbook of Skull Base Surgery, 2016, anatomy of the skull base and related structures: elements of surgical anatomy.

77.
D Nervo abducente

O seio cavernoso contém vários nervos, incluindo o III, IV, V1 e VI NCs. Todos os nervos correm na parede lateral do seio cavernoso, exceto o nervo abducente, que corre na artéria carótida, atravessando o seio cavernoso.

Leitura Complementar: Di Ieva, Lee, Cusimano. Handbook of Skull Base Surgery, 2016, anatomy of the skull base and related structures: elements of surgical anatomy.

78.
A Triângulo de Glasscock

O triângulo posterolateral da base do crânio é limitado por V3 (nervo mandibular), pelo nervo petroso superficial maior e por uma linha traçada entre o forame espinhoso e a eminência arqueada. Esse triângulo pode ser importante durante neurocirurgia da base do crânio, dado que permite a exposição do segmento horizontal da artéria carótida interna petrosa, perfurando o osso inferior à borda de V3.

Leitura Complementar: Di Ieva, Lee, Cusimano. Handbook of Skull Base Surgery, 2016, anatomy of the skull base and related structures: elements of surgical anatomy.

79.
B Triângulo de Kawase

O triângulo posteromedial da base do crânio é limitado por V3 (nervo mandibular), pelo nervo petroso superficial maior (inferiormente) e pelo seio petroso superior. Esse triângulo pode ser importante durante neurocirurgia na base do crânio, dado que perfurar nessa região permite petrosectomia anterior, conectando as fossas média e posterior do crânio. Contém o canto petroso da ACI e, em sua face lateral, contém a cóclea.

Leitura Complementar: Di Ieva, Lee, Cusimano. Handbook of Skull Base Surgery, 2016, anatomy of the skull base and related structures: elements of surgical anatomy.

80.
C Triângulo infratroclear

O triângulo infratroclear (triângulo de Parkinson) da base do crânio é limitado pelo nervo coclear (superiormente), V1 e borda tentorial. Esse triângulo pode ser importante durante neurocirurgia na base do crânio, pois contém o segmento horizontal da carótida cavernosa, o nervo abducente e o tronco meningo-hipofisário. É descrito como a localização de acesso original ao seio cavernoso.

Leitura Complementar: Di Ieva, Lee, Cusimano. Handbook of Skull Base Surgery, 2016, anatomy of the skull base and related structures: elements of surgical anatomy.

81.

B Nervo vestibular superior-nervo vestibular inferior

A crista vertical é um osso orientado verticalmente no canal auditivo interno (CAI), separando o nervo facial (anterossuperiormente) do nervo vestibular superior (posterossuperiormente). O nervo coclear se localiza anteroinferiormente, e o nervo vestibular inferior se localiza posteroinferiormente.

Leitura Complementar: Di Ieva, Lee, Cusimano. Handbook of Skull Base Surgery, 2016, anatomy of the skull base and related structures: elements of surgical anatomy.

82.

C Artéria cerebelar anteroinferior

Pode-se pensar na fossa posterior como tendo três regiões neurovasculares distintas. A região superior contém o III, o IV e o V NCs e se associa à artéria cerebelar superior. A região neurovascular média consiste no VI, VII e VIII NCs, bem como na artéria cerebelar anteroinferior. A região neurovascular inferior contém o IX, X, XI e XII NCs e se associa à artéria cerebelar posteroinferior.

Leitura Complementar: Di Ieva, Lee, Cusimano. Handbook of Skull Base Surgery, 2016, anatomy of the skull base and related structures: elements of surgical anatomy.

83.

D Astério

O astério se localiza onde se unem as suturas escamosa e parietomastóidea. É um ponto de referência áspero para o seio sigmoide transverso e pode ser marcador importante para fazer uma trepanação em craniectomias retrossigmóideas.

Leitura Complementar: Di Ieva, Lee, Cusimano. Handbook of Skull Base Surgery, 2016, anatomy of the skull base and related structures: elements of surgical anatomy.

84.

B Troclear

O nervo troclear é o único nervo craniano a sair da face posterior do tronco encefálico.

Leitura Complementar: Binder, Sonne, Fischbein. Cranial Nerves: Anatomy, Pathology, Imaging, 2010, trochlear nerve.

85.

B Mesoderma

As meninges da base do crânio se originam do mesoderma do embrião. Isso difere das meninges telencefálicas, que se originam de células da crista neural.

Leitura Complementar: Di Ieva, Lee, Cusimano. Handbook of Skull Base Surgery, 2016, skull base embryology.

86.

D Artéria labiríntica

A artéria labiríntica é mais comumente um ramo da artéria cerebelar anteroinferior e segue o nervo vestibulococlear até o CAI.

Leitura Complementar: Di Ieva, Lee, Cusimano. Handbook of Skull Base Surgery, 2016, anatomy of the skull base and related structures: elements of surgical anatomy.

87.

B Artéria oftálmica

A artéria oftálmica se origina da carótida interna imediatamente distal ao anel dural distal, o que a torna o primeiro ramo intradural da artéria carótida interna.

Leitura Complementar: Di Ieva, Lee, Cusimano. Handbook of Skull Base Surgery, 2016, anatomy of the skull base and related structures: elements of surgical anatomy.

88.

C Nervo olfatório

Fibras aferentes viscerais especiais transmitindo a olfação trafegam pelo nervo olfatório diretamente às áreas olfatórias primárias por meio das estrias olfatórias medial e lateral.

Leitura Complementar: Psarros. The Definitive Neurosurgical Board Review.

Binder, Sonne, Fischbein. Cranial Nerves: Anatomy, Pathology, Imaging, 2010, olfactory nerve.

89.

A Células ganglionares

No interior da retina, as células bipolares são os neurônios sensitivos primários. As células ganglionares recebem aferência de células bipolares, e os axônios das células ganglionares compõem o nervo óptico.

Leitura Complementar: Psarros. The Definitive Neurosurgical Board Review.

Binder, Sonne, Fischbein. Cranial Nerves: Anatomy, Pathology, Imaging, 2010, optic nerve.

II Respostas

90.

A Oblíquo inferior

O nervo oculomotor começa no núcleo do oculomotor, no nível do colículo superior. Avança entre a ACP e a artéria cerebelar superior (ACS) e entra na órbita pela fissura orbital superior. Notavelmente, trafega no interior do anel tendíneo comum. Separa-se em divisão superior e divisão inferior, inervando a divisão superior, o levantador da pálpebra e o reto superior, enquanto a divisão inferior inerva os retos medial/inferior e o oblíquo inferior.

Leitura Complementar: Psarros. The Definitive Neurosurgical Board Review.

Binder, Sonne, Fischbein. Cranial Nerves: Anatomy, Pathology, Imaging, 2010, oculomotor nerve.

91.

C Núcleo troclear esquerdo

O nervo troclear inerva o músculo oblíquo superior, e os pacientes tendem a inclinar a cabeça em direção contralateral à lesão do nervo para compensar. De igual modo, o nervo troclear é o único nervo a decussar fora do SNC e o único nervo craniano a sair posteriormente no tronco encefálico. Esta paciente inclina a cabeça para a esquerda, significando que sofre lesão do nervo troclear direito (pós-decussação) ou do núcleo troclear esquerdo (pré-decussação).

Leitura Complementar: Psarros. The Definitive Neurosurgical Board Review.

Binder, Sonne, Fischbein. Cranial Nerves: Anatomy, Pathology, Imaging, 2010, trochlear nerve.

92.

A Nervo trigêmeo

O nervo trigêmeo tem uma parte maior (aferentes sensitivas da face) e uma parte menor (eferentes motoras) que correm juntamente com V3. O ramo motor do nervo trigêmeo inerva os músculos da mastigação, inclusive o tensor do véu palatino, o masseter, os pterigóideos, o temporal e o ventre anterior do digástrico. Também inerva o tensor do tímpano, que abafa ruídos intensos súbitos no braço eferente do reflexo auditivo.

Leitura Complementar: Psarros. The Definitive Neurosurgical Board Review.

Binder, Sonne, Fischbein. Cranial Nerves: Anatomy, Pathology, Imaging, 2010, trigeminal nerve.

93.

D Núcleo abducente direito

O nervo abducente inerva o músculo reto lateral e medeia o olhar lateral do olho ipsilateral. É importante observar que o núcleo abducente tem papel importante no movimento conjugado do olhar. Os sinais, inicialmente, chegam à formação reticular pontina paramediana (FRPP) ipsilateral, que faz sinapses no núcleo abducente ipsilateral para mediar o olhar lateral. O núcleo abducente também envia fibras para o núcleo oculomotor contralateral por meio do FLM para mediar o desvio medial conjugado do olho contralateral. Como este paciente não consegue atravessar a linha média com o olho esquerdo, a lesão, obrigatoriamente, está no núcleo abducente.

Leitura Complementar: Psarros. The Definitive Neurosurgical Board Review.

Binder, Sonne, Fischbein. Cranial Nerves: Anatomy, Pathology, Imaging, 2010, abducens nerve.

94.

A Braço eferente do reflexo da córnea

O nervo facial contém um grande ramo motor, bem como um ramo menor, conhecido como nervo intermédio. O ramo motor controla os músculos da expressão facial e da fronte. O nervo intermédio carrega fibras parassimpáticas para a glândula lacrimal por meio do nervo petroso superficial maior e do gânglio pterigopalatino, fibras parassimpáticas para a glândula submandibular por meio do gânglio submandibular e as aferentes gustatórias por meio do corda do tímpano. O braço eferente do reflexo da córnea é mediado pelos músculos da expressão facial e é carregado no ramo motor do nervo facial.

Leitura Complementar: Psarros. The Definitive Neurosurgical Board Review.

Binder, Sonne, Fischbein. Cranial Nerves: Anatomy, Pathology, Imaging, 2010, facial nerve.

95.

B Espiral-coclear

As células ciliadas do órgão espiral, no interior da cóclea, fazem sinapse no gânglio espiral, que, por sua vez, conecta-se com o núcleo coclear no tronco encefálico por meio do nervo coclear. O gânglio vestibular (de Scarpa) recebe aferência dos receptores do labirinto no sáculo, utrículo e canais semicirculares. Por sua vez, essas fibras são transmitidas aos núcleos vestibulares do tronco encefálico por meio do nervo vestibular. Algumas fibras do gânglio vestibular se dirigem ao lobo floculonodular do cerebelo como fibras musgosas, onde medeiam o equilíbrio.

Leitura Complementar: Psarros. The Definitive Neurosurgical Board Review.

Binder, Sonne, Fischbein. Cranial Nerves: Anatomy, Pathology, Imaging, 2010, vestibulocochlear nerve.

96.

A Nervo petroso superficial menor

O nervo glossofaríngeo inerva a glândula parótida por meio de ramos que formam o nervo petroso superficial menor. Este nervo contém nervos parassimpáticos pré-ganglionares do núcleo salivatório inferior do tronco encefálico que fazem sinapse no gânglio ótico. Por sua vez, os nervos parassimpáticos pós-ganglionares deixam o gânglio ótico e se dirigem à glândula parótida por meio do nervo auriculotemporal (cujo curso é juntamente com V3).

Leitura Complementar: Psarros. The Definitive Neurosurgical Board Review.

Binder, Sonne, Fischbein. Cranial Nerves: Anatomy, Pathology, Imaging, 2010, glossopharyngeal nerve.

97.

D Cricotireóideo

O nervo laríngeo recorrente é um ramo do nervo vago que passa anteriormente à artéria subclávia à direita e adjacente à aorta à esquerda. Sua via recorrente atravessa no sulco traqueoesofágico. Inerva todos os músculos intrínsecos da laringe, com exceção do músculo cricotireóideo.

Leitura Complementar: Psarros. The Definitive Neurosurgical Board Review.

Binder, Sonne, Fischbein. Cranial Nerves: Anatomy, Pathology, Imaging, 2010, vagus nerve.

98.

C Posterior

O nervo acessório espinal tem tanto um ponto de origem craniano como um espinal. Inerva os músculos esternocleidomastóideo e trapézio. A parte espinal passa posteriormente ao ligamento dentado.

Leitura Complementar: Psarros. The Definitive Neurosurgical Board Review.

Leitura Complementar: Binder, Sonne, Fischbein. Cranial Nerves: Anatomy, Pathology, Imaging, 2010, spinal accessory nerve.

99.

A Palatoglosso

O nervo hipoglosso sai do tronco encefálico, entre a oliva inferior e as pirâmides. Sai do crânio por meio do canal do hipoglosso e inerva todos os músculos intrínsecos e extrínsecos da língua, exceto o palatoglosso, que é inervado pelo nervo vago.

Leitura Complementar: Psarros. The Definitive Neurosurgical Board Review.

Binder, Sonne, Fischbein. Cranial Nerves: Anatomy, Pathology, Imaging, 2010, hypoglossal nerve.

100.

D Rostral

O raiz motora do nervo trigêmeo se origina, mais frequentemente, rostral à raiz sensitiva principal do nervo trigêmeo.

Leitura Complementar: Binder, Sonne, Fischbein. Cranial Nerves: Anatomy, Pathology, Imaging, 2010, trigeminal nerve.

11 Neurobiologia

1.

B Anticolinérgico

A oxibutinina é um anticolinérgico que atua nos receptores muscarínicos M1-3 na parede da bexiga, inibindo a atividade da acetilcolina nesse receptor. Isso leva ao relaxamento da bexiga, que pode ajudar a limitar a espasticidade vesical e a frequência das micções.

Leitura Complementar: Jallo, Vaccaro. Neurotrauma and Critical Care of the Spine, 2009, page 178.

Citow, Macdonald, Refai. Comprehensive Neurosurgery Board Review, 2nd edition, 2010.

2.

B Potássio

Os astrócitos servem a múltiplas funções no cérebro, mas sequestram ativamente o potássio do espaço extracelular a fim de manter os níveis extracelulares de potássio baixos mantendo, assim o gradiente de potássio necessário à despolarização da membrana.

Jallo, Loftus. Neurotrauma and Critical Care of the Brain, 2009, page 34.

3.

C *N*-metil-D-aspartato (NMDA)

O receptor NMDA utiliza o glutamato como ligante e, depois que ele se liga ao receptor, canais iônicos permeáveis a Na, K e Ca se abrem. Verificou-se que se associa à expressão gênica, à plasticidade sináptica e a outros sistemas de sinalização. Associa-se à dor, e a cetamina é um antagonista do receptor NMDA que pode tratar a dor.

Leitura Complementar: Burchiel. Surgical Management of Pain, 2nd edition, 2015, page 296.

Greenstein B, Greenstein A. Color Atlas of Neuroscience, 2000, page 108.

4.

E Supraóptico

O núcleo supraóptico do hipotálamo é um dos núcleos anteriores e se associa à secreção de ADH na hipófise posterior.

Leitura Complementar: Greenstein B, Greenstein A. Color Atlas of Neuroscience, 2000, page 308.

5.

B Paraventricular

Os núcleos supraóptico e paraventricular do hipotálamo anterior se associam à secreção de ADH da hipófise posterior. Desses dois, o núcleo paraventricular também tem conexões difusas para a medula espinal e o tronco encefálico.

Leitura Complementar: Greenstein B, Greenstein A. Color Atlas of Neuroscience, 2000, page 308.

Greenstein B, Greenstein A. Color Atlas of Neuroscience, 2000, page 294.

6.

D Proteção de estresse

A lei de Wolf afirma que o osso se formará ao longo de linhas de estresse e, alternativamente, quando cargas normais de estresse são removidas, o osso se tornará osteopênico. Isso é importante em cirurgia de fusão, pois o objetivo é que o osso cicatrize atravessando o segmento de fusão. Se forem usados parafusos angulares fixados acima e abaixo do segmento de fusão, não será possível ao osso assentar a colocar estresse sobre o enxerto (o que pode levar a taxas mais altas de fusão). Se não houve estresse sobre o enxerto, diz-se que está "protegido de estresse" e diminui a probabilidade de fusão.

Leitura Complementar: Greenber. The Handbook of Neurosurgery, 8th edition, 2016, page 1091.

7.

A Desativação do GMPc, hiperpolarização

A ativação da rodopsina é a via final da fototransdução. Desativa o GMPc via GMPc fosfodiesterase, que tem o efeito de diminuir o movimento do íon sódio através da membrana celular (ocorre por meio do GMPc associado aos canais de Na). Por fim, isso leva à hiperpolarização do fotorreceptor e à transdução do sinal.

Leitura Complementar: Citow, Macdonald, Refai. Comprehensive Neurosurgery Board Review, 2nd edition, 2010, page 131

Greenstein B, Greenstein A. Color Atlas of Neuroscience, 2000, page 276.

8.

E Camada VI

Há seis camadas corticais, e a camada cortical VI se associa a fibras de projeção de volta ao tálamo. A camada IV recebe aferência do tálamo, sendo altamente mielinizada no córtex occipital (conhecida como estria occipital ou de Gennari, também recebendo o nome de córtex estriado). A camada V contém a lâmina piramidal interna (grandes células piramidais de Betz) que se projetam à medula espinal.

Leitura Complementar: Citow, Macdonald, Refai. Comprehensive Neurosurgery Board Review, 2nd edition, 2010, pages 32, 123.

9.

D Piramidal interno

A lâmina piramidal interna do córtex cerebral é composta por grandes neurônios piramidais que se projetam à medula espinal. São encontradas na camada V.

Leitura Complementar: Citow, Macdonald, Refai. Comprehensive Neurosurgery Board Review, 2nd edition, 2010, pages 32, 123.

10.

B Potássio

A trietanolamina (TEA) é um composto tóxico que pode levar à inibição ganglionar competitiva com a acetilcolina. Também se sabe que bloqueia os canais de potássio controlados pela voltagem no tecido nervoso e no músculo esquelético.

Leitura Complementar: Citow, Macdonald, Refai. Comprehensive Neurosurgery Board Review, 2nd edition, 2010, page 114.

11.

A Aumento da resistência transmembrana, diminuição da capacitância

A mielinização dos nervos ajuda a aumentar a velocidade de condução do potencial de ação. Aumenta a velocidade do potencial de ação, aumentando a resistência transmembrana e diminuindo a capacitância da membrana.

Leitura Complementar: Citow, Macdonald, Refai. Comprehensive Neurosurgery Board Review, 2nd edition, 2010, page 113.

12.

C GBM primário

As mutações do PTEN costumam ser vistas no glioblastoma primário, e não nos gliomas com baixo grau ou no glioblastoma secundário. Por essa razão, é útil para determinar se o GBM é primário ou representante de transformação maligna.

Leitura Complementar: Gasco, Nader. The Essential Neurosurgery Companion, 2013, page 413.

13.

A Camada granular

As fibras musgosas do cerebelo fazem sinapse na camada granular, e as projeções adiante se originam de células corticais cerebelares intrínsecas. Sobre as fibras trepadeiras têm sinapses diretas nas células de Purkinje.

Leitura Complementar: Alberstone, Benzel, Najm, Steinmetz. Anatomic Basis of Neurologic Diagnosis, 2009, page 283.

14.

B CA1-CA3

O circuito intrínseco do hipocampo é pesadamente testado. As fibras musgosas conectam o giro dentado com CA3, e a via colateral de Schaffer interconecta as regiões CA3 e CA1.

Leitura Complementar: Alberstone, Benzel, Najm, Steinmetz. Anatomic Basis of Neurologic Diagnosis, 2009, page 342.

15.

C Córtex entorrinal-giro dentado

A via perfurante do hipocampo é a alça inicial do circuito hipocampal intrínseco. Inicia-se no córtex entorrinal e perfura pelo subículo, entrando no giro dentado.

Leitura Complementar: Alberstone, Benzel, Najm, Steinmetz. Anatomic Basis of Neurologic Diagnosis, 2009, page 342.

16.

C Dopamina

A substância negra tem dois núcleos, a parte reticular e a parte compacta. A parte compacta projeta neurônios dopaminérgicos ao estriado como parte do circuito intrínseco dos núcleos da base.

Leitura Complementar: Alberstone, Benzel, Najm, Steinmetz. Anatomic Basis of Neurologic Diagnosis, 2009, page 332.

17.

A Glutamato

As projeções iniciais para o circuito dos núcleos da base incluem projeções do córtex motor para o estriado. Essas projeções são glutamatérgicas tanto para as vias diretas como as indiretas dos núcleos da base.

Leitura Complementar: Alberstone, Benzel, Najm, Steinmetz. Anatomic Basis of Neurologic Diagnosis, 2009, page 332.

18.

B 3

O hipocampo tem três camadas consideradas arquicórtex, histologicamente o córtex mais antigo do que o córtex cerebral. As três camadas são a camada molecular, a camada piramidal e a camada polimórfica.

Leitura Complementar: Alberstone, Benzel, Najm, Steinmetz. Anatomic Basis of Neurologic Diagnosis, 2009, page 340.

II Respostas

19.

B Núcleo posterior

Esta paciente está apresentando poiquilotermia, a variância da temperatura corporal juntamente com a temperatura ambiente. Isso se deve à destruição bilateral do núcleo talâmico posterior.

Leitura Complementar: Yasargil, Adamson, Cravens, Johnson, Reeves, Teddy, Valavanis, Wichmann, Wild, Young. Microneurosurgery IV A, 1994, page 268.

20.

C Hiperfagia

O núcleo ventromedial está envolvido na saciedade e, quanto ao lesado bilateralmente, podem ocorrer hiperfagia e obesidade. Essa é uma complicação conhecida da ressecção do craniofaringioma complexo em crianças e complicação temida, pois é muito difícil controlar no contexto pós-operatório.

Leitura Complementar: Albright, Pollack, Adelson. Principles and Practice of Pediatric Neurosurgery, 3rd edition, 2015, page 490.

21.

A Núcleo anterior

O hipotálamo anterior está envolvido no resfriamento do corpo e em funções parassimpáticas. O núcleo posterior está envolvido na função simpática e no aquecimento.

Leitura Complementar: Alberstone, Benzel, Najm, Steinmetz. Anatomic Basis of Neurologic Diagnosis, 2009, page 324.

22.

E D2

A medicação que você está usando é o haloperidol, uma butirofenona. Antagoniza tanto os receptores D1 como os D2, mas os receptores D2 se localizam no córtex frontal, no sistema límbico e no hipocampo. Os receptores D1 se localizam no estriado e são responsáveis pelos efeitos semelhantes à doença de Parkinson encontrados com o haloperidol.

Leitura Complementar: Citow, Macdonald, Refai. Comprehensive Neurosurgery Board Review, 2nd edition, 2010, page 294.

23.

D Hipotálamo-coluna de células intermediolateral

A inervação simpática do olho começa o hipotálamo, onde os neurônios de primeira ordem se projetam à coluna de células intermediolateral. O neurônio de segunda ordem conecta a coluna de células intermediolaterais (IML) ao gânglio cervical superior, e o neurônio de terceira ordem conecta o gânglio cervical superior à musculatura radial por meio dos nervos ciliares longos.

Leitura Complementar: Citow, Macdonald, Refai. Comprehensive Neurosurgery Board Review, 2nd edition, 2010, page 130.

24.

C Desacopla a fosforilação oxidativa

O cianeto é um composto tóxico que abole o gradiente de prótons utilizado durante a fosforilação oxidativa nas mitocôndrias. Leva a uma acidose lática grave, sendo altamente tóxico, e a ingestão costuma ser fatal.

Leitura Complementar: Meyers. Differential Diagnosis in Neuroimaging: Brain and Meninges, 2017, page 240.

Citow, Macdonald, Refai. Comprehensive Neurosurgery Board Review, 2nd edition, 2010, page 164.

25.

B Vísceras torácicas e abdominais

O nervo vago tem múltiplos núcleos com diferentes funções. O núcleo motor dorsal do nervo vago promove inervação motora visceral das vísceras torácicas e abdominais, tendo funções parassimpáticas no intestino.

Leitura Complementar: Alberstone, Benzel, Najm, Steinmetz. Anatomic Basis of Neurologic Diagnosis, 2009, page 260.

26.

B Proteína G

O AMPc é um sistema de segundo mensageiro na via de receptores das proteínas G. As proteínas G têm três subunidades mais importantes – alfa, beta e gama. A subunidade alfa se associa à membrana plasmática interior e geralmente é o aspecto que interage com as enzimas efetoras. Para os receptores de proteína G, elas são ativadas depois que o GDP é trocado por GTP. As proteínas G, então, estimulam a adenililciclase a sintetizar AMPc, que tem efeitos à jusante depois que interage com a PKA (proteinoquinase dependente do AMPc), que, por sua vez, fosforila os resíduos serina e treonina.

Leitura Complementar: Psarros. The Definitive Neurosurgical Board Review, page 5.

Greenstein B, Greenstein A. Color Atlas of Neuroscience, 2000.

27.

B G_s

Esta paciente tem cólera, e a toxina colérica ativa seletivamente G_s, parte da via de sinalização das proteínas G.

Leitura Complementar: Psarros. The Definitive Neurosurgical Board Review, page 5.

Greenstein B, Greenstein A. Color Atlas of Neuroscience, 2000.

28.

D IP$_3$

O trifosfato de inositol (IP$_3$) é um mensageiro gerado por diacilglicerol (DAG) (juntamente com a fosfolipase C), sendo liberado da membrana plasmática por meio de sistemas de mensageiros acoplados às proteínas G. IP$_3$ se liga a receptores nas mitocôndrias e no retículo endoplasmático (RE), fazendo com que Ca^{2+} seja liberado no citosol do neurônio.

Leitura Complementar: Greenstein B, Greenstein A. Color Atlas of Neuroscience, 2000.

Psarros. The Definitive Neurosurgical Board Review, page 5.

29.

C NMDA

A liberação de óxido nítrico é um efeito à jusante da ativação do mecanismo de sinalização do receptor de NMDA. O óxido nítrico é lipossolúvel e, por sua vez, estimula a produção de GMP cíclico.

Leitura Complementar: Psarros. The Definitive Neurosurgical Board Review, page 5.

Greenstein B, Greenstein A. Color Atlas of Neuroscience, 2000.

30.

A Fator de crescimento epidérmico (EGF)

Os receptores de tirosina-quinase unem-se a ligantes que incluem o fator de crescimento epidérmico, o fator de crescimento do nervo etc. Por fim, a ligação de ligantes a esse subtipo de receptor resulta na fosforilação dos resíduos serina e treonina. O receptor do EGF costuma ser visto em neoplasias gliais de alto grau, especificamente subtipos astrocíticos.

Leitura Complementar: Psarros. The Definitive Neurosurgical Board Review, page 5.

Greenstein B, Greenstein A. Color Atlas of Neuroscience, 2000.

31.

A Alfa

O sistema de receptor de ACh compreende quatro tipos de subunidades mais importantes, sendo cinco subunidades no total – duas alfa, uma beta, uma gama e uma delta. Cada subunidade alfa se liga a uma molécula de ACh, portanto, sendo necessárias duas moléculas para ativar o receptor.

Leitura Complementar: Psarros. The Definitive Neurosurgical Board Review, page 6.

Greenstein B, Greenstein A. Color Atlas of Neuroscience, 2000.

32.

B Influxo de sódio no citosol

A alfa-bungarotoxina inibe a subunidade alfa dos receptores de ACh e, por sua vez, inibe o influxo de sódio no citosol.

Leitura Complementar: Psarros. The Definitive Neurosurgical Board Review, page 6.

Greenstein B, Greenstein A. Color Atlas of Neuroscience, 2000.

33.

C Succinilcolina

A succinilcolina é um bloqueador neuromuscular despolarizante que costuma ser usado para intubação durante a indução de anestesia. Todas as outras opções litadas são agentes não despolarizantes.

Leitura Complementar: Psarros. The Definitive Neurosurgical Board Review, page 6.

Greenstein B, Greenstein A. Color Atlas of Neuroscience, 2000.

34.

C Células de Renshaw da medula espinal

Os receptores muscarínicos são receptores acoplados a proteínas G provenientes da família metabotrópica. São inibidos pela atropina e a escopolamina e ativados pelo betanecol e a pilocarpina. Localizam-se em toda a extensão do SNC, incluindo o córtex, o estriado, o cerebelo, núcleos autônomos e as células de Renshaw da medula espinal.

Leitura Complementar: Psarros. The Definitive Neurosurgical Board Review, page 6.

Greenstein B, Greenstein A. Color Atlas of Neuroscience, 2000.

35.

D GABA$_B$

O paciente sofre de abstinência do baclofeno. Este é um agonista do GABA que age no canal GABA$_B$. A picrotoxina inibe o receptor GABA$_A$.

Leitura Complementar: Psarros. The Definitive Neurosurgical Board Review, page 6.

Greenstein B, Greenstein A. Color Atlas of Neuroscience, 2000.

36.

C Neurregulina

Há algumas proteínas que têm efeitos sobre o agrupamento de receptores de ACh na JNM (junção neuromuscular). A neurregulina é responsável pelo aumento da transcrição dos receptores de ACh do interior da fibra muscular, levando a aumento da concentração desses receptores na JNM.

II Respostas

Leitura Complementar: Psarros. The Definitive Neurosurgical Board Review, page 10.

Greenstein B, Greenstein A. Color Atlas of Neuroscience, 2000.

37.

A Retículo sarcoplasmático

Depois de ser gerado um potencial de ação na JNM, ele se propaga pela célula muscular e leva à liberação de Ca^{2+} do retículo sarcoplasmático.

Leitura Complementar: Psarros. The Definitive Neurosurgical Board Review, page 11.

Greenstein B, Greenstein A. Color Atlas of Neuroscience, 2000.

38.

C Disco Z

Cada sarcômero é conectado a outro sarcômero no disco Z. Infelizmente, elementos do sarcômero costumam ser cobrados nas avaliações escritas neurocirúrgicas.

Leitura Complementar: Psarros. The Definitive Neurosurgical Board Review, page 11.

Greenstein B, Greenstein A. Color Atlas of Neuroscience, 2000.

39.

B Zona H

Durante a contração muscular, o Ca^{2+} facilita as pontes cruzadas entre as fibrilas de actina/miosina. Isso leva ao encurtamento da zona H e da banda I, enquanto a banda A permanece do mesmo tamanho (isso porque as fibrilas de actina atravessam as fibrilas de miosina, e não o contrário).

Leitura Complementar: Psarros. The Definitive Neurosurgical Board Review, page 11.

Greenstein B, Greenstein A. Color Atlas of Neuroscience, 2000.

40.

C Troponina C

A troponina C se liga a quatro moléculas de Ca^{2+} na célula muscular. Isso faz com que o complexo troponina/tropomiosina se libere da fibrila de actina. Por sua vez, isso permite que as cabeças de miosina se liguem livremente à actina, formando as pontes cruzadas. A seguir a miosina, que tem capacidade de ATPase, roda, puxando a fibrila de actina ao longo de seu comprimento, levando à contração muscular. Depois que isso se completa, o ATP se liga à miosina, que registra a cabeça de miosina, pronta para segurar o próximo sítio de ligação da actina ao longo da fibrila.

Leitura Complementar: Psarros. The Definitive Neurosurgical Board Review, page 11.

Greenstein B, Greenstein A. Color Atlas of Neuroscience, 2000.

41.

B Adenoma de hipófise não funcionante

As imagens demonstram massa hipofisária, e a investigação laboratorial é sugestiva de um adenoma não funcionante. Os valores normais para o cortisol às 8 horas da manhã são de 6 a 14, os níveis de IGF-1 estão dentro da faixa da normalidade para uma pessoa de 40 anos (87 a 267) e a prolactina, ainda que elevada (normal de 3 a 30), é indicativa do efeito do pedúnculo, e não de um prolactinoma (> 150, porém, frequentemente, está muito mais alta).

Leitura Complementar: Greenberg. Handbook of Neurosurgery, 8th edition, pages 733-736.

42.

D Neuro-hipófise

Este paciente tem diabetes insípido central causado por falta de secreção de ADH da hipófise posterior, ou neuro-hipófise. O diagnóstico é feito no contexto consistente de alto volume de diurese, urina diluída (gravidade específica < 1,005) e aumento dos níveis de sódio. Os pacientes podem ficar profundamente desidratados e podem precisar de administração de desmopressina (DDAVP).

Leitura Complementar: Greenstein B, Greenstein A. Color Atlas of Neuroscience, 2000.

43.

D Hidrocortisona

Esta paciente tem doença de Cushing, mais provavelmente causada por adenoma hipofisário secretor de ACTH. Se você conseguir uma ressecção completa, é importante dar hidrocortisona, pois o paciente pode sofrer uma crise aguda de insuficiência suprarrenal. Como a massa hipofisária inibiu a produção endógena de ACTH, depois da ressecção completa, a fonte de ACTH será eliminada e os mecanismos endógenos de produção de esteroides ainda não se intensificaram. A paciente começará a se sentir muito nauseada e a não sentir bem, e a pressão arterial estará baixa. Em tal caso, deve-se considerar o uso de 50 mg de hidrocortisona IV.

Leitura Complementar: Greenstein B, Greenstein A. Color Atlas of Neuroscience, 2000.

44.

C Hormônio do crescimento

Este paciente tem um adenoma secretor de hormônio do crescimento e pode ter características compatíveis com acromegalia. Você não deve pedir IGF-1 no período pós-operatório imediato porque é semelhante à HbA1c, pois representa níveis de hormônio do crescimento ao longo de um período de tempo prolongado. Você deve pedir hormônio do crescimento para determinar o sucesso da cirurgia, pois os níveis de GH devem responder mais rapidamente.

Leitura Complementar: Greenberg. The Handbook of Neurosurgery, 8th edition, pages 733-736.

45.

B 50% de redução dos níveis de cortisol depois de teste de supressão com DMZ em alta dose

Os pacientes com doença de Cushing terão ACTH aleatório > 5 ng/L, terão uma redução de 50% ou mais depois do teste de DMZ em alta dose, muitas vezes terão uma amostra de IPS positiva (pelo menos há relatos em livros) e terão um teste de metirapona positivo (elevação de 17-OHCS na urina 70% acima da linha de base, ou aumento de 400 vezes do 11-desoxicortisol no sangue acima do normal).

Leitura Complementar: Greenberg. Handbook of Neurosurgery, 8th edition, page 735.

46.

B Dineína

O transporte axonal retrógrado é considerado transporte rápido, ocorrendo em aproximadamente 400 mm/dia. Utiliza ATP e a proteína dineína.

Leitura Complementar: Psarros. The Definitive Neurosurgical Board Review, page 3.

Greenstein B, Greenstein A. Color Atlas of Neuroscience, 2000.

Citow, Macdonald, Refai. Comprehensive Neurosurgery Board Review, 2nd edition, 2010, physiology section.

47.

D Cinesina

Há vários tipos de transporte axonal anterógrado lento que utilizam tanto a dinamina como os complexos actina/miosina. O transporte anterógrado rápido utiliza cinesina e ATP e pode cobrir 400 mm/dia.

Leitura Complementar: Psarros. The Definitive Neurosurgical Board Review, page 2.

Greenstein B, Greenstein A. Color Atlas of Neuroscience, 2000.

Citow, Macdonald, Refai. Comprehensive Neurosurgery Board Review, 2nd edition, 2010, physiology section.

48.

C Vimblastina

A vimblastina é um agente quimioterapêutico que tem o efeito de limitar a formação e a função dos microtúbulos. Isso tem o efeito de inibir o transporte axonal anterógrado rápido, pois a proteína cinesina utiliza os microtúbulos e o ATP durante o transporte axonal anterógrado rápido.

Leitura Complementar: Psarros. The Definitive Neurosurgical Board Review, page 2.

Greenstein B, Greenstein A. Color Atlas of Neuroscience, 2000.

Citow, Macdonald, Refai. Comprehensive Neurosurgery Board Review, 2nd edition, 2010, physiology section.

49.

B Norepinefrina

A norepinefrina é sintetizada a partir da dopamina na vesícula sináptica pela dopamina hidroxilase e é o único neurotransmissor sintetizado de dentro da própria vesícula.

Leitura Complementar: Psarros. The Definitive Neurosurgical Board Review, page 3.

Greenstein B, Greenstein A. Color Atlas of Neuroscience, 2000.

Citow, Macdonald, Refai. Comprehensive Neurosurgery Board Review, 2nd edition, 2010, physiology section.

50.

C Tirosina hidroxilase

A síntese de NE começa com o aminoácido tirosina. É convertido em L-DOPA pela tirosina hidroxilase, a etapa delimitante. A seguir, o aminoácido aromático descarboxilase sintetiza a dopamina a partir da L-DOPA e, então, a dopamina é captada para as vesículas sinápticas, onde a dopamina hidroxilase sintetiza NE a partir da dopamina.

Leitura Complementar: Psarros. The Definitive Neurosurgical Board Review, page 3.

Greenstein B, Greenstein A. Color Atlas of Neuroscience, 2000.

Citow, Macdonald, Refai. Comprehensive Neurosurgery Board Review, 2nd edition, 2010, physiology section.

12 Neuropatologia

1.

B Amplificação do EGFR (receptor do fator de crescimento epidérmico)

O *slide* de patologia demonstra evidências de glioblastoma, notável pela necrose em pseudopaliçada. O GBM frequentemente demonstra amplificação de EGFR e essa também pode ser uma razão para a transição tumoral de astrocitoma anaplásico para GBM.

Leitura Complementar: Psaaros. The Definitive Neurosurgical Board Review, page 126.

Bernstein, Berger. Neuro-oncology – The Essentials, 3rd edition, 2015, malignant gliomas.

2.

C Perda do cromossomo sexual

O *slide* de patologia demonstra astrocitoma anaplásico, um glioma grau III pela classificação da OMS. As mutações genéticas incluem mutações de P53 e perda do cromossomo sexual. Eles frequentemente demonstram positividade de GFAP e, ocasionalmente, positividade de S-100.

Leitura Complementar: Psaaros. The Definitive Neurosurgical Board Review, page 126.

Bernstein, Berger. Neuro-oncology – The Essentials, 3rd edition, 2015, pathology and molecular classification.

3.

B IDH-mutante

As mutações IDH estão se tornando importantes tanto para a identificação/caracterização do glioma como para se fazer o prognóstico. As mutações IDH são muito raras no GBM primário. Elas são encontradas, muito mais comumente, em lesões graus II-III pela classificação da OMS. Se for verificado que um GBM tem mutações IDH, é provável que se tenha transformado a partir de uma neoplasia glial com grau mais baixo.

Leitura Complementar: Cohen et al. IDH1 and IDH2 Mutations in Glioma, 2013.

Bernstein, Berger. Neuro-oncology – The Essentials, 3rd edition, 2015, low grade gliomas.

4.

A Fibras de Rosenthal proeminentes

Esta RM é sugestiva de um astrocitoma pilocítico, dado o componente cístico que contém um nódulo contrastado. Histologicamente, esses tumores demonstram um arranjo em paralelo de astrócitos bipolares com fibras de Rosenthal e corpos granulares eosinofílicos.

Leitura Complementar: Psaaros. The Definitive Neurosurgical Board Review, page 127.

Bernstein, Berger. Neuro-oncology – The Essentials, 3rd edition, 2015, pilocytic astrocytoma and other indolent tumors.

5.

C Crises convulsivas

Este *slide* de patologia demonstra corpos granulares eosinofílicos e um padrão estoriforme (arranjos em feixes) de organização celular. Isso é comum no xantoastrocitoma pleomórfico. Também se observa a coloração intensa da reticulina. Esses tumores frequentemente se desenvolvem no lobo temporal, têm componentes císticos e se apresentam com crises convulsivas.

Leitura Complementar: Psaaros. The Definitive Neurosurgical Board Review, page 127.

Bernstein, Berger. Neuro-oncology – The Essentials, 3rd edition, 2015, perioperative management.

6.

A Malformações corticais

Este *slide* de patologia demonstra células do tipo gemistocítico que contém um grande citoplasma eosinofílico e um grande núcleo excêntrico, o que se vê em astrocitomas subependimários de células gigantes. Esses tumores são vistos na esclerose tuberosa, em que também se veem túberes corticais.

Leitura Complementar: Psaaros. The Definitive Neurosurgical Board Review, page 128.

Bernstein, Berger. Neuro-oncology – The Essentials, 3rd edition, 2015, familial tumor syndromes.

7.

D Codeleção 1p/19q

Este *slide* de patologia demonstra o clássico aspecto de "ovo frito" dos oligodendrogliomas. Esses tumores frequentemente demonstram codeleção 1p/19q, e esse achado é útil para aplicações terapêuticas e de prognóstico.

Leitura Complementar: Psaaros. The Definitive Neurosurgical Board Review, page 128.

Bernstein, Berger. Neuro-oncology – The Essentials, 3rd edition, 2015, pathology and molecular classification.

8.

B Positividade de EMA

Este *slide* de patologia demonstra pseudorrosetas periventriculares clássicas e células uniformes com relação núcleo-citoplasma variável, o que se vê comumente no ependimoma. Esses tumores costumam apresentar-se no ventrículo e são encontrados por positividade de GFAP, PTAH e EMA.

Leitura Complementar: Psaaros. The Definitive Neurosurgical Board Review, page 128.

Bernstein, Berger. Neuro-oncology – The Essentials, 3rd edition, 2015, pathology and molecular classification.

9.

D Falta de contraste por gadolínio na RM

Este *slide* de patologia demonstra o subependimoma clássico, mostrando pequenos grupos de células com citoplasma escasso em um fundo fibrilar (ilhas azuis em um mar de rosa). Esses tumores frequentemente têm crescimento lento e podem ser completamente assintomáticos, mas, em razão de sua localização no 4º ventrículo na maioria dos adultos, podem-se apresentar com hidrocefalia. Na RM, classicamente são lesão intraventricular que não demonstra contraste com gadolínio.

Leitura Complementar: Bernstein, Berger. Neuro-oncology – The Essentials, 3rd edition, 2015, intraventricular tumors.

Psaaros. The Definitive Neurosurgical Board Review, page 128.

10.

D Ganglioglioma

Este *slide* demonstra um ganglioglioma, que costuma ser visto com células binucleadas (células ganglionares) com corpos granulares eosinofílicos. Muitas vezes visto em criança com 5-6 anos de idade e se apresentam, frequentemente, com crises convulsivas intratáveis.

Leitura Complementar: Psaaros. The Definitive Neurosurgical Board Review, page 128.

Bernstein, Berger. Neuro-oncology – The Essentials, 3rd edition, 2015, pilocytic astrocytomas and other indolent tumors.

11.

A Fixado ao septo pelúcido

Este *slide* demonstra um neurocitoma central com células homogêneas com núcleos redondos em um fundo fibrilar. Esses tumores são encontrados no interior do ventrículo lateral fixados ao septo pelúcido.

Leitura Complementar: Psaaros. The Definitive Neurosurgical Board Review, page 129.

Bernstein, Berger. Neuro-oncology – The Essentials, 3rd edition, 2015, Intraventricular tumors.

12.

B Esteroides

Este *slide* demonstra uma proliferação celular em torno de pequenos canais vasculares/arteríolas. Isso é altamente sugestivo de linfoma do SNC e o tratamento inicial pode ser executado com esteroides.

Bernstein, Berger. Neuro-oncology – The Essentials, 3rd edition, 2015, primary central nervous system lymphoma.

13.

D Camada mais externa da aracnoide

Este *slide* demonstra um meningioma clássico. Esses tumores se desenvolvem a partir da camada mais externa da aracnoide.

Leitura Complementar: Psaaros. The Definitive Neurosurgical Board Review, page 131.

Bernstein, Berger. Neuro-oncology – The Essentials, 3rd edition, 2015, meningiomas.

14.

B Psamomatoso

Este *slide* demonstra um clássico meningioma psamomatoso. Ainda que múltiplos subtipos de meningiomas possam demonstrar corpos psamomatosos, quando há alta concentração dessas estruturas, a morfologia global provavelmente é de um meningioma psamomatoso.

Leitura Complementar: Psaaros. The Definitive Neurosurgical Board Review, page 131.

Bernstein, Berger. Neuro-oncology – The Essentials, 3rd edition, 2015, meningiomas.

15.

B Perda do cromossomo 22

O *slide* demonstra um meningioma. A malformação genética mais comum no meningioma é a perda do cromossomo 22.

Leitura Complementar: Psaaros. The Definitive Neurosurgical Board Review, page 131.

Bernstein, Berger. Neuro-oncology – The Essentials, 3rd edition, 2015, meningiomas.

16.

C Rabdoide

Meningiomas papilares, rabdoides e anaplásicos são considerados grau III pela classificação OMS. Meningiomas atípicos e cordoides são considerados grau II pela classificação OMS, e todos os outros são considerados grau I pela OMS.

Leitura Complementar: Psaaros. The Definitive Neurosurgical Board Review, page 131.

Bernstein, Berger. Neuro-oncology – The Essentials, 3rd edition, 2015, meningiomas.

II Respostas

17.

A Vimentina

Os meningiomas costumam ter positividade para vimentina, EMA e, ocasionalmente, S-100.

Leitura Complementar: Psaaros. The Definitive Neurosurgical Board Review, page 131.

Bernstein, Berger. Neuro-oncology – The Essentials, 3rd edition, 2015, meningiomas.

18.

D Pineal

O tipo de tumor retratado é um pineoblastoma. É um câncer pouco diferenciado de origem embrionária que demonstra camadas de células azuis, formando as clássicas rosetas de Flexner-Wintersteiner aqui retratadas. São rosetas formadas em torno de extensões celulares, e não de um vaso sanguíneo.

Leitura Complementar: Psaaros. The Definitive Neurosurgical Board Review.

Bernstein, Berger. Neuro-oncology – The Essentials, 3rd edition, 2015, pineal region tumors.

19.

B gsp

O paciente tem sinais de acromegalia, sugestivos de um adenoma de hipófise secretor de GH. Quarenta por cento dos adenomas secretores de GH exibem uma mutação do gsp.

Leitura Complementar: Psaaros. The Definitive Neurosurgical Board Review, page 131.

Bernstein, Berger. Neuro-oncology – The Essentials, 3rd edition, 2015, pituitary tumors.

20.

A GH

Grandes adenomas de hipófise não funcionantes podem causar insuficiência hipofisária em razão da compressão da glândula. O GH costuma ser o primeiro peptídeo a diminuir, notavelmente, nesse cenário.

Leitura Complementar: Psaaros. The Definitive Neurosurgical Board Review, page 132.

Bernstein, Berger. Neuro-oncology – The Essentials, 3rd edition, 2015, pituitary tumors.

21.

C Craniofaringioma papilar

O *slide* histológico demonstra um craniofaringioma papilar, o subtipo mais comumente encontrado em adultos. Os subtipos adamantinomatosos exibem fendas de colesterol e calcificações dispersas.

Leitura Complementar: Psaaros. The Definitive Neurosurgical Board Review, page 132.

Bernstein, Berger. Neuro-oncology – The Essentials, 3rd edition, 2015, craniopharyngioma.

22.

B EMA-negativo

Este *slide* demonstra um hemangiopericitoma (HPCs) com vasos em chifre de veado clássicos. Ainda que tanto os meningiomas como os HPCs se corem positivamente para vimentina, os HPCs são negativos para EMA, enquanto os meningiomas são positivos.

Leitura Complementar: Psaaros. The Definitive Neurosurgical Board Review, page 132.

Bernstein, Berger. Neuro-oncology – The Essentials, 3rd edition, 2015, intraventricular tumors.

23.

A Cisto coloide

Este *slide* demonstra um cisto coloide. A paciente apresentava cefaleias e, provavelmente, hidrocefalia com baixo grau. Essas lesões se apresentam no interior do terceiro ventrículo no nível do forame interventricular. Podem obstruir transitoriamente o fluxo de LCR, levando à hidrocefalia. Histologicamente, demonstram uma cápsula fibrosa com camada epitelial interna e material proteináceo no próprio cisto.

Leitura Complementar: Psaaros. The Definitive Neurosurgical Board Review, page 132.

Bernstein, Berger. Neuro-oncology – The Essentials, 3rd edition, 2015, endoscopic approaches.

24.

B Parte intermédia

Este *slide* demonstra um cisto da bolsa de Rathke, evidenciado pela bolsa, bem como por tecido hipofisário normal em redor. Essas massas se originam da parte intermédia da hipófise.

Leitura Complementar: Psaaros. The Definitive Neurosurgical Board Review, page 132.

Bernstein, Berger. Neuro-oncology – The Essentials, 3rd edition, 2015, craniopharyngiomas.

25.

B Assoalho do 4º ventrículo

O *slide* demonstra pseudorrosetas perivasculares, células colunares em torno dos vasos sanguíneos. Esse é um achado clássico de ependimoma, que se acredita originar-se do assoalho do 4º ventrículo. Muitas vezes esses tumores se apresentam com náuseas, em comparação com os subependimomas.

Leitura Complementar: Psaaros. The Definitive Neurosurgical Board Review, page 128.

Bernstein, Berger. Neuro-oncology – The Essentials, 3rd edition, 2015, pediatric posterior fossa tumors.

26.

B Vimentina

Este *slide* demonstra um ependimoma clássico, tendo pseudorrosetas perivasculares. Os ependimomas costumam ter uma perda do cromossomo 22 e exibem positividade para GFAP, PTAH e EMA.

Leitura Complementar: Psaaros. The Definitive Neurosurgical Board Review, page 128.

Bernstein, Berger. Neuro-oncology – The Essentials, 3rd edition, 2015, pediatric posterior fossa tumors.

27.

A Subependimoma

Este paciente teve um subependimoma ressecado. Essas massas classicamente não se contrastam na RM, e a patologia demonstra "ilhas de azul em um mar de rosa".

Leitura Complementar: Psaaros. The Definitive Neurosurgical Board Review, page 128.

Bernstein, Berger. Neuro-oncology – The Essentials, 3rd edition, 2015, intraventricular tumors.

28.

C Paraganglioma

O *slide* demonstra um paraganglioma, com evidência de redes capilares e ninhos de células principais. Essas lesões podem secretar aminas bioativas.

Leitura Complementar: Psaaros. The Definitive Neurosurgical Board Review, page 129.

Bernstein, Berger. Neuro-oncology – The Essentials, 3rd edition, 2015, skull base meningiomas and other tumors.

29.

D Doença de Lhermitte-Duclos

Esta RM demonstra achados compatíveis com doença de Lhermitte-Duclos, com evidência de folhas cerebelares hipertróficas.

Leitura Complementar: Psaaros. The Definitive Neurosurgical Board Review, page 129.

Bernstein, Berger. Neuro-oncology – The Essentials, 3rd edition, 2015, pilocytic astrocytomas and other indolent tumors.

30.

C PTEN

Esta RM demonstra achados compatíveis com a doença de Lhermitte-Duclos, com evidência de folhas cerebelares hipertróficas. Esse achado pode ser visto em pacientes com a síndrome de Cowden, muitas vezes causada por uma mutação no PTEN.

Leitura Complementar: Psaaros. The Definitive Neurosurgical Board Review, page 129.

Bernstein, Berger. Neuro-oncology – The Essentials, 3rd edition, 2015, pilocytic astrocytomas and other indolent tumors.

31.

B Papiloma do plexo corióideo

O *slide* demonstra um papiloma do plexo corióideo, que costuma originar-se do 4º ventrículo em adultos. Exibem epitélio colunar nas extensões papilares com uma região fibrovascular interior.

Leitura Complementar: Psaaros. The Definitive Neurosurgical Board Review, page 130.

Bernstein, Berger. Neuro-oncology – The Essentials, 3rd edition, 2015, intraventricular tumors.

32.

A P53

O *slide* demonstra um papiloma do plexo corióideo (PPC), que se mostra associado à síndrome de Li-Fraumeni, uma síndrome causada por mutações na linhagem germinativa em P53. Os PPCs são positivos para vimentina, GFAP e S-100.

Leitura Complementar: Psaaros. The Definitive Neurosurgical Board Review, page 130.

Bernstein, Berger. Neuro-oncology – The Essentials, 3rd edition, 2015, intraventricular tumors.

33.

A Antoni A

Este *slide* demonstra um schwannoma com duas áreas histológicas distintas. A seta negra se localiza em uma área com fascículos de células em forma de fuso proeminentes, o que é indicativo de uma área Antoni A.

Leitura Complementar: Psaaros. The Definitive Neurosurgical Board Review, page 130.

Bernstein, Berger. Neuro-oncology – The Essentials, 3rd edition, 2015, schwannomas.

II Respostas

34.
C Corpo de Verocay

Este *slide* demonstra um schwannoma e exibe, proeminentemente, um corpo de Verocay, classicamente descrito como "paliçadas nucleares sequenciais".

Leitura Complementar: Psaaros. The Definitive Neurosurgical Board Review, page 130.

Bernstein, Berger. Neuro-oncology – The Essentials, 3rd edition, 2015, schwannomas.

35.
C Endoneuro

Os neurofibromas são distintos dos schwannomas e se acredita que se originem do endoneuro dos nervos periféricos.

Leitura Complementar: Psaaros. The Definitive Neurosurgical Board Review, page 130.

Bernstein, Berger. Neuro-oncology – The Essentials, 3rd edition, 2015, spinal column tumors.

36.
D Neurofibroma

Este *slide* demonstra um neurofibroma, caracterizado por células em fuso em padrão ondulado com grande quantidade de colágeno e um fundo mixoide. Costumam ser vistos na NF1.

Leitura Complementar: Psaaros. The Definitive Neurosurgical Board Review, page 130.

Bernstein, Berger. Neuro-oncology – The Essentials, 3rd edition, 2015, spinal column tumors.

37.
A Vimentina

Este *slide* demonstra um neurofibroma, caracterizado por células em fuso em padrão ondulado com grande quantidade de colágeno e um fundo mixoide. Classicamente, eles se coram positivamente por S-100.

Leitura Complementar: Psaaros. The Definitive Neurosurgical Board Review, page 130.

Bernstein, Berger. Neuro-oncology – The Essentials, 3rd edition, 2015, spinal column tumors.

38.
B MPNST

Este *slide* demonstra um MPNST com o "padrão celular estoriforme, mitoses proeminentes em padrão fascicular". Também se vê necrose na histologia dos MPNSTs.

Leitura Complementar: Psaaros. The Definitive Neurosurgical Board Review, page 131.

Bernstein, Berger. Neuro-oncology – The Essentials, 3rd edition, 2015, peripheral nerve tumors and tumor-like conditions.

39.
A 3

Este *slide* demonstra um hemangioblastoma com densa rede de canais vasculares e células intersticiais contendo lipídeos. Esses tumores se associam à síndrome de von-Hippel-Lindau, caracterizada por uma mutação no cromossomo 3.

Leitura Complementar: Psaaros. The Definitive Neurosurgical Board Review, page 132.

Bernstein, Berger. Neuro-oncology – The Essentials, 3rd edition, 2015, familial tumor syndromes.

40.
C Cisto epidermoide

Este *slide* demonstra um cisto epidermoide, caracterizado por epitélio escamoso estratificado e queratina significativa no centro.

Leitura Complementar: Psaaros. The Definitive Neurosurgical Board Review, page 132.

Bernstein, Berger. Neuro-oncology – The Essentials, 3rd edition, 2015, skull base meningiomas and other tumors.

41.
D Cordoma

Este *slide* demonstra um cordoma, com "grupos de células com citoplasma vacuolado", conhecidas como células fisalíforas (bolhosas). Também se veem depósitos de glicogênio. Esses tumores são localmente agressivos, muitas vezes se apresentam no clivo ou no sacro e se originam de remanescentes da notocorda.

Leitura Complementar: Psaaros. The Definitive Neurosurgical Board Review, page 133.

Bernstein, Berger. Neuro-oncology – The Essentials, 3rd edition, 2015, skull base meningiomas and other tumors.

42.
C Tumor neuroepitelial disembrioplásico

Este *slide* demonstra um DNET, e também a história é útil. Os DNETs ocorrem mais comumente no lobo temporal e podem associar-se a uma epilepsia refratária. Histologicamente, há múltiplos cistos contendo mucina com nódulos gliais. Essas massas são positivas para sinaptofisina e para a proteína dos neurofilamentos.

Leitura Complementar: Psaaros. The Definitive Neurosurgical Board Review, page 129.

Bernstein, Berger. Neuro-oncology – The Essentials, 3rd edition, 2015, pediatric supratentorial tumors.

43.

D Grupo 5

Este *slide* demonstra achados compatíveis com meduloblastoma, inclusive múltiplas células azuis redondas com citoplasma escasso. Ocasionalmente, podem-se ver rosetas de Homer-Wright (roseta verdadeira sem luz central ou vaso sanguíneo). Há quatro subtipos moleculares de meduloblastoma, incluindo Wnt, SHH, Grupo 3 e Grupo 4.

Leitura Complementar: Psaaros. The Definitive Neurosurgical Board Review, page 129.

Bernstein, Berger. Neuro-oncology – The Essentials, 3rd edition, 2015, pediatric posterior fossa tumors.

44.

B Camada granular externa do cerebelo

Este *slide* demonstra achados compatíveis com meduloblastoma, e se acredita que esses tumores se originem do teto do 4º ventrículo, especificamente da camada granular do cerebelo. Isso diferencia sua origem dos ependimomas do 4º ventrículo.

Leitura Complementar: Psaaros. The Definitive Neurosurgical Board Review, page 129.

Bernstein, Berger. Neuro-oncology – The Essentials, 3rd edition, 2015, pediatric posterior fossa tumors.

45.

A Fosfatase alcalina placentária

Este *slide* demonstra achados compatíveis com germinoma, inclusive "células neoplásicas redondas com proeminente citoplasma claro e grandes núcleos, ocasionalmente com reação inflamatória associada." Os marcadores do LCR são importantes nas massas suprasselares pediátricas, e uma fosfatase alcalina placentária elevada pode fazer o diagnóstico de germinoma.

Leitura Complementar: Psaaros. The Definitive Neurosurgical Board Review, page 130.

Bernstein, Berger. Neuro-oncology – The Essentials, 3rd edition, 2015, molecular markers and pathways in brain tumorigenesis.

46.

B B-HCG

Este *slide* demonstra achados compatíveis com coriocarcinoma com evidências de células gigantes sinciciotrofoblásticas. Os coriocarcinomas têm níveis elevados de B-HCG.

Leitura Complementar: Psaaros. The Definitive Neurosurgical Board Review, page 130.

Bernstein, Berger. Neuro-oncology – The Essentials, 3rd edition, 2015, pineal region tumors.

47.

C AFP

Este *slide* demonstra achados compatíveis com um tumor do saco vitelino, com corpos de Duval proeminentes em Schiller. Os tumores do saco vitelino são fortemente positivos para AFP na análise do LCR.

Leitura Complementar: Psaaros. The Definitive Neurosurgical Board Review, page 130.

Bernstein, Berger. Neuro-oncology – The Essentials, 3rd edition, 2015, pineal region tumors.

48.

A Teratoma maduro

Este *slide* demonstra achados compatíveis com um teratoma maduro, uma lesão cística que contém tecido de origem ectodérmica, endodérmica e mesodérmica. O LCR costuma ser negativo para aberrações nos marcadores para teratomas maduros.

Leitura Complementar: Psaaros. The Definitive Neurosurgical Board Review, page 130.

Bernstein, Berger. Neuro-oncology – The Essentials, 3rd edition, 2015, molecular markers and pathways in brain tumorigenesis.

49.

A Wnt

Este *slide* demonstra achados compatíveis com meduloblastoma, que tem 4 subtipos: SHH, Wnt, Grupo 3 e Grupo 4. Com a terapêutica atual, o subtipo Wnt tem a mais alta sobrevida global, seguido pelo SHH, seguido pelos tumores dos Grupos 3/4.

Leitura Complementar: Bernstein, Berger. Neuro-oncology – The Essentials, 3rd edition, 2015, pediatric posterior fossa tumors.

50.

B Cisto dermoide

Este *slide* demonstra achados compatíveis com um cisto dermoide, contendo glândulas sebáceas e queratina. Os cistos dermoides geralmente são encontrados na linha média.

Leitura Complementar: Bernstein, Berger. Neuro-oncology – The Essentials, 3rd edition, 2015, skull base meningiomas and other tumors.

13 Neuroimagem

1.

C Glioma

Esta imagem de espectroscopia por ressonância magnética (RME) demonstra uma área de anormalidade na ínsula esquerda. Na RME, o pico de colina é muito mais alto do que os picos de N-acetil-aspartato (NAA) ou de creatina. Isso é sugestivo de glioma.

Leitura Complementar: Jain, Essig. Brain Tumor Imaging, 2015, metabolic imaging: MR spectroscopy.

2.

B Infarto

A RME pode ser usada para determinar o que uma anormalidade vista à RM pode ser. O pico clássico de colina é sugestivo de glioma. Quando o pico de lactato é elevado, sugere-se acidente vascular encefálico isquêmico, dado que o cérebro mudou para metabolismo anaeróbico.

Leitura Complementar: Jain, Essig. Brain Tumor Imaging, 2015, metabolic imaging: MR spectroscopy.

3.

D Necrose por radiação

Pode ser difícil determinar por RME a diferença entre necrose por radiação e glioma recorrente. No entanto, no glioma recorrente, seria sugerido um pico de colina, enquanto, na necrose por radiação, pode-se ver pico de NAA significativo.

Leitura Complementar: Jain, Essig. Brain Tumor Imaging, 2015, metabolic imaging: MR spectroscopy.

4.

D Tipo selvagem de IDH-1

Esta RM é sugestiva de um glioblastoma (GBM), com base no realce em anel de uma lesão "em borboleta". A maioria dos GBMs primário é do tipo selvagem de IDH-1 e, quando se verifica que é um mutante de IDH-1, isso pode ser sugestivo de uma transformação maligna a partir de um glioma com grau mais baixo.

Leitura Complementar: Bernstein, Berger. Neuro-oncolgy: The Essentials, 3rd edition, 2015, malignant gliomas.

5.

A Glioblastoma

Esta RM demonstra evidências de um GBM maligno.

Leitura Complementar: Bernstein, Berger. Neuro-oncology: The Essentials, 3rd edition, 2015, malignant gliomas.

6.

B Meningioma

Esta RM demonstra um aspecto clássico de um meningioma com caudas durais associadas.

Leitura Complementar: Bernstein, Berger. Neuro-oncology: The Essentials, 3rd edition, 2015, meningiomas.

7.

B Grau II da OMS

Esta RM demonstra aspecto clássico de um meningioma com caudas durais associadas. Se for determinado por patologia que este é do tipo cordoide, isso o tornaria atípico, ou lesão grau II da OMS.

Leitura Complementar: Bernstein, Berger. Neuro-oncology: The Essentials, 3rd edition, 2015, meningiomas.

8.

C Hemangiopericitoma

Esta RM demonstra uma lesão invasiva que parece estar associada às meninges. Tem uma aparência de meningioma, mas, neste caso, era um hemangiopericitoma. Quando esses tumores se baseiam nas meninges, podem assemelhar-se muito aos meningiomas, mas a aparência é mais vascular e podem ter mais edema cerebral associado.

Leitura Complementar: Bernstein, Berger. Neuro-oncology: The Essentials, 3rd edition, 2015, intraventricular tumors.

9.

B Junção das substâncias cinzenta-branca

Esta RM demonstra evidências de múltiplas lesões metastáticas. Essas lesões se localizam mais frequentemente na junção das substâncias cinzenta-branca, pois esse é o nível dos pequenos capilares que tendem a filtrar as células quando metastizam.

Leitura Complementar: Bernstein, Berger. Neuro-oncology: The Essentials, 3rd edition, 2015, metastatic brain tumors.

10.

A Pele

Esta RM demonstra uma metástase cerebral com edema significativo e um nível líquido na massa sugestiva de hemorragia. A natureza hemorrágica dessa massa torna mais provável que seja melanoma entre as escolhas listadas. As metástases de células renais também são conhecidas pela hemorragia.

Leitura Complementar: Bernstein, Berger. Neuro-oncology: The Essentials, 3rd edition, 2015, metastatic brain tumors.

11.

D 22

Esta RM demonstra schwannomas vestibulares bilaterais. Isso é muito comum em pacientes com NF2, causada por uma anormalidade no cromossomo 22.

Leitura Complementar: Bernstein, Berger. Neuro-oncology: The Essentials, 3rd edition, 2015, vestibular schwannomas.

12.

B Cisto epidermoide

Esta RM ponderada em difusão demonstra massa no ângulo pontocerebelar (PC) que é hiperintensa em imagens de difusão. Esse achado é compatível com um cisto epidermoide do ângulo PC. As imagens de difusão são importantes para avaliar em massa do ângulo PC para descartar cistos epidermoides, pois são a massa dessa região hiperintensas na difusão.

Leitura Complementar: Bernstein, Berger. Neuro-oncology: The Essentials, 3rd edition, 2015, skull base meningiomas and other tumors.

13.

D Ependimoma

Esta RM contrastada com gadolínio demonstra massa expansível com realce heterogêneo no quarto ventrículo. Também se estende, lateralmente, através da abertura lateral do 4º ventrículo (forame de Luschka). Isso, juntamente com a história de náuseas na apresentação, torna ependimoma o diagnóstico mais provável. Os ependimomas são conhecidos por se estenderem lateralmente, são realçados pelo contraste e causam náuseas na apresentação. Também há uma associação entre esses tumores e NF2.

Leitura Complementar: Bernstein, Berger. Neuro-oncology: The Essentials, 3rd edition, 2015, pediatric posterior fossa tumors.

14.

B Luschka

Esta RM contrastada com gadolínio demonstra massa expansível com realce heterogêneo no 4º ventrículo. Também se estende lateralmente através da abertura lateral do 4º ventrículo (forame de Luschka). Isso, juntamente com a história de náuseas na apresentação, torna ependimoma o diagnóstico mais provável. Os ependimomas são conhecidos por se estenderem lateralmente, são realçados pelo contraste e causam náuseas na apresentação. Também há uma associação entre esses tumores e NF2.

Leitura Complementar: Bernstein, Berger. Neuro-oncology: The Essentials, 3rd edition, 2015, pediatric posterior fossa tumors.

15.

B Subependimoma

Esta RM contrastada com gadolínio demonstra massa no interior do quarto ventrículo que não capta contraste. Esse é um quadro clássico de um subependimoma. Ainda que os ependimomas também estejam presentes no quarto ventrículo, em geral, têm um padrão de contraste heterogêneo.

Leitura Complementar: Bernstein, Berger. Neuro-oncology: The Essentials, 3rd edition, 2015, intraventricular tumors.

16.

D Aneurisma da artéria cerebelar posteroinferior

Esta sequência em T2 da RM axial demonstra grande massa na fossa posterior. Há hipointensidade em T2 no interior da massa de um modo aparentemente em camadas. Dados a localização e o aspecto em T2, deve estar relacionada com um aneurisma de fossa posterior.

Leitura Complementar: Spetzler, Kalani, Nakaji. Neurovascular Surgery, 2nd edition, 2015, surgical therapies for vertebral artery and posterior inferior cerebellar artery aneurysms.

17.

C Malformação cavernosa

Estas sequências de RM demonstram massa no tronco encefálico compatível com malformação cavernosa. Os cavernomas muitas vezes aparecem muito escuros nas sequências de gradiente eco (GRE) em decorrência de eventos de sangramentos.

Leitura Complementar: Spetzler, Kalani, Nakaji. Neurovascular Surgery, 2nd edition, 2015, cavernous malformations: natural history, epidemiology, presentation, and treatment options.

II Respostas

18.

D Artéria trigeminal persistente

Esta angiografia digital com subtração (ADS) lateral da ACI demonstra enchimento tanto da ACI como da circulação posterior, simultaneamente. Há uma artéria trigeminal persistente conectando a ACI à artéria basilar. É a conexão persistente mais comum entre os sistemas ACI e basilar. A ACP fetal seria uma artéria comunicante posterior aumentada de volume com um segmento P1 ipsilateral ausente.

Leitura Complementar: Spetzler, Kalani, Nakaji. Neurovascular Surgery, 2nd edition, 2015, cranial vascular anatomy of the posterior circulation.

19.

B Aneurisma da carótida oftálmica

Esta ADS da ACI demonstra um aneurisma do segmento oftálmico da ACI. Projeta-se superiormente, o que torna mais provável um aneurisma da oftálmica, ramo da carótida. Aneurismas hipofisários superiores podem originar-se na mesma localização, mas tendem a se projetar inferomedialmente, e não superolateralmente.

Leitura Complementar: Spetzler, Kalani, Nakaji. Neurovascular Surgery, 2nd edition, 2015, endovascular treatment of carotid-ophthalmic aneurysms.

20.

B Intracraniano/extradural

Esta angiografia da ACI demonstra aneurisma fusiforme no segmento petroso/cavernoso, tornando-o intracraniano, mas extradural. Isso torna esses aneurismas muito mais estáveis e, em alguns casos, não precisam de tratamento (principalmente para aneurismas do segmento cavernoso estável). Quando se rompem, pode ocorrer uma fístula carotidocavernosa (CC) direta/indireta, e os pacientes podem apresentar paralisia do olho, bem como quemose, proptose e congestão venosa no olho ipsilateral.

Leitura Complementar: Spetzler, Kalani, Nakaji. Neurovascular Surgery, 2nd edition, 2015, endovascular therapies for aneurysms of the internal carotid artery.

21.

B Veia cerebral superficial média (de Labbé) anastomótica

As setas na venografia por ressonância magnética (RMV) estão demonstrando a veia anastomótica inferior (de Labbé). É uma estrutura importante, pois a lesão dela pode levar ao infarto venoso do lobo temporal.

Leitura Complementar: Spetzler, Kalani, Nakaji. Neurovascular Surgery, 2nd edition, 2015, cranial venous anatomy.

22.

C Tamanho maior do que 1,0 cm

Esta RM coronal demonstra um macroadenoma hipofisário, dado que o tamanho dele é supeior a 1 cm.

Leitura Complementar: Schwartz, Anand. Endoscopic Pituitary Surgery, 2012, radiographic evaluation of pituitary tumors.

23.

C Meningioma do tubérculo

Esta RM contrastada demonstra massa suprasselar. É mais compatível com um meningioma do tubérculo em razão da cauda dural.

Leitura Complementar: Di Ieva, Lee, Cusimano. Handbook of Skull Base Surgery, 2016, endoscopic transsphenoidal approaches.

24.

A Neurofibromatose tipo 1 (NF1)

Esta RM demonstra aumento de volume do nervo óptico em um paciente pediátrico, o que é compatível com um glioma de via óptica. Esses tumores são altamente associados à neurofibromatose tipo 1 (NF1).

Leitura Complementar: Bernstein, Berger. Neuro-oncology: The Essentials, 3rd edition, 2015, pediatric supratentorial tumors.

25.

C 9

Esta RM demonstra massa contrastada homogeneamente no nível do forame interventricular (de Monro), o que é mais compatível com um astrocitoma subependimário de células gigantes. Esses tumores são encontrados na esclerose tuberosa, que pode ser causada por mutação no cromossomo 9 na esclerose tuberosa 1 (TSC1).

Leitura Complementar: Bernstein, Berger. Neuro-oncology: The Essentials, 3rd edition, 2015, familial tumor syndromes.

26.

D Veias cerebrais internas

Nesta RM coronal, as pontas de setas brancas estão apontando para o par de veias cerebrais internas no terceiro ventrículo.

Leitura Complementar: Bernstein, Berger. Neuro-oncology: The Essentials, 3rd edition, 2015, cranial venous anatomy.

27.

D Hipocampo

Esta RM coronal é ponderada em T2, e o número 18 demonstra a formação hipocampal. É importante identificar o hipocampo, especialmente em pacientes nos quais haja preocupação com esclerose temporal mesial e crises convulsivas.

Leitura Complementar: Cataltepe, Jallo. Pediatric Epilepsy Surgery, 2010, resective surgical techniques in temporal lobe epilepsy: transsylvian selective amygdalohippocampectomy.

28.

C Síndrome da encefalopatia posterior reversível

Esta RM demonstra hiperintensidades em T2 nos lobos parietoccipitais, bilateralmente. Isso, associado às crises convulsivas na apresentação, é clássico para a síndrome da encefalopatia posterior reversível (PRES).

Leitura Complementar: Harbaugh, Shaffrey, Couldwell, Berger. Neurosurgery Knowledge Update, 2015, posterior reversible encephalopathy syndrome.

29.

A Inicie aciclovir

Esta RM demonstra hiperintensidades nos lobos temporais anteriores, bilateralmente. No contexto de um paciente com rápido declínio do paciente com crises convulsivas, a encefalite por herpes deve ser fortemente considerada e deve-se iniciar o aciclovir.

Leitura Complementar: Hall, Kim. Neurosurgical Infectious Disease, 2014, radiology of central nervous system infections.

30.

B Neurocisticercose

Esta RM demonstra múltiplas lesões no telencéfalo. Cada lesão demonstra hiperintensidades em T2 na parte central, bem como região hipointensa no interior do cisto, o clássico "cisto com um sinal de ponto". Est RM é compatível com neurocisticercose.

Leitura Complementar: Hall, Kim. Neurosurgical Infectious Disease, 2014, radiology of central nervous system infections.

31.

B Encefalite por CMV

Esta TC demonstra calcificações periventriculares difusas e hidrocefalia, achados associados à encefalite por CMV na população pediátrica.

Leitura Complementar: Hall, Kim. Neurosurgical Infectious Disease, 2014, microbiological diagnosis of central nervous system infections.

32.

A Esclerose múltipla

Esta RM demonstra as clássicas hiperintensidades periventriculares, "dedos de Dawson", associadas à esclerose múltipla. A natureza intermitente dos déficits ajuda a apontar para o diagnóstico de EM.

Leitura Complementar: Forsting, Jansen. MR Neuroimaging: Brain, Spine, Peripheral Nerves, 2017, multiple sclerosis and related diseases.

33.

C Esclerose múltipla tumefativa

Esta RM demonstra um processo desmielinizante fulminante agudo, causando efeito expansivo grave, compatível com EM tumefativa. Há captação de contraste na forma de anel incompleto e diminuição da perfusão para a região, tornando menos provável um GBM.

Leitura Complementar: Forsting, Jansen. MR Neuroimaging: Brain, Spine, Peripheral Nerves, 2017, multiple sclerosis and related diseases.

34.

A Síntese de ácidos graxos de cadeia muito longa

Esta RM demonstra edema de substância branca que parece poupar as fibras U subcorticais. Isso pode ser visto em adrenoleucodistrofia ligada a X, que é causada por uma anormalidade na síntese de ácidos graxos de cadeia muito longa.

Leitura Complementar: Forsting, Jansen. MR Neuroimaging: Brain, Spine, Peripheral Nerves, 2017, metabolic disorders.

35.

B Abscesso cerebral

Esta TC demonstra massa com captação de contraste em anel cortical com edema circundante significativo. Dada a história clínica, abscesso cerebral deve-se posicionar em posição alta no diferencial. Lesões metastáticas podem causar esse nível de edema, mas o GBM não costuma apresentar-se com esse grande edema perilesional.

Leitura Complementar: Forsting, Jansen. MR Neuroimaging: Brain, Spine, Peripheral Nerves, 2017, infections.

36.

A *Streptococcus milleri*

Esta RM demonstra massa que capta o contraste em forma de anel cortical com edema circundante significativo. Dada a história clínica, abscesso cerebral deve-se posicionar em posição alta no diferencial. O patógeno isolado mais comumente de abscessos cerebrais primários listados aqui é o *Streptococcus milleri*.

Leitura Complementar: Forsting, Jansen. MR Neuroimaging: Brain, Spine, Peripheral Nerves, 2017, infections.

II Respostas

37.

D Hipofisite linfocítica

Esta RM sagital demonstra um aumento de volume da hipófise, bem como aumento de volume do pedúnculo infundibular, ambos se contrastam. Dado o gênero feminino e a história de gravidez recente, a hipofisite linfocítica deve ser fortemente considerada. Essa condição costuma ser autolimitada.

Leitura Complementar: Forsting, Jansen. MR Neuroimaging: Brain, Spine, Peripheral Nerves, 2017, brain tumors.

38.

D Dê hidrocortisona

Esta RM demonstra hemorragia hipofisária e, nesta paciente, é compatível com a síndrome de Sheehan, um infarto da hipófise causado por perda de grande volume de sangue durante o parto. Depois da necrose da hipófise pode ocorrer hemorragia. Essas pacientes podem descompensar rapidamente em razão de uma hipotensão a seguir, dada a completa falta de cortisol. Deve-se dar hidrocortisona imediatamente e, a seguir, ser considerada a descompressão da hipófise para salvar a visão.

Leitura Complementar: Forsting, Jansen. MR Neuroimaging: Brain, Spine, Peripheral Nerves, 2017, brain tumors.

39.

C Neurossarcoidose

Esta RM da base do crânio demonstra contraste homogêneo difuso dos nervos cranianos e das leptomeninges. Esse achado, com neuropatias cranianas, pode ser compatível com neurossarcoidose.

Leitura Complementar: Forsting, Jansen. MR Neuroimaging: Brain, Spine, Peripheral Nerves, 2017, brain tumors.

40.

B Dopamina

Esta RM demonstra a substância negra, que usa dopamina como seu neurotransmissor primário.

Leitura Complementar: Forsting, Jansen. MR Neuroimaging: Brain, Spine, Peripheral Nerves, 2017, anatomy.

41.

C Demência frontotemporal

Esta RM demonstra atrofia do lobo frontal poupando os lobos parietais. Esses achados, juntamente com um comportamento socialmente disruptivo e alterações de personalidade, são compatíveis com a demência frontotemporal. Esse termo está se tornando antiquado e a variante comportamental FTLD (degeneração do lobo frontotemporal) está sendo usada. Também foi denominada doença de Pick, mas ele deve-se referir somente a pacientes com corpos de Pick histologicamente comprovados.

Leitura Complementar: Forsting, Jansen. MR Neuroimaging: Brain, Spine, Peripheral Nerves, 2017, degenerative diseases.

42.

A Isointensa

Os derivados do sangue na RM são altamente testáveis e incômodos de memorizar. Existem vários recursos mnemônicos, mas considere os clássicos I Be, iDDy, BiDy, BaBy, DooDoo. Hiperaguda (< 24 horas) = I B (T1/T2) ou T1 isointensa e T2 hiperintensa. Aguda (1-3 dias) = DD (T1 escura, T2 escura), subaguda inicial (3-7 dias) = BD (T1 clara, T2 escura), subaguda tardia (7-14 dias) = BB (T1 clara, T2 clara), crônica (> 14 dias) = DD (T1 escura, T2 escura).

Leitura Complementar: Forsting, Jansen. MR Neuroimaging: Brain, Spine, Peripheral Nerves, 2017, vascular diseases.

43.

B Hiperintensa

Os derivados do sangue na RM são altamente testáveis e incômodos de memorizar. Existem vários recursos mnemônicos, mas considere os clássicos I Be, iDDy, BiDy, BaBy, DooDoo. Hiperaguda (< 24 horas) = I B (T1/T2) ou T1 isointensa e T2 hiperintensa. Aguda (1-3 dias) = DD (T1 escura, T2 escura), subaguda inicial (3-7 dias) = BD (T1 clara, T2 escura), subaguda tardia (7-14 dias) = BB (T1 clara, T2 clara), crônica (> 14 dias) = DD (T1 escura, T2 escura).

Leitura Complementar: Forsting, Jansen. MR Neuroimaging: Brain, Spine, Peripheral Nerves, 2017, vascular diseases.

13 Neuroimagem

44.

C Hipointensa

Os derivados do sangue na RM são altamente testáveis e incômodos de memorizar. Existem vários recursos mnemônicos, mas considere os clássicos I Be, iDDy, BiDy, BaBy, DooDoo. Hiperaguda (< 24 horas) = I B (T1/T2) ou T1 isointensa e T2 hiperintensa. Aguda (1-3 dias) = DD (T1 escura, T2 escura), subaguda inicial (3-7 dias) = BD (T1 clara, T2 escura), subaguda tardia (7-14 dias) = BB (T1 clara, T2 clara), crônica (> 14 dias) = DD (T1 escura, T2 escura).

Leitura Complementar: Forsting, Jansen. MR Neuroimaging: Brain, Spine, Peripheral Nerves, 2017, vascular diseases.

45.

C Hipointensa

Os derivados do sangue na RM são altamente testáveis e incômodos de memorizar. Existem vários recursos mnemônicos, mas considere os clássicos I Be, iDDy, BiDy, BaBy, DooDoo. Hiperaguda (< 24 horas) = I B (T1/T2) ou T1 isointensa e T2 hiperintensa. Aguda (1-3 dias) = DD (T1 escura, T2 escura), subaguda inicial (3-7 dias) = BD (T1 clara, T2 escura), subaguda tardia (7-14 dias) = BB (T1 clara, T2 clara), crônica (> 14 dias) = DD (T1 escura, T2 escura).

Leitura Complementar: Forsting, Jansen. MR Neuroimaging: Brain, Spine, Peripheral Nerves, 2017, vascular diseases.

46.

B Hiperintensa

Os derivados do sangue na RM são altamente testáveis e incômodos de memorizar. Existem vários recursos mnemônicos, mas considere os clássicos I Be, iDDy, BiDy, BaBy, DooDoo. Hiperaguda (< 24 horas) = I B (T1/T2) ou T1 isointensa e T2 hiperintensa. Aguda (1-3 dias) = DD (T1 escura, T2 escura), subaguda inicial (3-7 dias) = BD (T1 clara, T2 escura), subaguda tardia (7-14 dias) = BB (T1 clara, T2 clara), crônica (> 14 dias) = DD (T1 escura, T2 escura).

Leitura Complementar: Forsting, Jansen. MR Neuroimaging: Brain, Spine, Peripheral Nerves, 2017, vascular diseases.

47.

C Hipointensa

Os derivados do sangue na RM são altamente testáveis e incômodos de memorizar. Existem vários recursos mnemônicos, mas considere os clássicos I Be, iDDy, BiDy, BaBy, DooDoo. Hiperaguda (< 24 horas) = I B (T1/T2) ou T1 isointensa e T2 hiperintensa. Aguda (1-3 dias) = DD (T1 escura, T2 escura), subaguda inicial (3-7 dias) = BD (T1 clara, T2 escura), subaguda tardia (7-14 dias) = BB (T1 clara, T2 clara), crônica (> 14 dias) = DD (T1 escura, T2 escura).

Leitura Complementar: Forsting, Jansen. MR Neuroimaging: Brain, Spine, Peripheral Nerves, 2017, vascular diseases.

48.

B Hiperintensa

Os derivados do sangue na RM são altamente testáveis e incômodos de memorizar. Existem vários recursos mnemônicos, mas considere os clássicos I Be, iDDy, BiDy, BaBy, DooDoo. Hiperaguda (< 24 horas) = I B (T1/T2) ou T1 isointensa e T2 hiperintensa. Aguda (1-3 dias) = DD (T1 escura, T2 escura), subaguda inicial (3-7 dias) = BD (T1 clara, T2 escura), subaguda tardia (7-14 dias) = BB (T1 clara, T2 clara), crônica (> 14 dias) = DD (T1 escura, T2 escura).

Leitura Complementar: Forsting, Jansen. MR Neuroimaging: Brain, Spine, Peripheral Nerves, 2017, vascular diseases.

49.

B Hiperintensa

Os derivados do sangue na RM são altamente testáveis e incômodos de memorizar. Existem vários recursos mnemônicos, mas considere os clássicos I Be, iDDy, BiDy, BaBy, DooDoo. Hiperaguda (< 24 horas) = I B (T1/T2) ou T1 isointensa e T2 hiperintensa. Aguda (1-3 dias) = DD (T1 escura, T2 escura), subaguda inicial (3-7 dias) = BD (T1 clara, T2 escura), subaguda tardia (7-14 dias) = BB (T1 clara, T2 clara), crônica (> 14 dias) = DD (T1 escura, T2 escura).

Leitura Complementar: Forsting, Jansen. MR Neuroimaging: Brain, Spine, Peripheral Nerves, 2017, vascular diseases.

50.

C Hipointensa

Os derivados do sangue na RM são altamente testáveis e incômodos de memorizar. Existem vários recursos mnemônicos, mas considere os clássicos I Be, iDDy, BiDy, BaBy, DooDoo. Hiperaguda (< 24 horas) = I B (T1/T2) ou T1 isointensa e T2 hiperintensa. Aguda (1-3 dias) = DD (T1 escura, T2 escura), subaguda inicial (3-7 dias) = BD (T1 clara, T2 escura), subaguda tardia (7-14 dias) = BB (T1 clara, T2 clara), crônica (> 14 dias) = DD (T1 escura, T2 escura).

Leitura Complementar: Forsting, Jansen. MR Neuroimaging: Brain, Spine, Peripheral Nerves, 2017, vascular diseases.

14 Habilidades Fundamentais

1.

B 8%

Em um homem normal de 70 kg, aproximadamente 67% do líquido é intracelular, e 33% é extracelular. Do líquido extracelular, 25% é intersticial, e o restante, aproximadamente 8%, é intravascular.

Leitura Complementar: Siddiqi. Neurosurgical Intensive Care, 2017, page 300.

2.

C Exteriorização/remoção da derivação

Este paciente tem evidência de um grande derrame pleural no lado onde a derivação siringopleural foi colocada. Neste caso, a derivação deve ser exteriorizada ou completamente removida. Cirurgia geral/torácica pode abordar o derrame pleural, mas tratamento da siringe vai precisar ser realizado por outro acesso.

Leitura Complementar: Procedures: Syringopleural Shunting, Thieme eNeurosurgery.

3.

B Pressão de oclusão do capilar pulmonar (POCP) acima de 18 mm Hg

Nos pacientes com edema pulmonar cardiogênico, a POCP fica elevada além de 18 mm Hg. Na síndrome do desconforto respiratório do adulto (SDRA), a POCP é inferior a 18 mm Hg.

4.

B Dobutamina

Dos medicamentos listados, apenas a dobutamina tem efeitos positivos em pacientes com SDRA grave. Seus efeitos inotrópicos podem aumentar o débito cardíaco e, desse modo, a oxigenação.

Leitura Complementar: Citow, Macdonald, Refai. Comprehensive Neurosurgery Board Review, 2nd edition, 2010, page 503.

5.

A Taquicardia com complexo estreito

A adenosina interrompe por curto tempo a transmissão pelo sistema de His-Purkinje e causa assistolia por vários segundos. Pode ser útil para tratar taquicardia supraventricular (taquicardia com complexos estreitos).

Leitura Complementar: Citow, Macdonald, Refai. Comprehensive Neurosurgery Board Review, 2nd edition, 2010, page 498.

6.

B Infusão de lidocaína

Esta paciente tem uma taquicardia estável com complexos largos. Ela poderia ser submetida à cardioversão sincronizada eletiva ou à infusão de lidocaína, que pode tratar taquicardia com complexos largos. As outras opções não são razoáveis em paciente estável.

Leitura Complementar: Citow, Macdonald, Refai. Comprehensive Neurosurgery Board Review, 2nd edition, 2010, page 408.

7.

D 6

A GCS é uma escala comumente usada para neurotrauma. Os pontos são atribuídos a respostas motoras, verbais e de abertura dos olhos. Este paciente recebe 3 pontos para postura em flexão, 2 pontos para abertura dos olhos à dor e 1 ponto para ausência de resposta verbal.

Leitura Complementar: Siddiqi. Neurosurgical Intensive Care, 2017, pages 3-5.

8.

A Resposta fisiológica normal

Este paciente está exibindo *hippus*, uma resposta fisiológica normal em que as pupilas se dilatam e contraem de maneira aparentemente aleatória. Também pode ser visto durante a recuperação de lesão do nervo oculomotor.

Leitura Complementar: Siddiqi. Neurosurgical Intensive Care, 2017, page 14.

9.

C Núcleo supraquiasmático

Esta paciente está apresentando sinal do pôr do sol, em que o delírio piora à noite e durante a madrugada. Acredita-se que seja causado, pelo menos em parte, por degeneração do núcleo supraquiasmático do hipotálamo e desregulação da liberação de melatonina e do ritmo circadiano.

Leitura Complementar: Siddiqi. Neurosurgical Intensive Care, 2017, page 31.

10.

E Gama

Os receptores de opioides têm quatro classes: mu, delta, capa e N/OFQ. Gama não é um subtipo de receptor de opioides. Há interesse no receptor capa como alvo para medicação analgésica, pois também pode ter efeitos neuroprotetores em lesão traumática cerebral.

Leitura Complementar: Siddiqi. Neurosurgical Intensive Care, 2017, page 150.

11.

D 9

A varfarina inibe fatores dependentes da vitamina K, incluindo os fatores II, VII, IX e X e as proteínas C e S.

Leitura Complementar: Hamilton, Golfinos, Pineo, Couldwell. Handbook of Bleeding and Coagulation for Neurosurgery, 2015, page 47.

12.

E 24 horas ou mais

A vitamina K IV tem excelente biodisponibilidade e rápido início de ação; entretanto, os fatores de coagulação dependentes da vitamina K têm longas meias-vidas, sendo que o fator II tem meia-vida de 65 horas. Portanto, pode levar entre 24 e 72 horas para a vitamina K IV reverter a RNI.

Leitura Complementar: Hamilton, Golfinos, Pineo, Couldwell. Handbook of Bleeding and Coagulation for Neurosurgery, 2015, page 48.

13.

D Xa

A heparina se liga à antitrombina e essa combinação tem alta afinidade pelo fator Xa, inibindo sua função e causando anticoagulação. É monitorada usando-se o tempo de tromboplastina parcial ativada (TTPa).

Leitura Complementar: Hamilton, Golfinos, Pineo, Couldwell. Handbook of Bleeding and Coagulation for Neurosurgery, 2015, page 52.

14.

B Dabigatrana

A dabigatrana está na classe dos inibidores diretos da trombina, que pode ser usada para anticoagulação em pacientes com trombocitopenia induzida por heparina (TIH). A dabigatrana é removida pelo rim; entretanto, deve ser evitada em pacientes com insuficiência renal. A argatrobana é removida pelo fígado e seria uma escolha melhor.

Leitura Complementar: Hamilton, Golfinos, Pineo, Couldwell. Handbook of Bleeding and Coagulation for Neurosurgery, 2015, page 54.

15.

A 30 minutos

A meia-vida do ácido acetilsalicílico é muito curta, apenas 30 minutos. Tem efeito duradouro, contudo, em decorrência da inibição irreversível das plaquetas, que sobrevivem por 7 dias. O efeito do ácido acetilsalicílico já não ficará evidente na maioria dos pacientes 5 a 7 dias depois da última dose.

Leitura Complementar: Hamilton, Golfinos, Pineo, Couldwell. Handbook of Bleeding and Coagulation for Neurosurgery, 2015, page 55.

16.

B Ligação ao receptor de $P2Y_{12}$, inibindo a agregação plaquetária mediada por ADP (GPIIb/IIIa)

O clopidogrel (Plavix) inibe a função plaquetária por ligação ao receptor de $P2Y_{12}$ e inibe a formação do complexo GPIIb/IIIa mediada por ADP. É irreversível e seus efeitos duram até que sejam formadas novas plaquetas.

Leitura Complementar: Hamilton, Golfinos, Pineo, Couldwell. Handbook of Bleeding and Coagulation for Neurosurgery, 2015, page 56.

17.

B 0,5 a 1,0 mL/kg/h

A diurese pode ser um fator determinante útil do *status* volumétrico geral no paciente em pós-operatório. Muitas vezes a reposição de volume tem como alvo uma diurese de 0,5 a 1,0 mL/kg/h.

Leitura Complementar: Hamilton, Golfinos, Pineo, Couldwell. Handbook of Bleeding and Coagulation for Neurosurgery, 2015, page 89.

18.

A Concentrados do complexo de protrombina

Neste paciente com insuficiência cardíaca e necessidade de reversão imediata, os CCPs devem ser usados para diminuir a volemia total utilizada durante a reposição de modo a não piorar a insuficiência cardíaca.

Leitura Complementar: Hamilton, Golfinos, Pineo, Couldwell. Handbook of Bleeding and Coagulation for Neurosurgery, 2015, page 49.

19.

C 3 meses

Para pacientes com trombose venosa profunda (TVP) não provocada que estejam em anticoagulação, o período de tratamento inicial recomendado é de 3 meses. Depois de 3 meses realizam-se imagens para determinar se o tratamento precisa ser prolongado.

Leitura Complementar: Hamilton, Golfinos, Pineo, Couldwell. Handbook of Bleeding and Coagulation for Neurosurgery, 2015, page 129.

II Respostas

20.

A Heparina IV

Este paciente tem evidência de trombose de seio venoso cerebral. Independentemente da presença de hemorragia intracraniana (HIC), o paciente deve receber a administração de heparina IV em uma tentativa de dissolver o coágulo. A presença de hemorragia não é contraindicação para heparina.

Leitura Complementar: Hamilton, Golfinos, Pineo, Couldwell. Handbook of Bleeding and Coagulation for Neurosurgery, 2015, page 190.

21.

D 20 mm Hg

Acredita-se que, com uma pressão parcial tecidual cerebral de oxigênio abaixo de 20 mm Hg, predomina a respiração anaeróbica, o que pode levar a uma lesão cerebral secundária.

Leitura Complementar: Siddiqi. Neurosurgical Intensive Care, 2017, page 329.

22.

C 8 ou menos

De acordo com essas diretrizes, uma pontuação de 8 ou menos na GCS é considerada traumatismo craniano grave e deve-se considerar intubação para esses pacientes se houver preocupação clínica com a proteção das vias aéreas.

Leitura Complementar: Siddiqi. Neurosurgical Intensive Care, 2017, page 330.

23.

C 90 minutos

O rocurônio, agente paralisante usado para intubação. A duração pode ser de 30 a 90 minutos.

Leitura Complementar: Siddiqi. Neurosurgical Intensive Care, 2017, page 333.

24.

B Aumento do pH

A hiperventilação aumenta o pH no cérebro em virtude de aumento da ventilação e remoção do CO_2. Esse aumento de pH causa vasoconstrição, que pode diminuir o volume sanguíneo no cérebro e, subsequentemente, diminuir a PIC.

Leitura Complementar: Siddiqi. Neurosurgical Intensive Care, 2017, page 335.

25.

C Ponte

Este padrão respiratório é de respiração apnêustica, sugestiva de destruição da ponte.

Leitura Complementar: Siddiqi. Neurosurgical Intensive Care, 2017, page 340.

26.

C 50 mL/100 g/min

Acredita-se que o FSC no adulto saudável normal fique em torno de 50 mL/100 g/min.

Leitura Complementar: Siddiqi. Neurosurgical Intensive Care, 2017, page 424.

27.

E 100 mL/100 g/min

Os pacientes pediátricos têm fluxo sanguíneo cerebral elevado que pode chegar a 108 mL/100 g/min e pode permanecer elevado durante todos os anos da adolescência.

Leitura Complementar: Siddiqi. Neurosurgical Intensive Care, 2017, page 424.

28.

B Câncer de pulmão de pequenas células

O câncer de pulmão de pequenas células tem a capacidade de formar hormônios peptídicos, inclusive o hormônio antidiurético (ADH), o que pode levar à síndrome inadequada do hormônio antidiurético (SIHAD) e hiponatremia.

Leitura Complementar: Bernstein, Berger. Neuro-oncology: The Essentials, 3rd edition, 2015, page 451.

29.

B Anticorpos antineuronais no LCR

O LES neuropsiquiátrico pode-se manifestar com múltiplos sintomas. O diagnóstico pode ser feito por teste do FAN no líquido cefalorraquidiano (LCR).

Leitura Complementar: Kanekar. Imaging of Neurodegenerative Disorders, 2016, page 221.

30.

B CADASIL

Esta RM demonstra achados clássicos para a arteriopatia autossômica dominante cerebral com infartos subcorticais. Acredita-se que isso ocorra em virtude de hipometabolismo regional causado por anormalidade genética no cromossomo 19. Os pacientes têm uma evolução com declínio progressivo e geralmente morrem entre 50 e 70 anos de idade.

Leitura Complementar: Kanekar. Imaging of Neurodegenerative Disorders, 2016, page 220.

31.

A Inflamação

Este paciente tem arterite de células gigantes, também conhecida como arterite temporal. Cegueira é uma complicação temida quando essa condição fica sem tratamento e ocorre por meio de reação inflamatória e progressão da doença, incluindo as artérias ciliares e a artéria central da retina. Quando inflamadas, podem levar à neuropatia óptica isquêmica e cegueira.

Leitura Complementar: Harbaugh, Shaffrey, Couldwell, Berger. Neurosurgery Knowledge Update, 2015, page 249.

32.

C Prednisona

A arterite de células gigantes é uma vasculite inflamatória, e a cegueira pode ser uma complicação dessa condição. Esses pacientes devem ser tratados, inicialmente, com prednisona.

Leitura Complementar: Harbaugh, Shaffrey, Couldwell, Berger. Neurosurgery Knowledge Update, 2015, page 249.

33.

C 320

O manitol já não deve ser administrado a pacientes que tenham osmolalidade sérica de 320 ou mais, pois o risco de necrose tubular aguda (NTA) aumenta substancialmente.

Leitura Complementar: Harbaugh, Shaffrey, Couldwell, Berger. Neurosurgery Knowledge Update, 2015, page 762.

34.

D Céfalo-hematoma calcificado.

Esta TC demonstra evidências de céfalo-hematoma calcificado, um sangramento localizado entre o periósteo e o crânio. Fica limitado pelas linhas das suturas. Na maioria dos casos eles se resolvem em 1 a 3 dias; entretanto, podem persistir e calcificar, algumas vezes precisando de cirurgia.

Leitura Complementar: Harbaugh, Shaffrey, Couldwell, Berger. Neurosurgery Knowledge Update, 2015, page 798.

35.

A Continuar a observar

Neste ponto, a criança está estável e recomenda-se mais observação. O hematoma pode continuar a se resolver com o passar do tempo. Deve-se evitar a aspiração com agulha, a menos que haja preocupação com infecção em decorrência do risco de infecção iatrogênica.

Leitura Complementar: Harbaugh, Shaffrey, Couldwell, Berger. Neurosurgery Knowledge Update, 2015, page 799.

36.

A 5%

As hemorragias na retina são muito comuns no trauma não acidental e muito raras no trauma cerebral acidental, ocorrendo em 5% ou menos dos traumas acidentais.

Leitura Complementar: Harbaugh, Shaffrey, Couldwell, Berger. Neurosurgery Knowledge Update, 2015, page 803.

37.

B < 70 minutos

De acordo com as atuais evidências, a descompressão deve ser feita dentro de 70 minutos após a instalação das alterações pupilares em pacientes com hemorragia epidural (HED), destacando a natureza de emergência dessa condição.

Leitura Complementar: Harbaugh, Shaffrey, Couldwell, Berger. Neurosurgery Knowledge Update, 2015, page 749.

38.

B 12 mm de espessura/6 mm de desvio da linha média

De acordo com as atuais diretrizes, qualquer hematoma subdural agudo que tenha mais de 10 mm de espessura e se associe a mais de 5 mm de desvio da linha média deve ser cirurgicamente evacuado, independentemente da GCS.

Leitura Complementar: Harbaugh, Shaffrey, Couldwell, Berger. Neurosurgery Knowledge Update, 2015, page 753.

39.

B AINEs

Atualmente não há papel para os esteroides no tratamento da neurite braquial. Esses pacientes são tratados conservadoramente e podem-se usar AINEs para a dor no ombro.

Leitura Complementar: Harbaugh, Shaffrey, Couldwell, Berger. Neurosurgery Knowledge Update, 2015, page 736.

II Respostas

40.

D 90%

A neurite braquial é tratada de maneira conservadora, e a maioria dos pacientes apresenta recuperação completa em 3 anos. A taxa de recuperação fica em torno de 90%. Nessa condição, devem-se oferecer cuidados de suporte e fisioterapia prolongada.

Leitura Complementar: Harbaugh, Shaffrey, Couldwell, Berger. Neurosurgery Knowledge Update, 2015, page 736.

41.

C Bradicardia

O Precedex® (cloridrato de dexmedetomidina) é um agonista alfa-2 no SNC, podendo ser usado para sedação. Tem efeitos dose-dependentes sobre a pressão arterial e a frequência cardíaca, especificamente causando hipotensão e bradicardia.

Leitura Complementar: Siddiqi. Neurosurgical Intensive Care, 2017, page 160.

42.

D *Locus coeruleus*

O Precedex® é um agonista alfa-2 central que se acredita exercer seus efeitos sobre o *locus coeruleus* no tronco encefálico, mediando o despertar e os ciclos de sono-vigília. A diminuição da transmissão dos neurônios nesse núcleo, que são primariamente noradrenérgicos, causa sedação e diminui a agitação.

Leitura Complementar: Siddiqi. Neurosurgical Intensive Care, 2017, page 161.

43.

D 24 horas

Atualmente, a FDA aprovou apenas infusão contínua do Precedex por 24 horas, dado o risco de hipertensão e taquicardia de rebote depois de cessada a administração.

Leitura Complementar: Siddiqi. Neurosurgical Intensive Care, 2017, page 161.

44.

B Novo bloqueio de ramo direito

Acredita-se que a síndrome da infusão de propofol ocorra em pacientes que recebem infusão de propofol em altas doses por mais de 48 horas. O mecanismo exato é desconhecido, mas se acredita que seja causada por desarranjos metabólicos nas mitocôndrias. Os achados iniciais podem incluir um bloqueio do ramo direito. Pode prosseguir para incluir hipotensão, bradicardia, acidose metabólica, rabdomiólise e hipocalemia. O propofol deve ser suspenso.

Leitura Complementar: Siddiqi. Neurosurgical Intensive Care, 2017, page 159.

45.

B Etomidato

O etomidato é um anestésico que diminui a taxa metabólica cerebral de oxigênio ($CMRO_2$) e o fluxo sanguíneo cerebral. Também causa supressão do eixo adrenocortical e diminui a concentração de ACTH.

Leitura Complementar: Albright, Pollack, Adelson. Principles and Practice of Pediatric Neurosurgery, 3rd edition, 2015, page 740.

46.

A Forame oval patente

A posição sentada pode ser útil em neurocirurgia, mas há aumento do risco de embolia gasosa venosa. Um paciente com um FOP é contraindicação relativa para o uso da posição sentada em razão do risco de uma embolia gasosa do lado direito se tornar uma embolia do lado esquerdo.

Leitura Complementar: Albright, Pollack, Adelson. Principles and Practice of Pediatric Neurosurgery, 3rd edition, 2015, page 142.

47.

E Metoexital

O metoexital é um anestésico que reduz o limiar para crises convulsivas. Algumas vezes, é usado durante eletrocorticografia para o tratamento cirúrgico da epilepsia.

Leitura Complementar: Baltuch, Villemure. Operative Techniques in Epilepsy Surgery, 2009, page 48.

48.

D ~ 60%

Nos pacientes com epilepsia do lobo temporal (ELT) refratária, o tratamento cirúrgico pode levar a 60% de falta de crises convulsivas em 1 ano de pós-operatório, em comparação com 8% de falta de crises convulsivas em pacientes submetidos unicamente ao manejo clínico.

Leitura Complementar: Harbaugh, Shaffrey, Couldwell, Berger. Neurosurgery Knowledge Update, 2015, page 269.

49.

B Déficit motor temporário

Podem-se realizar múltiplas transecções subpiais como cirurgia paliativa para epilepsia em pacientes com epilepsia clinicamente refratária. Secciona as conexões intracorticais horizontais, mas preserva os neurônios em virtude da orientação colunar vertical. Esses pacientes devem esperar ter déficit neurológico transitório por vários meses no pós-operatório.

Leitura Complementar: Harbaugh, Shaffrey, Couldwell, Berger. Neurosurgery Knowledge Update, 2015, page 272.

50.

C Lobo temporal

A sensibilidade epigástrica elevada e *déjà vu* podem associar-se à ELT.

Leitura Complementar: Harbaugh, Shaffrey, Couldwell, Berger. Neurosurgery Knowledge Update, 2015, page 264.

51.

D Dor latejante

A NT tipo I ou clássica geralmente se apresenta com dor unilateral lancinante e aguda com intervalos sem dor. Em estudos sobre o assunto, os pacientes tipo I provavelmente não terão compressão arterial na cirurgia, bem como melhores resultados do que os pacientes do tipo II, que tendem a ter dor em queimação/surda/latejante que pode ser bilateral e pode associar-se a outras patologias, como a esclerose múltipla.

Leitura Complementar: Harbaugh, Shaffrey, Couldwell, Berger. Neurosurgery Knowledge Update, 2015, page 294

52.

D 85%

De acordo com a literatura atual, até 84% dos pacientes com dor NT tipo 1 apresentarão controle da dor excelente a bom com a cirurgia de descompressão microvascular.

Leitura Complementar: Harbaugh, Shaffrey, Couldwell, Berger. Neurosurgery Knowledge Update, 2015, page 294.

53.

B 65%

Os pacientes com NT atípica do tipo II ainda podem-se beneficiar da descompressão microvascular. Até 65% desses pacientes terão controle da dor "excelente a bom" em longo prazo.

Leitura Complementar: Harbaugh, Shaffrey, Couldwell, Berger. Neurosurgery Knowledge Update, 2015, page 294.

54.

D Manejo clínico

Esta paciente tem NT e ainda não foi submetida a nenhum tratamento. O manejo inicial deve ser com carbamazepina, pois 80% dos pacientes apresentarão alívio quase imediato (em 24-48 horas) com essa medicação. O alívio da dor diminui ao longo do tempo e, a longo prazo, apenas 50% dos pacientes podem ter alívio continuado com a carbamazepina. Até 10% dos pacientes podem não tolerar a carbamazepina.

Leitura Complementar: Harbaugh, Shaffrey, Couldwell, Berger. Neurosurgery Knowledge Update, 2015, page 295.

55.

A Bloqueio dos canais de sódio controlados pela voltagem

A oxcarbazepina é uma medicação analgésica que bloqueia os canais de sódio que atua de maneira semelhante à da carbamazepina. Pode ser usada em alguns pacientes que não tolerem o tratamento padrão com carbamazepina.

Leitura Complementar: Harbaugh, Shaffrey, Couldwell, Berger. Neurosurgery Knowledge Update, 2015, page 295.

56.

C Lateral

A distribuição das divisões V1, V2 e V3 do nervo trigêmeo é orientada no forame oval em uma direção de superomedial a inferolateral. Portanto, para tratar melhor a dor de V3, o cateter deve ser colocado lateralmente no forame.

Leitura Complementar: Harbaugh, Shaffrey, Couldwell, Berger. Neurosurgery Knowledge Update, 2015, page 297.

II Respostas

57.

B Alcoólico de 55 anos

Esta imagem demonstra mielinólise pontina central (MPC), também conhecida como síndrome da desmielinização osmótica. Os pacientes com alcoolismo podem apresentar alterações graves dos eletrólitos, que poderiam levar à MPC.

Leitura Complementar: Rohkamm. Color Atlas of Neurology, 2007, page 310.

58.

B Hipercalemia

A hipercalemia pode causar ondas T altas em pontas no ECG.

Leitura Complementar: Citow, Macdonald, Refai. Comprehensive Neurosurgery Board Review, 2nd edition, 2010, page 519.

59.

B Hipocalcemia

A hipocalcemia pode associar-se ao alongamento do intervalo PR no ECG.

Leitura Complementar: Citow, Macdonald, Refai. Comprehensive Neurosurgery Board Review, 2nd edition, 2010, page 520.

60.

C Multifocalidade

A hipomagnesemia pode causar multifocalidade no ECG.

Leitura Complementar: Citow, Macdonald, Refai. Comprehensive Neurosurgery Board Review, 2nd edition, 2010, page 520.

61.

A Tumor com base cortical

A presença de um tumor intracraniano, aneurisma ou malformação arteriovenosa (MAV) é contraindicação absoluta à administração de rtPA IV para acidente vascular encefálico isquêmico agudo.

Leitura Complementar: Harbaugh, Shaffrey, Couldwell, Berger. Neurosurgery Knowledge Update, 2015, page 10.

62.

B Ponto corióideo

A artéria cerebelar posteroinferior se origina da artéria vertebral e irriga o tronco encefálico e o cerebelo. Depois do ponto corióideo, a artéria cerebelar posteroinferior irriga apenas o cerebelo e, se necessário, poderia ser tirada com efeitos colaterais mínimos. Proximalmente a esse ponto, provavelmente ocorreria um infarto bulbar.

Leitura Complementar: Harbaugh, Shaffrey, Couldwell, Berger. Neurosurgery Knowledge Update, 2015, page 16.

63.

A Tireóideia superior

A artéria tireóideia superior é o primeiro ramo da artéria carótida externa. É comumente vista e precisa ser controlada durante endarterectomia carotídea.

Leitura Complementar: Harbaugh, Shaffrey, Couldwell, Berger. Neurosurgery Knowledge Update, 2015, page 32.

64.

D Esfenopalatina

A artéria esfenopalatina é a irrigação vascular primária da cavidade nasal.

Leitura Complementar: Harbaugh, Shaffrey, Couldwell, Berger. Neurosurgery Knowledge Update, 2015, page 35.

65.

A 4%

Os pacientes com hemorragia subaracnóidea (HSA) por aneurisma e com aneurisma não seguro correm o risco de novo sangramento, que pode ter consequências devastadoras. O risco, nas primeiras 24 horas, é de aproximadamente 4%.

Leitura Complementar: Harbaugh, Shaffrey, Couldwell, Berger. Neurosurgery Knowledge Update, 2015, page 45.

66.

B 15 a 20%

Há elevado risco de novo sangramento de aneurisma nas primeiras 2 semanas depois do rompimento se o aneurisma permanecer sem intervenção. Esse risco é de aproximadamente 15 a 20%. A mortalidade por novo sangramento de aneurisma fica próxima de 75%.

Leitura Complementar: Harbaugh, Shaffrey, Couldwell, Berger. Neurosurgery Knowledge Update, 2015, page 45.

67.

B Onda de catecolaminas

Pode ocorrer edema pulmonar neurogênico depois de HSA por aneurisma e se deve realizar monitoramento pulmonar cuidadoso nesses pacientes. Ainda que possa ocorrer edema pulmonar por sobrecarga hídrica iatrogênica, acredita-se que o edema pulmonar neurogênico seja causado por uma onda aguda de catecolaminas que se faz presente depois do evento de sangramento.

Leitura Complementar: Harbaugh, Shaffrey, Couldwell, Berger. Neurosurgery Knowledge Update, 2015, page 46.

14 Habilidades Fundamentais

68.

A Hiponatremia

O desequilíbrio eletrolítico mais comum na HSA é a hiponatremia, que pode ocorrer por meio de dois mecanismos, perda cerebral de sal (SPS) ou SIHAD. É importante determinar o *status* de volume para diferenciar os dois.

Leitura Complementar: Harbaugh, Shaffrey, Couldwell, Berger. Neurosurgery Knowledge Update, 2015, page 47.

69.

C Artéria comunicante anterior

Ocasionalmente, pacientes com HSA podem apresentar hipernatremia, causada pelo diabetes insípido. Isso pode ser sugestivo de um aneurisma da artéria comunicante anterior em decorrência de destruição das vias hipotalâmicas envolvidas na produção e liberação de HAD.

Leitura Complementar: Harbaugh, Shaffrey, Couldwell, Berger. Neurosurgery Knowledge Update, 2015, page 47.

70.

D Nutrição enteral precoce

Os pacientes com HSA intubados têm taxas altas de úlcera gastrointestinal (GI) de estresse e devem passar a fazer uso de medicações profiláticas para o GI. A nutrição enteral precoce via gastrostomia percutânea ou sonda nasogástrica pode permitir a alimentação precoce, desse modo diminuindo a formação de úlceras de estresse.

Leitura Complementar: Harbaugh, Shaffrey, Couldwell, Berger. Neurosurgery Knowledge Update, 2015, page 47.

71.

D Mau resultado e diminuição da PIC

O ensaio clínico DECRA foi realizado na Austrália em 2011 e demonstrou que pacientes submetidos à craniectomia descompressiva (CD) tinham melhora de sua PIC e permanências mais curtas na unidade de terapia intensiva (UTI), mas, de modo geral, tinham piores resultados do que os cuidados padrão. O ensaio clínico foi criticado por ter um braço cirúrgico agressivo demais sendo PIC refratária definida como 20 mm Hg por mais de 15 minutos. Isso pode ter levado mais pacientes a serem operados do que seria necessário. O ensaio clínico Randomised Evaluation of Surgery with Craniectomy for Uncontrollable Elevation of Intracranial Pressure (RESCUEicp) está em andamento e tem aumento do prazo necessário para determinar elevação refratária da PIC.

Leitura Complementar: Harbaugh, Shaffrey, Couldwell, Berger. Neurosurgery Knowledge Update, 2015, page 776.

72.

B Diminuição do volume do hematoma; nenhum efeito clínico

O ensaio clínico INTERACT visava a determinar se o controle intensivo da pressão arterial tinha efeitos significativos sobre o desfecho clínico. O controle intensivo da pressão arterial (pressão arterial sistólica [PAS] < 140) diminuiu o tamanho total do hematoma, mas não teve nenhum efeito sobre a evolução clínica. INTERACT 2 está em andamento.

Leitura Complementar: Harbaugh, Shaffrey, Couldwell, Berger. Neurosurgery Knowledge Update, 2015, page 229.

73.

B 5 vezes

De acordo com a literatura atual, hipertensão basal com PAS > 160 leva a um risco de hemorragia intracraniana espontânea 5,5 vezes maior em comparação com os pacientes com bom controle da pressão arterial.

Leitura Complementar: Harbaugh, Shaffrey, Couldwell, Berger. Neurosurgery Knowledge Update, 2015, page 231.

74.

B 20%

A hemorragia intracraniana pode ser um evento devastador e muitos pacientes desenvolvem déficits neurológicos após esse evento. A taxa de independência funcional 3 meses depois de ocorrido o evento de sangramento é de aproximadamente 20%.

Leitura Complementar: Harbaugh, Shaffrey, Couldwell, Berger. Neurosurgery Knowledge Update, 2015, page 231.

75.

E 100%

Esta paciente sofreu hemorragia cerebelar devastadora que terá mortalidade de 100% em 30 dias, de acordo com a pontuação para hemorragia intracraniana. São recebidos pontos por idade acima de 80 anos, localização infratentorial, hemorragia intraventricular, volume do hematoma acima de 30 mL e 1 ponto por GCS de 5 a 12. Isso lhe dá 5 de um total de 6 pontos. Os pacientes com uma pontuação de hemorragia intracraniana de 5 ou 6 têm mortalidade de 100% em 30 dias. Os pacientes com pontuação 4 têm mortalidade de 97% em 30 dias.

Leitura Complementar: Harbaugh, Shaffrey, Couldwell, Berger. Neurosurgery Knowledge Update, 2015, page 231.

II Respostas

76.

C Localização cortical superficial (menos de 1 cm da superfície)

No início do ensaio clínico STICH não havia benefício na ressecção cirúrgica de hemorragia cerebral espontânea, em comparação com a terapia clínica padrão. Com a análise de subgrupos, pode haver um benefício em ressecar uma hemorragia cerebral com localização superficial e efeito de massa significativo. STICH II examinou casos de hemorragia lobar, contudo, e não encontrou melhora nos resultados entre os braços cirúrgico e clínico de tratamento.

Leitura Complementar: Harbaugh, Shaffrey, Couldwell, Berger. Neurosurgery Knowledge Update, 2015, page 232.

77.

A Hipertensão

Esta TC demonstra hemorragia cerebelar com extensão intraventricular. A causa subjacente mais comum para esse transtorno é hipertensão não controlada.

Leitura Complementar: Harbaugh, Shaffrey, Couldwell, Berger. Neurosurgery Knowledge Update, 2015, page 235.

78.

C 50%

Este paciente tem uma hemorragia cerebelar espontânea e os dados sugerem que haja uma chance de 50% de bom desfecho (pontuação na Escala de Resultados de Glasgow de 4 ou 5, significando que não teria necessidade de assistência nas atividades da vida diária) nos pacientes tratados cirurgicamente para essa condição.

Leitura Complementar: Harbaugh, Shaffrey, Couldwell, Berger. Neurosurgery Knowledge Update, 2015, page 236.

79.

D Hidrocefalia

De acordo com as diretrizes para hemorragia intracraniana da American Heart Association (AHA)/American Stroke Association (ASA), a presença de deterioração neurológica, compressão do tronco encefálico e/ou presença de hidrocefalia devem fazer você considerar fortemente a ressecção cirúrgica do hematoma e a descompressão da fossa posterior. Também se deve utilizar a derivação do LCR durante a cirurgia. Não se recomenda unicamente a colocação de derivação ventricular externa (DVE) sem ressecção do hematoma.

Leitura Complementar: Harbaugh, Shaffrey, Couldwell, Berger. Neurosurgery Knowledge Update, 2015, page 237.

80.

C 3 cm

Três centímetros foram identificados como o ponto de corte aproximado em que os pacientes com um hematoma com dimensão abaixo de 3 cm têm menos probabilidade de deteriorar e de precisar de intervenção cirúrgica, em comparação com os pacientes com hematoma acima de 3 cm. Essa não é uma regra difícil e rápida, contudo, e muitos outros fatores, incluindo localização, compressão do tronco encefálico, comorbidades médicas e outras características sistêmicas, atuam ao se fazer uma AU2 e há variação de paciente a paciente.

Leitura Complementar: Harbaugh, Shaffrey, Couldwell, Berger. Neurosurgery Knowledge Update, 2015, page 237.

81.

C Vasculite

Este espécime patológico demonstra necrose da parede arterial e infiltração monocitária das paredes do vaso. Há formação associada de granuloma. Esses achados são compatíveis com vasculite. A angiografia convencional pode demonstrar entalhe arterial.

Leitura Complementar: Harbaugh, Shaffrey, Couldwell, Berger. Neurosurgery Knowledge Update, 2015, page 253.

82.

E Diminuição da complacência ventricular

A hidrocefalia com pressão normal (HPN) se caracteriza por dificuldades à deambulação, comprometimento cognitivo e incontinência urinária em pacientes com ventriculomegalia, mas pressão do LCR normal. O mecanismo subjacente inteiro não foi ainda bem compreendido, mas acredita-se que seja causada por pouca complacência cranioespinal do sistema ventricular, pelo menos em parte.

Leitura Complementar: Harbaugh, Shaffrey, Couldwell, Berger. Neurosurgery Knowledge Update, 2015, page 324.

83.

D Melhora da marcha depois de PL de alto volume

Em pacientes com suspeita de HPN, a punção lombar (PL) com alto volume deve ser realizada (remoção de 30-50 mL) e se deve fazer análise da marcha imediatamente depois desse procedimento. Os pacientes que tiveram melhora da marcha depois da PL tiveram a taxa mais alta de melhora dos sintomas globais depois de colocação de derivação VP permanente.

Leitura Complementar: Harbaugh, Shaffrey, Couldwell, Berger. Neurosurgery Knowledge Update, 2015, page 326.

84.

D Cisto aracnoide

Esta paciente tem cisto aracnoide do sulco lateral do cérebro. O conteúdo do cisto tem a mesma intensidade de sinal do LCR, e isso é útil para o diagnóstico.

Leitura Complementar: Harbaugh, Shaffrey, Couldwell, Berger. Neurosurgery Knowledge Update, 2015, page 349.

85.

E Ausência de melhora da PIC, ausência de melhora clínica, aumento das complicações sistêmicas.

De forma semelhante à lesão traumática cerebral do adulto, não há um papel para esteroides sistêmicos nos pacientes pediátricos que tenham uma lesão traumática cerebral grave. Os resultados clínicos e de PIC não mostram diferença, e os pacientes são expostos ao risco sistêmico da administração de esteroides.

Leitura Complementar: Harbaugh, Shaffrey, Couldwell, Berger. Neurosurgery Knowledge Update, 2015, page 398.

86.

B 24 a 26 semanas de gestação

Atualmente a cirurgia fetal para reparo de mielomeningocele ocorre com 24 a 26 semanas de gestação.

Leitura Complementar: Harbaugh, Shaffrey, Couldwell, Berger. Neurosurgery Knowledge Update, 2015, page 403.

87.

D Outras imagens

Esta é uma paciente jovem sem fatores de risco significativos para hemorragia intracraniana espontânea. A idade, a falta de fatores de risco e a localização incomum dessa hemorragia fazem levantar a suspeita de malformação vascular subjacente ou aneurisma. Deve-se pedir uma angiotomografia computadorizada (ATC) de início e, provavelmente, uma angiografia formal com cateter a seguir, dependendo dos achados da ATC.

Leitura Complementar: Harbaugh, Shaffrey, Couldwell, Berger. Neurosurgery Knowledge Update, 2015, page 422.

88.

C Telangiectasia hemorrágica hereditária

A angiografia com cateter demonstra MAV cerebral. Das escolhas listadas, a THH se associa à formação de malformação arteriovenosa.

Leitura Complementar: Harbaugh, Shaffrey, Couldwell, Berger. Neurosurgery Knowledge Update, 2015, page 424.

89.

A < 10%

Com uma revascularização indireta ou direta bem-sucedida em pacientes com doença de moyamoya, a taxa de acidente vascular cerebral em 5 anos cai de 67 a 90% para menos de 10%.

Leitura Complementar: Harbaugh, Shaffrey, Couldwell, Berger. Neurosurgery Knowledge Update, 2015, page 424.

90.

B Envolvimento do quiasma óptico

Os gliomas ópticos, em pacientes com NF1, podem ser removidos cirurgicamente em bloco (ou quase em bloco) caso seja óbvio que há um nervo óptico normal em algum lado da área envolvida. Nesses casos, o tumor pode ser retirado com o nervo óptico (e a órbita); entretanto, se houver invasão tumoral ao quiasma óptico, a massa não poderá ser completamente retirada sem risco inaceitável de cegueira bilateral no pós-operatório.

Leitura Complementar: Harbaugh, Shaffrey, Couldwell, Berger. Neurosurgery Knowledge Update, 2015, page 429.

91.

A Braço do momento

A biomecânica da coluna pode ser útil para compreender a avaliação de lesão traumática da coluna. As forças são aplicadas à coluna em vetores de força. Quando um desses vetores é aplicado a uma determinada distância de um eixo de rotação, cria-se um braço de momento. Esse momento retrata uma alavanca que se iniciar desde o eixo de rotação instantâneo e vai até a aplicação da força. Essa propriedade ajuda a explicar a patologia das fraturas com compressão *versus* fraturas em explosão.

Leitura Complementar: Harbaugh, Shaffrey, Couldwell, Berger. Neurosurgery Knowledge Update, 2015, page 451.

II Respostas

92.

B Força aplicada por unidade de área

Define-se estresse como a força aplicada por unidade de área. Tensão é definida como a alteração no comprimento da unidade, em comparação com o comprimento original.

Leitura Complementar: Harbaugh, Shaffrey, Couldwell, Berger. Neurosurgery Knowledge Update, 2015, page 452.

93.

B A inclinação da região mais linear da curva de deformação da força

Define-se rigidez do implante como a inclinação da linha na curva de deformação da força.

Leitura Complementar: Harbaugh, Shaffrey, Couldwell, Berger. Neurosurgery Knowledge Update, 2015, page 453.

94.

C Ponto de escoamento

O ponto na curva de deformação da força em que o implante começa a deformar, mas ainda não sofreu falha completa, é chamado zona elástica. O ponto onde o dispositivo entra na zona elástica é denominado ponto de escoamento.

Leitura Complementar: Harbaugh, Shaffrey, Couldwell, Berger. Neurosurgery Knowledge Update, 2015, page 454.

95.

E 95%

O desenvolvimento de espondilose na coluna é um aspecto normal do envelhecimento, e aproximadamente 10% dos pacientes com 25 anos terão espondilose nas imagens, aumentando essa porcentagem para 95% aos 65 anos de idade.

Leitura Complementar: Harbaugh, Shaffrey, Couldwell, Berger. Neurosurgery Knowledge Update, 2015, page 458.

96.

C Estimulação das terminações nervosas sinovertebrais recorrentes

A dor vertebral axial discogênica é uma questão controversa, especialmente no que se refere às opções de tratamento, mas se acredita que ocorra em decorrência de estimulação do nervo sinovertebral (um ramo do ramo anterior) que inerva o ligamento longitudinal posterior (LLP) e o ânulo. Nos pacientes com espondilose, acredita-se que irritação e inflamação das várias estruturas da parte anterior do canal estimulem essas fibras e gerem dor.

Leitura Complementar: Harbaugh, Shaffrey, Couldwell, Berger. Neurosurgery Knowledge Update, 2015, page 458.

97.

C Ramo do nervo espinal posterior

A dor na coluna axial facetogênica é controversa, mas acredita-se que a dor das facetas articulares se origine das fibras de inervação que vêm do ramo posterior do nervo espinal associado.

Leitura Complementar: Harbaugh, Shaffrey, Couldwell, Berger. Neurosurgery Knowledge Update, 2015, page 458.

98.

C 1.200 mg de cálcio, 1.000 UI de vitamina D

De acordo com as diretrizes da NOF (National Osteoporosis Foundation), as mulheres com mais de 50 anos devem receber 1.200 mg de cálcio diariamente, bem como 1.000 UI de vitamina D.

Leitura Complementar: Harbaugh, Shaffrey, Couldwell, Berger. Neurosurgery Knowledge Update, 2015, page 487.

99.

B Inibe os osteoclastos

A calcitonina antagoniza o paratormônio e, portanto, inibe a atividade dos osteoclastos. Isso diminui a reabsorção óssea e ajuda a fortalecer os ossos.

Leitura Complementar: Harbaugh, Shaffrey, Couldwell, Berger. Neurosurgery Knowledge Update, 2015, page 487.

100.

C Aumento do risco de TVP

O raloxifeno é um modificador seletivo do receptor de estrogênio usado para a saúde dos ossos. Diminui, simultaneamente, o risco de câncer de mama e inibe a reabsorção óssea. As pacientes devem estar cientes do aumento de risco de TVP com a administração do raloxifeno.

Leitura Complementar: Harbaugh, Shaffrey, Couldwell, Berger. Neurosurgery Knowledge Update, 2015, page 487.